矯正歯科臨床の考察とテクニック
Clinical Orthodontic Speculation and Techniques

―近似理想正常咬合の評価と意義―
Evaluation on Near Ideal Normal Occlusion and Definition

荒川　幸雄

わかば出版

序　文

　矯正歯科治療の意義は不正咬合を正常咬合へ改善することである。咬合誘導は乳歯，混合歯列から永久歯列への変化時に生じる萌出交換錯誤の予防(preventive orthodontics)や異所萌出，大臼歯の近心移動などを抑制(interceptive orthodontics)し，正常咬合に到達することにある。当該の正常咬合は個性正常咬合の典型であり，個々の状態の相違により正常な様態は変化すると考えられる。解剖学的な形態の相違や異常は歯牙形態，歯列弓のゆがみ，歯槽基底，顎骨の位置関係に容易に生じる。それぞれに適応した正常咬合を精査した結果から，正常性の程度を同定するための演繹的な考察が必要である。定義に必要な正常咬合を精査する項目と客観的な評価方法を確立することによって，普遍的な状態の把握が可能となるであろう。数値化によって個性正常咬合の様態に関する平均値と標準偏差を求めることができれば，平均値以上にあるプラスの標準偏差に位置する理想正常咬合により近い状態の近似理想正常咬合を求められると考察できる。不正咬合の改善は矯正治療によりどの程度まで達成できる可能性を持つのか，その比較対象は自然発生した近似理想正常咬合の観察による。このような正常咬合に遭遇するのは非常に難しく，個性正常咬合の収集は1982年東京歯科大学矯正学教室を退職後，都内歯科衛生士専門学校，歯科技工士専門学校で非常勤講師として勤務し，約15年間における各学校の生徒を主なる対象とした。授業に使用した各人の模型から正常程度の高い対象を選択し，資料採集の目的を説明し許可を得た対象について，印象，セファロレントゲンなどの資料を採取した。

　本書は正常程度の高い個性正常咬合を基にして得られた知見であり，正常咬合を定義する項目を精査して考察を加え，不正咬合の矯正治験例に重ね合わせをした。矯正治療後の成果である正常咬合の評価は，治療前後で評価表としてまとめ，得られたデータは模型分析，セファロ分析表とした。これらの数値は東京歯科大学矯正学教室所蔵の分析表と比較したが，正鵠を得てないようであれば，各位が使用している数値に変換していただくように考慮して頂きたい。これらはExcelで作成してあり，分析に用いる不正咬合の数値を代入すれば，不正の程度，tooth size ratio,セファロ分析結果を表示できる。デンタルブックセンター・シエン社宛てにメール(dbc-info@shien.co.jp)して頂ければ，これらの分析表はfileとして添付し返信される。

　著者は1974年，東京歯科大学を卒業し歯科矯正学講座に入局した。当時の矯正学に関連する書籍はT. M. Graberの著した歯科矯正学—理論と実際—を三浦富士夫らが訳した上下巻2冊であり，最新の情報が盛り込まれていた。しかしながら，専門用語が難解であるため内容の把握のためには医局員の先輩諸氏による教示を必要とした。当教室の医局員は1970年Drs. Suyehiro, Asahinoら4名の好意によりEdgewise法によるtypodont courseを受講して，漸くmulti-band法による症例報告を作り上げる状況に到達していた[*]。このような舞台の裏側を知る由もない新人が，右往左往しながら投げかける浅慮な質問に，真摯に答えて頂いた先輩諸氏の恩を忘れようがない。因って当時医局に在籍した以下に記する恩師の諸先生に畏敬の念をもって深謝致します。

　1974年時の職員名簿による当時の役職と現開業地。故山本義茂名誉教授，故瀬端正之教授，一色泰成助教授，山口秀晴講師(東京都杉並区)，谷田部賢一講師(千葉県千葉市)，原崎守弘講師(東京都渋谷区)，兼松一幸助手(香川県東かがわ市)，鈴木敏正助手(千葉県習志野市)，青木淳助手(愛知県豊橋市)，小坂肇助手(東京都品川区)，古賀正忠助手(東京都世田谷区)，市之川正孝大学院(北海道帯広市)，吉田恭彦大学院(埼玉県所沢市)

---

*山口秀晴監修，東京歯科大学歯科矯正学教室編集「知っててほしい歯科矯正治療の基本」東京，わかば出版，2007.

目　次

Ⅰ．個性正常咬合，近似理想正常咬合の定義と評価 ……………………………… 7

1．矯正治療の評価とは ……………………………………………………………… 9

2．正常咬合の定義と考察 …………………………………………………………… 9
1）近似理想正常咬合の客観的な評価　9
2）正常咬合の評価　16
3）矯正治療後の不正咬合の改善程度および近似理想正常咬合の完成度の評価　16

Ⅱ．正常咬合の客観的評価と考察 ………………………………………………… 19

1．正常咬合の評価項目（1から18まで）について ……………………………… 21
1）項目1，2：咬頭嵌合位での咬合接触について　21
2）項目3：正中のずれについて　21
3）項目4：上下顎歯列弓の調和　32
4）上顎犬歯の下顎歯牙への接触について　38
5）項目5，6：垂直被蓋，水平被蓋を計測　39
6）項目7：臼歯部での水平被蓋，垂直被蓋　39
7）項目8，13：上下顎の辺縁隆線の移行　41
8）項目9，14：上下顎のALD（arch length discrepancy）　43
9）項目10，15：上下顎の捻転歯　47
10）項目11，16：上下顎の空隙　52
11）項目17：歯列弓の対称性，ゆがみ　52
12）項目18：spee curve　52

2．その他 …………………………………………………………………………… 56
1）治療期間　56
2）齲蝕について　57
3）矯正治療に対する協調性　58
4）不正咬合の評価　58
5）軟組織の評価　59
6）矯正治療前後の比較と評価　60
7）骨格性の位置不正（skeltal discrepancy）について　61
8）成長発育を伴う動的治療　61
9）下顎位にずれがある場合　62

Ⅲ. 矯正治療前後の比較と客観的評価
──症例の難易度と正常咬合の完成度 ……… 65

Case 1：1級叢生，上下顎前突，ALD（アーチレングス・ディスクレパンシー）を伴う症例 …… 67
口腔内所見　*67*

模型分析　*68*

顔貌所見　*68*

顎関節の形態　*68*

セファロレントゲン所見　*68*

診断　*71*

治療方針　*71*

治療経過　*71*

治療後の考察　*71*

矯正治療後の評価，比較　*75*

Case 2：骨格性の上顎前突でアーチレングス・ディスクレパンシーを伴う症例
──下顎骨の成長発育を伴う症例 ……… 78
口腔内所見　*78*

歯列弓の形態　*78*

顔貌所見　*80*

その他の所見　*80*

模型分析　*80*

セファロレントゲン所見　*82*

治療方針　*83*

治療経過　*83*

治療結果の考察　*85*

正常咬合の完成度　*85*

Case 3：骨格性の上顎前突
──齲蝕のため欠損歯を伴い，unusual extractionによる成人症例 ……… 89
口腔内所見　*89*

顔貌所見　*90*

模型分析　*90*

セファロレントゲン所見　*91*

治療方針　*91*

治療経過　*96*

治療後の評価　*96*

セファロ所見から　*98*

治療後および保定　*99*

Case 4：骨格性の過蓋咬合
　　　　──著しいlow angleのmandibular planeを伴う症例 ･････････････････････････････････ *100*
　　口腔内所見　*100*
　　模型分析　*100*
　　顔貌所見　*102*
　　セファロレントゲン所見　*102*
　　治療方針　*108*
　　治療前後の比較　*108*
　　治療経過　*109*
　　治療の考察　*112*

Case 5：著しい開咬で上顎に強いALD（アーチレングス・ディスクレパンシー）
　　　　を伴う症例 ･･･ *117*
　　一般所見　*117*
　　口腔内所見　*117*
　　パノラマレントゲン写真所見　*118*
　　顔貌所見　*118*
　　模型分析　*118*
　　プロフィログラム所見　*120*
　　治療方針　*120*
　　セファロレントゲン分析　*121*
　　2期治療の治療方針　*122*
　　セファロレントゲンの重ね合わせ　*122*
　　治療経過　*124*
　　治療前後の評価　*124*
　　治療後の考察　*125*

Ⅳ．付図─個性正常咬合者 ･･ *137*
　1．女性　*139*
　2．男性　*146*

I 個性正常咬合，近似理想正常咬合の定義と評価

1. 矯正治療の評価とは

　矯正治療の評価は，治療後に達成できる個性正常咬合の完成程度によって判断される[3:1~9]。矯正治療は，不正咬合を，すべての歯牙の正常な歯牙配列と咬合と，それらから派生する正常な下顎運動機能を保持する理想正常咬合[1:27, 28]に限りなく近似させることを目的とする。

　口腔内にワイヤーを装着する，いわゆる動的治療は，不正咬合を改善するためにすべての永久歯牙を三次元的にコントロールでき，歯槽骨内でほぼ自由自在に移動することができる。しかしながら，矯正治療の対象である患者は，多様で複雑な歯牙形態[8:1-3]や側貌，軟組織，顎骨の形態[12:1-22]，機能など非常に多種類の表現型を持つ変異した個体の集合体である。矯正治療によって，これらの多様な様式の素材を持つ個体から正常咬合を完成させたとき，それらは各々に異なる歯列，咬合様式を持つ個性正常咬合[1:7, 12, 13, 15~18]となる。それゆえ異なった個体，すなわち異なった素材から構成された正常咬合の治療後の結果は，必然的に多種類の様式で表現されるため，それぞれに対応した客観的な評価方法[3:1~8]を必要とする。矯正治療によってどの程度までの水準に達したか？　正常な咬合を構成する要素がどこまで改善されたのか？　上下顎の調和，咬頭嵌合の緊密性，歯列弓の形態の調和，上下顎の咬頭と窩の関係，あるいは近遠心関係の是正などの項目[1:8~27]は，対象とする個体に多くの変異があるため，標準化し規定された様式にとらわれないことが必要である。

　矯正治療後の評価は，設定する各項目が規定の概念にとらわれずに客観的であり，不正や正常の程度を明確に把握でき，相互に比較できる方法が必要である。矯正治療後の結果を適切に評価でき，比較するための基準が求められる[3:1~9]。そのためには動的矯正治療後の正常咬合の症例ではなく，矯正治療を受診してない個性正常咬合のうちの，正常咬合として100％の完成度を持つ理想正常咬合に近い個性正常咬合（以下近似理想正常咬合[1:25]と呼ぶ）を参考にする必要がある。矯正治療を受診しないで，自然発生した近似理想正常咬合が，実際にどの程度の完成度を保持するかについては，歯牙の位置不正，歯列弓形態[1:1~7]，咬頭嵌合[1:13, 16, 17, 24, 25]などに関するいくつかの項目を詳細に，客観的に評価することによる。

2. 正常咬合の定義と考察 [1:1~28]

1) 近似理想正常咬合の客観的な評価（図1, 2）

　矯正治療後の評価は，治療前と治療後の歯列，咬合状態を詳細に比較観察することによる[3:1~9]。治療後の正常咬合の質，程度を評価するためには，矯正治療を受診しないで実際に存在する，理想正常咬合に近い正常咬合である近似理想正常咬合を参考にすべきである。矯正治療を受診せずに，正常咬合として完成度が高く，理想正常咬合に近い個性正常咬合が存在すれば，矯正治療によって治療前の不正咬合は，同じ状態を保つ質の高い正常咬合まで改善できると期待できる。近似理想正常咬合は，ワイヤーによる人為的に作り上げた歯牙配列，咬合とは異なる，乳歯からの萌出交換により永久歯が口腔内で，いくつかの複雑な過程を経て，偶然に（？）完成度の高い正常咬合を獲得した[1:12]状態にある。それゆえ，矯正治療によって改善された歯列，咬合状態を比較検討することにより，その完成度を推し量ることができる。詳細な診査によって，正常咬合の具備するべき条件を客観的に把握し，これらを基に矯正治療後の完成程度を知るためのいくつかの評価方法[3:1~9]が紹介されている。

　本書ではこれらを参考にして，さらに検討を加えて上下顎について，矢状面，水平面，前頭面から三次元的に咬合状態を観察し，客観的に評価する項目を設定した[3:8]（**図3**）。

Ⅰ．個性正常咬合，近似理想正常咬合の定義と評価

《図1．個性正常咬合1，男性　24歳，1977年3月資料採集》

　　上下顎の正中の不一致は約1mmで，この偏位により両側犬歯の近遠心関係に差異を生じており，右側は1級，左側は2級関係を呈する。これにより，左右の第一小臼歯の咬合状態に違いが生じていると考えられる。右側の上顎の咬頭は下顎の辺縁隆線との接触関係，左側の上顎の咬頭は下顎の窩との接触関係を呈することより（**図1-07〜図1-09**），2級の近遠心関係のほうがより咬頭と窩の接触に有利であると考えられる[1：24, 25]。舌側観から，上下顎第一大臼歯と第一，二小臼歯部は咬頭嵌合位で適切な咬合接触を保っているが，頬側観から右側第二大臼歯はやや咬合不全を示す。頬側傾斜により上顎の舌側咬頭が挺出し，下顎の内斜面とだけ接触しており頬側咬頭の咬合不全を認める（**図1-02，図1-07**）。実際の治療では，wireにbuccal root torqueを付与することで改善を図ることになる。

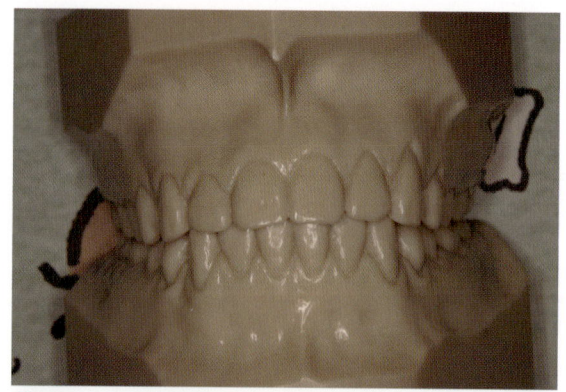
図1-01．over bite 2mm, over jet 2mm, 正中のずれ1mm

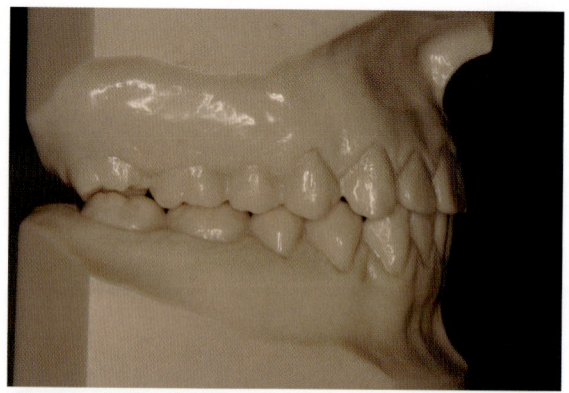
図1-02．右側，大臼歯3級，犬歯1級

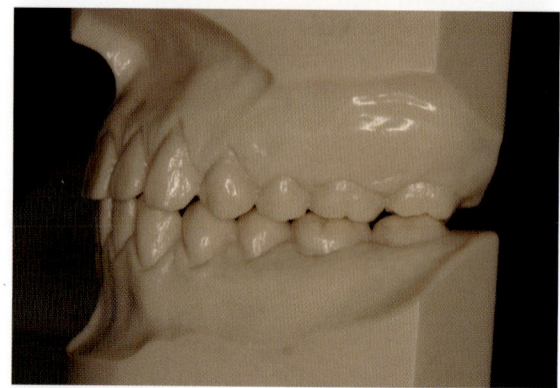
図1-03．左側，大臼歯1級，犬歯2級

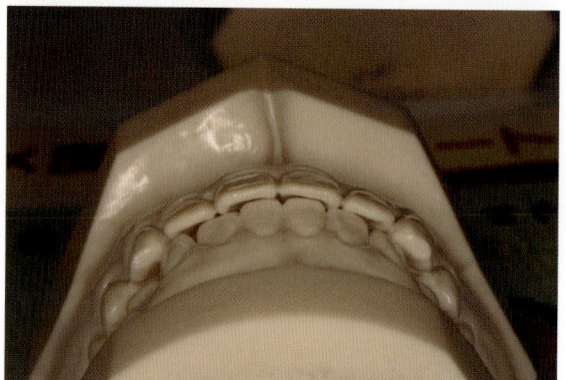
図1-04．良好な上下顎のarch coordination

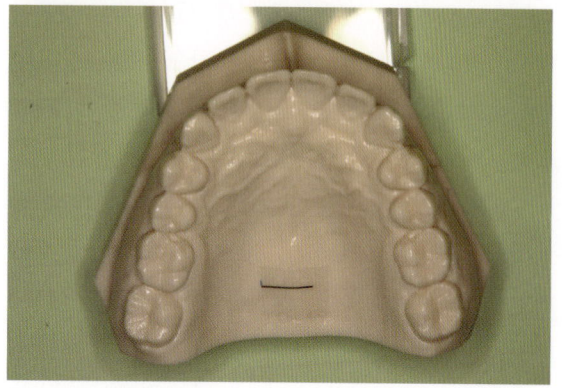
図1-05．上顎咬合面

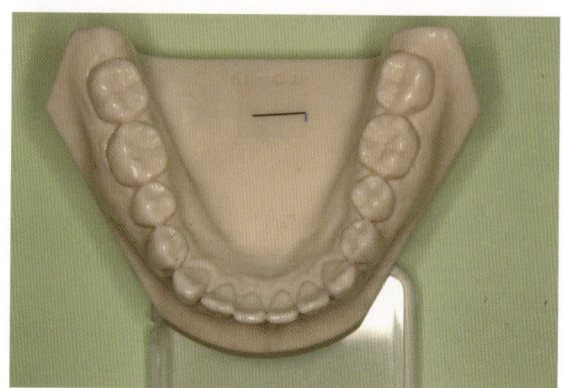
図1-06．下顎咬合面

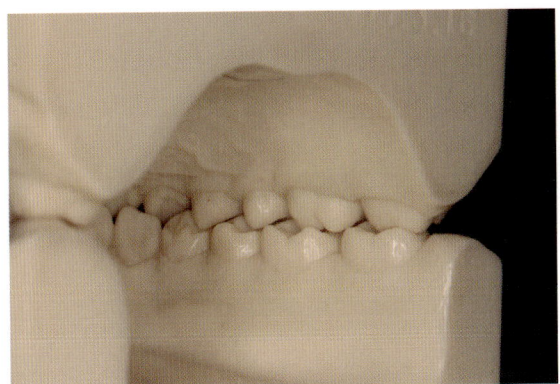

図1-07．右側舌側

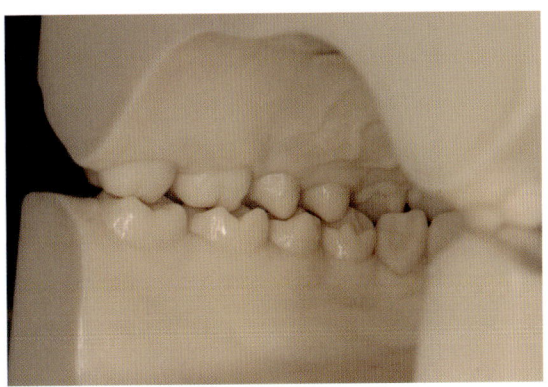

図1-08．左側舌側

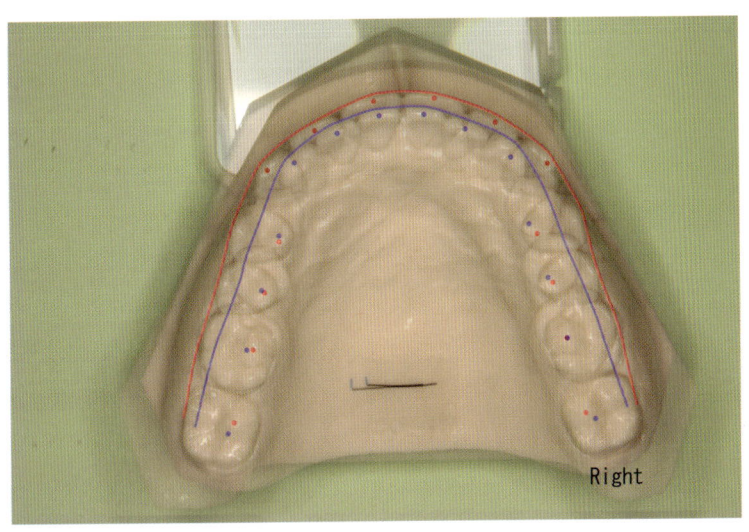

図1-09．咬頭嵌合位の透写図：上下顎の頬側面を結んだ線によるarch formについて（上顎：赤線　下顎：青線），唇面にbracketsを装着したとき，各bracketsを結んだ線がこの模型上で示したarch formである．上下顎のarch formをcoordinationすると犬歯，小臼歯部での水平被蓋の距離が大きいので，実際の臨床において矯正治療でのarch wireの調節は，犬歯，小臼歯のarch curveを注意することで[1:3]，より良い咬合状態の回復を見込める．前歯部の湾曲は上下顎でほとんど相似形を呈しているが[1:6]，犬歯から臼歯部では前歯にあわせた時のarch coordinationの操作時に頬舌的な距離を保つ必要がある．また，Bracket baseの厚みを，犬歯，小臼歯部で下顎に比べて上顎でより薄くする（base height）ことで，arch wireの調節を免れる．

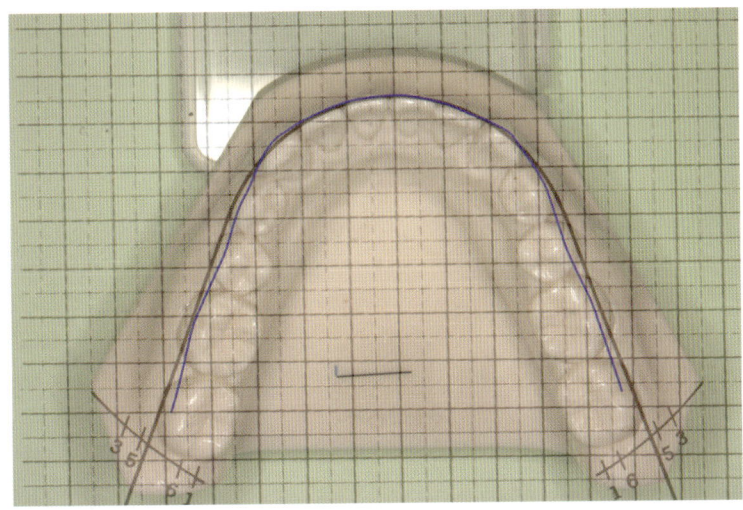

図1-10．下顎のarch formにBonwill-Hawley[1:8, 15]のarch formation cardを重ね合わせると，歯列は全体的に調和しており，前歯部の湾曲はほとんど一致している．Arch widthは犬歯で一致，大臼歯でやや狭くなっている．したがって，arch formation cardはarch bending時に左右の対称性を確認するのが第1義であり，本模型のarchの形態，湾曲もほぼ一致しており，arch curveの形態作成時の基準ともなりえる．この結果，arch bendingは，犬歯，大臼歯部のarch widthを一致させる注意が必要である．矯正臨床でのwire bendingを考察すると，個々の歯牙の変異とともに歯列弓の形態にも大きな変異性[1:3, 5, 7]があるので，Arch formは前歯のcurve，臼歯部のwidthについて注意を払う必要があり，既成のarch formを個々のarch formに適合させるような無理な修正を避けるべきであろう．

Ⅰ．個性正常咬合，近似理想正常咬合の定義と評価

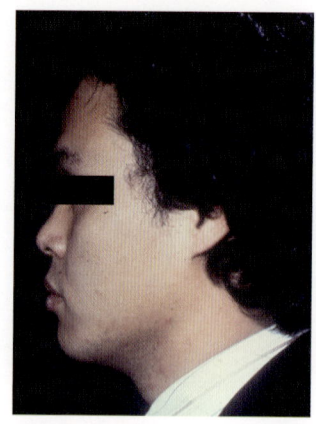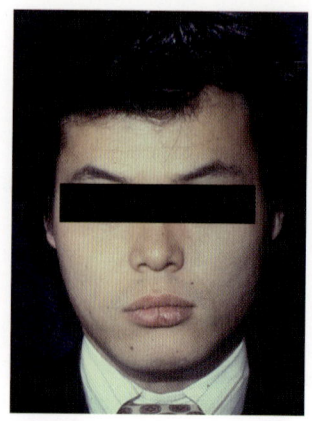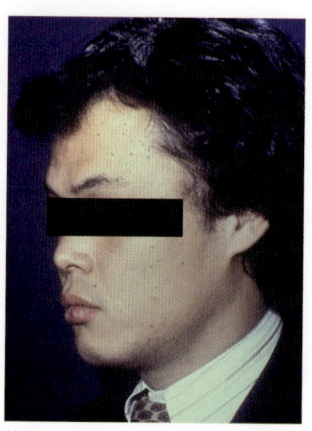

図1-11，12，13．顔貌：側貌感から上下唇はE-line上にほぼ一致し矯正学的にバランスの取れた様相を呈する。正貌感から顔の正中線に対して鼻尖，おとがい尖がほぼ一致しており対称性を保っている。

Male Adults
Name 正常咬合1.

Upper

SD		mean[2.2]	L	R	mean	grade
0.44	U1	8.54	8.4	8.5	8.5	-0.2
0.43	U2	7.07	7.3	7.3	7.3	0.5
035	U3	7.94	8.0	7.9	8.0	0.0
0.48	U4	7.4	7.9	7.6	7.8	0.7
0.33	U5	6.82	7.1	7.0	7.1	0.7
0.54	U6	10.58	10.5	10.3	10.4	-0.3
0.35	U7	10.05	9.6	9.7	9.7	-1.1
2.93	U material	96.7	49.2	48.6	97.8	0.4

SD	coronal arch	mean	L	R		grade
1.43	A width	39.1	38.6			-0.3
1.86	P width	50.98	48.4			-1.4
1.18	A length	14	13.8			-0.2
2.08	P length	32.18	32.9			0.3

SD	basal arch	mean	L	R		grade
3.01	A width	45.1	38.1			-2.3
2.39	P width	65.72	62.6			-1.3

				mean
	sum U3-3			47.1
	sum U6-6			96.7

Lower

SD		mean	L	R	mean	grade
0.42	L1	5.43	5.2	5.4	5.3	-0.3
0.36	L2	5.97	5.7	6.0	5.9	-0.3
0.35	L3	7.03	6.9	6.6	6.8	-0.8
0.45	L4	7.18	7.5	7.4	7.5	0.6
0.41	L5	7.15	6.9	7.2	7.1	-0.2
0.37	L6	11.44	11.0	10.8	10.9	-1.5
0.39	L7	10.75	10.1	10.7	10.4	-0.9
3.75	L material	88.24	43.2	43.4	86.6	-0.4

SD	coronal arch	mean	L	R		grade
1.21	A width	31.08	30.9			-0.1
1.72	P width	44.65	42.3			-1.4
1.28	A length	9.65	10.5			0.7
1.69	P length	28.63	28.5			-0.1

SD	basal arch	mean	L	R		grade
1.41	A width	34.77	31.4			-2.4
2.24	P width	62.01	60.8			-0.5

				mean
	sum U3-3			35.8	36.86
	sum U6-6			86.6	88.4

mean			
U:Lower=1	SD		
1.30	1.65		
1.10	1.91		

	mean		
	77.2		
	91.3		
	100.2		

Bolton[5.8]
Ant. ratio% 75.53
over-all ratio% 88.55
post ratio% 102.73

	U:Lower=1	grade
	1.32	-1.01
	1.13	-1.44
		#DIV/0!

Class 2 L1<mean L1
Class 1 L1=mean L1
Class 3 L1>mean L1

Ext ratio		
86.10	U	
82.70	L	
96.05	%	
1.04	U/L	

spee curve	Upper L.	Upper R.	Lower L.	Lower R.
t.material	49.2	48.60	43.20	43.40
linear	46.00	46.00	41.60	41.60
linear/matel	0.93	0.95	0.96	0.96

図2-1. 正常咬合1，模型分析表 (excelによる数値の自動計算)：上下顎の歯冠幅径は平均値または平均値以下の数値を示した。平均値と比較したそれぞれの歯冠幅径、±1SD以内の範囲に収まり、表中のgradeはSD（標準偏差）に対応した数値を示す（計測値tooth width−mean/SD）。この結果、各歯冠幅径は平均値に近似する大きさであった。歯列弓形態から、前歯部および臼歯部の歯冠幅径は上下顎ともに平均値と同程度の小さな数値であることから、歯槽基底部の数値も同様に、上下顎は歯冠幅径、歯列弓において、全体の調和がとれていた。また、左右の tooth widthの差異について、下顎は左右ほぼ同値であるが、上顎は左側のほうが右側に比較して大きい数値を示した。そのため、tooth size ratioの左右差があり、正中のずれと臼歯部の近遠心関係に影響していることが考察される。

I. 個性正常咬合，近似理想正常咬合の定義と評価

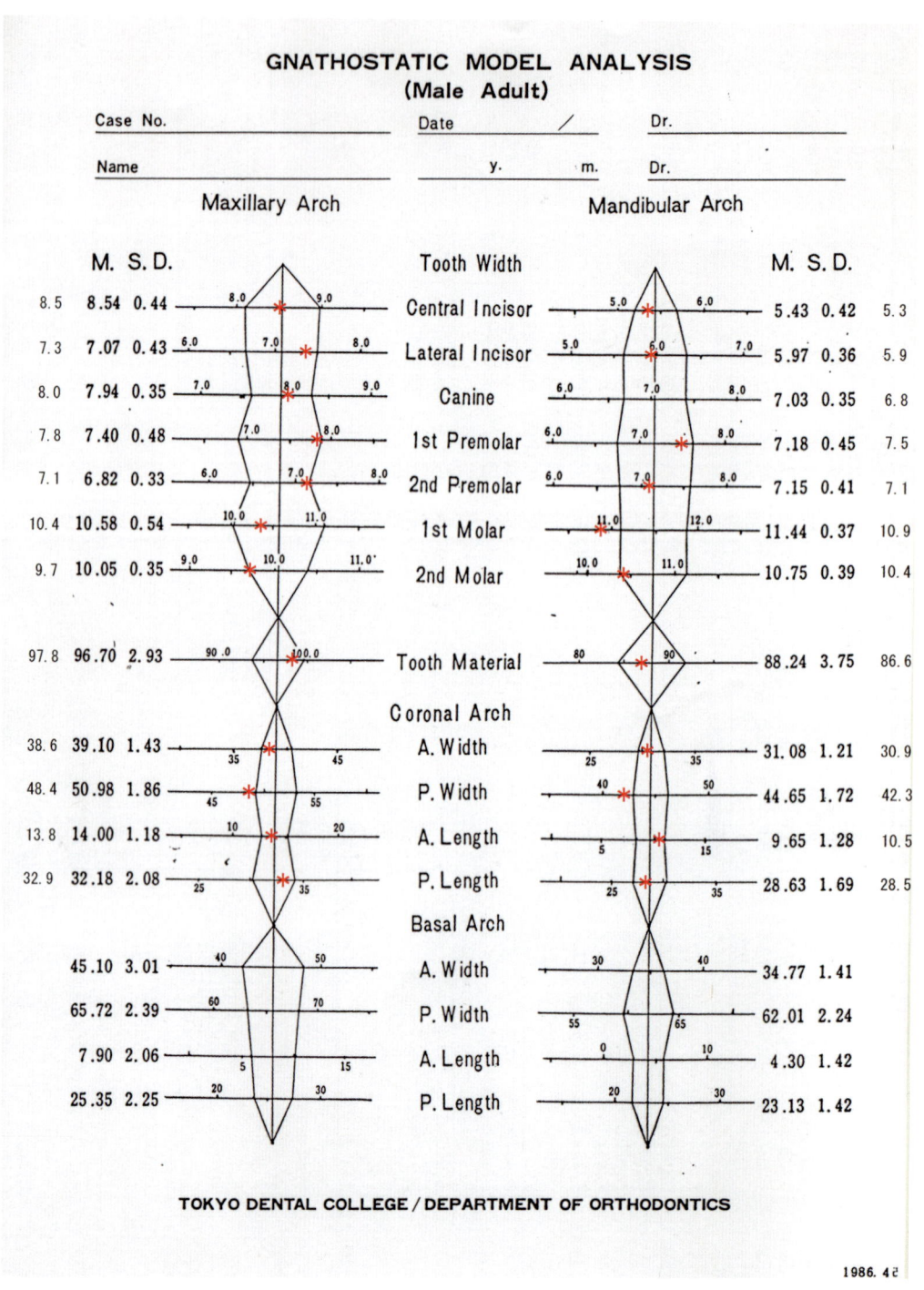

図2-2. 正常咬合1，模型分析表：東京歯科大学矯正学教室 [2:2)]

Tooth size ratio

	正常咬合1	正常咬合2. P.K.T模型	Bolton[5,8] n=55*1	螺良[5,1] male n=20	螺良[5,1] female n=20	松本[5,2] male n=15	松本[5,2] female n=15	谷田部[5,3] male n=25	谷田部[5,3] female n=25
Ant. ratio%	75.50	73.32	78.91	77.20	77.71	78.46	78.90	77.80	77.50	79.00
SD				1.65	1.95	2.92	2.02	1.95	2.14	2.31
U:Lower=1	1.32	1.36	1.27	1.30	1.29	1.27	1.27	1.29	1.29	1.27
over-all rati	88.63	89.48	92.32	91.30	91.18	91.53	91.60	91.40	91.70	92.70
SD				1.91	1.85	2.38	1.29	1.84	1.98	1.96
U:Lower=1	1.13	1.12	1.08	1.10	1.10	1.09	1.09	1.09	1.09	1.08
post ratio%	97.13	99.76	102.35				100.20	99.80	101.00	101.50
SD							1.96	2.60	2.66	2.34
U:Lower=1	1.03	1.00	0.98				1.00	1.00	0.99	0.99
over bite				31.3±10.2%	2.60mm	2.15mm				
over jet				0.74mm	1.75mm	2.1mm				

Bolton:excellent occlusion : n=44:矯正治療者（非抜歯）, n=11:非矯正治療者
螺良[5,1], 松本光生[5,2], 谷田部賢一[5,3] らが対象とした正常咬合, n=1824から抽出
松本[5,2]: 良好な咬合, n=547から抽出
谷田部: 成人正常咬合

図2-3. Tooth size ratio : Tooth size ratioについてのそれぞれの研究結果と正常咬合1.の比較を示した。Bolton, W. A.[5,8,9], 螺良友康[5,1], 松本光生[5,2], 谷田部賢一[5,3] らが対象とした正常咬合者の被験者数とその咬合の性状を示し、詳細については引用文献を参照。本文中の正常咬合1.のanterior tooth size ratio, over all tooth size ratioはこれら研究者の比率と比較して小さく、対象とした被験者の咬合状態、歯牙素材の相違によるものと考えられる。正常咬合1.はこれらの研究結果と比較してBoltonの比率に近似し、さらに小さな数値を示すことから、上顎の歯冠幅径の総和は下顎と比べて大きく、上下顎の近遠心関係は3級傾向となることを示唆している。これに対して、P.K.Thomasによる模型は（図4）tooth size ratioが大きく、上顎の歯冠幅径の総和は下顎と比べて小さくなり、上下顎の近遠心関係は2級となることを示唆している。正常咬合1.について、下顎の歯冠幅径の総和を1としたとき、上顎の比率はanterior tooth size ratioで1.32, over all tooth size ratioで1.13であり、上顎の歯牙が下顎と比較して大きいことが判明できる。（U：L=1）

15

Ⅰ．個性正常咬合，近似理想正常咬合の定義と評価

2）正常咬合の評価（図3）

　　咬合状態の客観的な評価は，模型を5段階でランクづけするGottliebの評価法[3:7]を参考にして，より詳細に検討した。**図3**正常咬合の評価表について，5を不正な様相をほとんど認めない近似理想正常咬合として減点法で著しい不正咬合を0と点数づけすると，評価の基準となる中間値は2.5となり，18項目の総点数の比較によって客観的に判断した[3:3]。たとえば，項目1の咬合接触について，咬頭嵌合位での臼歯部の咬合接触がほとんどなく，臼歯部開咬の様相で不正の状態に改善を認めなければ評価点は最低点である0と判定することになる。大臼歯の咬合状態は良好でも，第二小臼歯の舌側咬頭だけが窩，または辺縁隆線に咬合接触してない[3:1,2,4,6,9]ときには，その程度は5と4の中間点であり4.5くらいとして評価する。これらから，評価は判定者の観点によって左右されるが，その評価範囲のずれの大小は，不正な状態についての判定者の判断力によると思われる。矯正治療に対する知識と経験が評価の違いになるとすれば，日本矯正歯科学会の認定医であるか，認定医のうちでも臨床経験の長短によるか，または一般開業医によるかなどで点数が異なってくるであろう。これら矯正治療への専門的な知識の相違は，各々の評価者間で判断結果を比較することにより明らかになり，下した評価とその判断に必要とする知識基準を比較すれば，不足する知識が明確になり補足する手だてとなるであろう。

3）矯正治療後の不正咬合の改善程度および近似理想正常咬合の完成度の評価

　　近似理想正常咬合の静的状態についての**図3**の項目1から18までについて，治療前と後の模型をそれぞれに点数で評価すれば，不正咬合の改善程度，正常咬合の完成度を数値として％により表わすことができる[3:5]。しかしながら，実際には治療前の不正咬合の状態を精査すると，模型上から観察できる静的な様相である18項目では足りないときには，追加する項目を特異な不正咬合を有する症例について適宜選択し加えれば，より正確な評価ができる。たとえば，下顎運動機能障害[1:23]，早期接触による咬合不全[1:21,22]，下顎頭の形態異常[14:13,22,25]，舌の機能不全[15:1~18]，側貌観，口唇の様相[12:3~7,13~20]，歯根吸収[3:4]，治療期間など治療後の評価をより適正に判断するための項目を選択して，追加することになる。

評価　5.4.3.2.1.0 減点法
name　正常咬合1.

1	Occlusal contact (buccal side)	4.8
2	Occlusal contact (lingual side)	5.0
	molar relation(Class) L,R	1,3
	canine relation(Class) L,R	2,1
3	Mid-line	4.8
4	Arch coordination	5.0
5	Over bite(anterior)	5.0
	Over bite(mm)	2.0
6	Over jet(anterior)	5.0
7	Over jet,Over bite(posterior)	5.0
	Over jet(mm)	2
8	Ridge step (upper)	4.5
9	ALD(upper)	5.0
	ALD(upper) mm	0
10	Rotation (upper)	5.0
11	Space (upper)	5.0
12	Symmetry(upper)	5.0
13	ridge step (lower)	5.0
14	ALD(lower)	5.0
	ALD(lower) mm	0
15	Rotation (lower)	4.8
16	Space (lower)	5.0
17	Symmetry(lower)	5.0
18	Spee curve	4.7
	Total	88.6

Evaluation%	98.4
anterior ratio　L/U×100 %	75.5
over-all ratio　　L/U×100 %	88.6

図3．正常咬合の評価：評価表は，模型から正常咬合の歯牙の位置の状態，咬合状態の程度を評価するために，上下顎を精査するための18項目を設定した。18項目以外に，上下顎大臼歯，犬歯の近遠心関係，over jet, over bite, ALD値については，アングル分類と実際の数値を計測し記入した。点数の表示は5点法で，5点は不正をまったく認めない正常の最高点，0点は強い不正を認める数値で最低点とした。そのため，数値の範囲は0点から5点で中間値は2.5点となり，各項目の不正の程度により小数点1位以下までの評価とした。たとえば，程度の弱い不正は4.8とし，各点間の評価距離は0.1ずつの10段階をとるため，より詳細な判定ができることになる。総合評価は18×5が最高点で，得点数÷最高点×100が評価点％となる。ちなみに，正常咬合1.は98.4％であり，程度の高い正常咬合なので近似理想正常咬合と考えられる。

II 正常咬合の客観的評価と考察

1. 正常咬合の評価項目[1から18まで]について(図3)

1)項目1，2：咬頭嵌合位での咬合接触について[1:13, 16, 17, 18, 24, 29), 3:1, 6, 9)]

　矢状面での評価，判断をするうえでの大臼歯の近遠心関係は，アングルの不正咬合分類を基準としている。しかし，正常咬合において大臼歯の近遠心関係は，1級が必ずしも正常な咬合状態を確立しているとは限らず[1:10, 11, 18, 19)]，前歯部ならびに臼歯部での上下顎間における歯牙幅径の比率(tooth size ratio)バランスが調和した場合に，初めて1級関係を獲得することができる[5:1~5, 8, 9)]。

　そのため，第一大臼歯の近遠心関係は，アングル1級を正常とするのが通常であるが，本書では，咬頭嵌合位が緊密にとれているものを正常とし，近遠心的関係には言及しないことにする。矯正治療の目標である，個人各々が持つ歯牙素材によって成立する個性正常咬合は，近遠心関係として2級または3級などの多様性が認められるからである。たとえば，ナソロジーによるP. K. Thomasの模型[1:25)]は，1歯対1歯の咬頭嵌合位を得るために2級の大臼歯関係を呈している。

　この模型上の歯牙の解剖学的形態は，通常の形態とは異なり，上顎の歯冠幅径の総和は下顎の歯冠幅径の総和よりも，本来調和すべき比率(over all ratio：%)として大きく修正してある(図5)。これより咬頭と窩が嵌合するように臼歯関係は1歯対1歯の関係であり，近遠心関係は2級となるように人為的に作り上げている。P. K. Thomasによる模型は人造的なものとの理由だけで破棄することは難しく，個性正常咬合で1歯対1歯の咬頭嵌合位を呈するときには，同様に2級の大臼歯関係となる。実際に矯正治療後の正常咬合者でも，上下顎の歯冠幅径の比率(over-all ratio)が大きい場合には，大臼歯関係が2級を呈し，1歯対1歯の関係により，臼歯の咬頭嵌合として咬頭と窩の嵌合位をとる場合を認める(図4-07，図4-08)。(図1-07，図1-08における正常咬合の舌側観，正常咬合の写真では，舌側面観から小臼歯部は咬頭と窩の関係にある)

　このように，1級関係でなくても正常咬合になる症例は多く認められ，正常な咬頭嵌合位を獲得できる。それゆえ，本書での大臼歯の咬合評価は，1級を確立する近遠心関係ではなく，咬頭嵌合位の評価とした。

2)項目3：正中のずれについて(図6)[4:1~13)]

　上顎および下顎の正中は，正常咬合において一致するのが通常である[4:4)]。正中は，歯列弓上での個々の歯牙の位置不正(arch length discrepancy：ALD値)，spee curveの量，個々の歯牙の歯冠幅径の総和などについて，左側および右側の各々における総量の差によって決定される。そのため，左側または右側でこれらの総量が釣り合わない状態であれば，歯列弓上における正中の位置は，右側または左側にずれることになる[4:12)]。また，上下顎の正中は，上顎と下顎の歯列弓上で，上顎左右側または下顎左右側各々の各因子の量が等しいとき，すなわち，歯列弓上の4つの各部位の総量が等しいときに一致することになる。矯正治療後の正中のずれは，上記の因子を排除することで解決できる[4:3)]。ところが歯牙の形態，幅径などの相違[8:1~3)]は形態修正の必要性が生じるか，左右の犬歯，大臼歯の近遠心関係を調節することになる。たとえば，上顎の左側の側切歯が矮小であるとき，左側の上下顎間でのtooth size ratioに不調和があるので，上顎の歯冠幅径の総和は下顎に比べて小さいため，左側の犬歯，臼歯関係は2級関係，健常歯の右側は1級で正中が一致することになる。もちろん，その際に上下顎の咬合接触は左右側で異なる様相を呈するので，大臼歯の位置づけは臼歯の近遠心関係を確立する際，上顎または下顎のmolar lossなどの調節について熟慮し，治療方針に注意を払う必要がある。

Ⅱ．正常咬合の客観的評価と考察

《図4．P. K. Thomas 模型》

　Over bite 3mm, over jet 4mmで前歯部は上顎前歯の軽度な突出を認める。上下顎前歯の正中は一致し，下顎犬歯の尖頭は上顎犬歯の近心辺縁隆線と接触し，側方運動時の犬歯誘導路を確保している。上下顎のarch coordinationの適正な調和を保ち，anterior guidanceを維持する（**図4-06**）。臼歯部，犬歯の近遠心関係は2級を呈し，上下顎が1歯対1歯で咬合しており，上顎の咬頭と下顎の窩が接触し，内斜面と外斜面が接触したABC contactを保ち，緊密な咬合接触を維持している（**図4-02，4-03，4-07，4-08**）。**図4-09**（下顎の窩が青点，上顎の咬頭が赤点）から，咬合状態を透写すると，上顎の咬頭と下顎の窩がほぼ一致した様相を認めた。咬頭と窩の接触による咬合で，天然歯の咬合で認める咬頭と辺縁隆線の接触様式とは異なっている。上下，各歯牙の唇面を結んだ線すなわちarch formは上下顎で適正なarch coordinationを示した。さらに，Bonwill-Hawleyのarch formation cardに重ね合わせたとき，下顎のarch formは歯列弓全体でほとんど一致している。本模型の作者は，歯列弓の対称性，湾曲，犬歯から臼歯部への移行などワックスアップの作製時にこのようなarch formation cardを使用していたかのようであった（**図4-10**）。

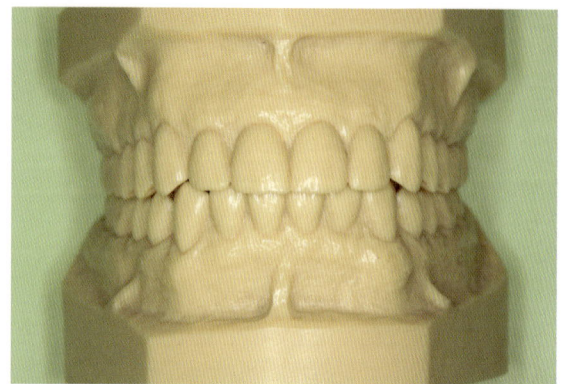

図4-01

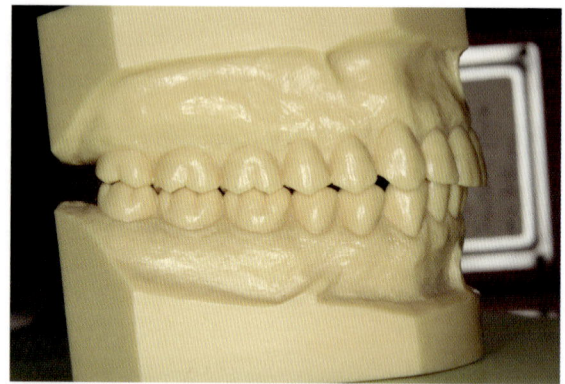

図4-02

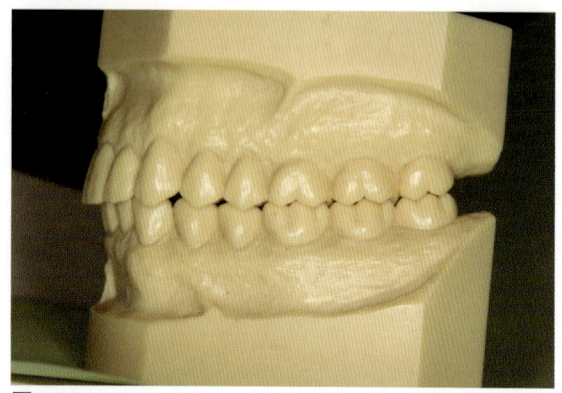

図4-03

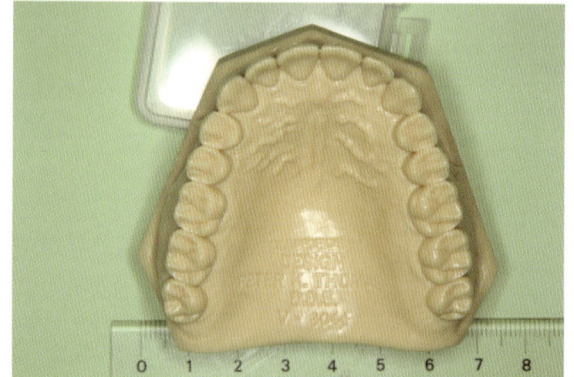

図4-04

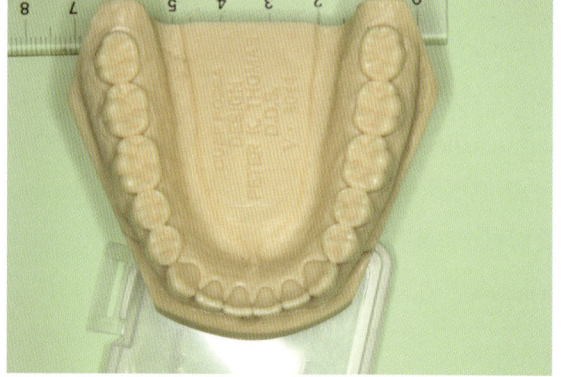

図4-05

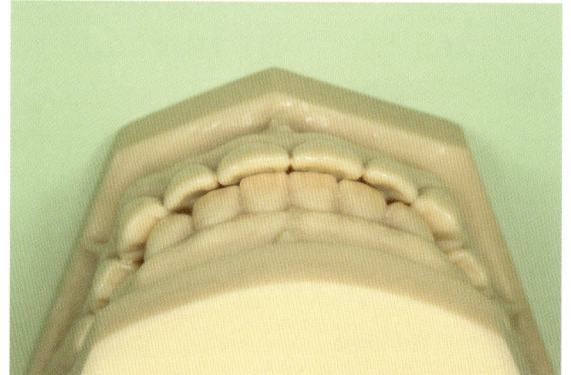

図4-06

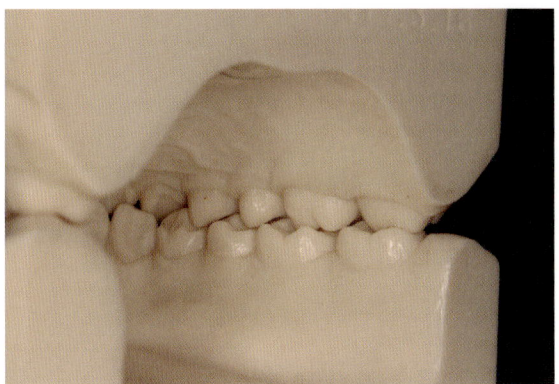
図4-07

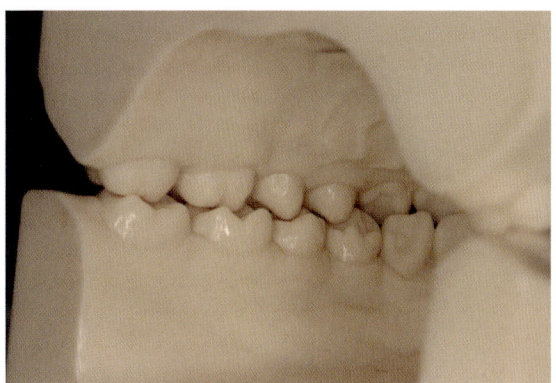
図4-08

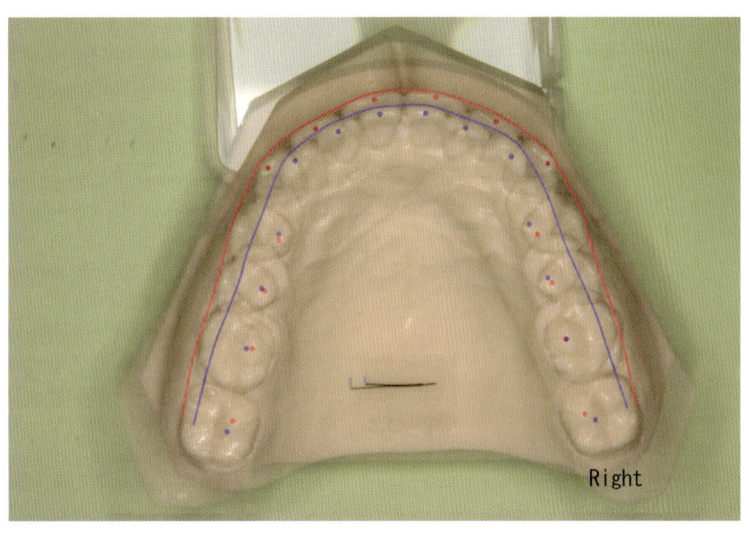
図4-09

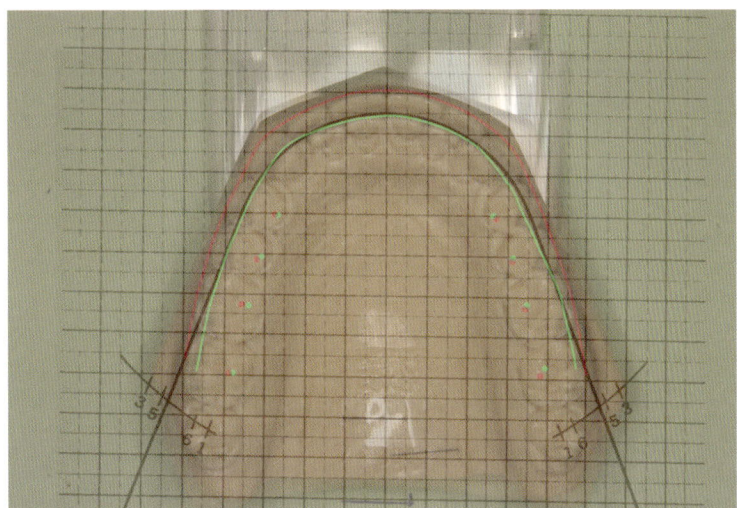
図4-10

Ⅱ．正常咬合の客観的評価と考察

Male Adults
Name P.K.Thomas 模型

Upper

	SD	mean[2:2]	L	R	mean	grade
U1	0.44	8.54	7.9	7.9	7.9	-1.5
U2	0.43	7.07	6.5	6.5	6.5	-1.3
U3	0.35	7.94	7.5	7.8	7.7	0.0
U4	0.48	7.4	6.4	6.4	6.4	-2.1
U5	0.33	6.82	6.6	6.3	6.5	-1.1
U6	0.54	10.58	9.4	9.3	9.4	-2.3
U7	0.35	10.05	9.7	9.9	9.8	-0.7
U material	2.93	96.7	44.3	44.2	88.5	-2.8

coronal arch	SD	mean	L	R	grade
A width	1.43	39.1	38.6		-0.3
P width	1.86	50.98	48.4		-1.4
A length	1.18	14	13.8		-0.2
P length	2.08	32.18	32.9		0.3

basal arch	SD	mean	L	R	grade
A width	3.01	45.1	38.1		-2.3
P width	2.39	65.72	62.6		-1.3
					mean
sum U3-3			44.1	47.1	
sum U6-6			88.5	96.7	

Bolton[5-8]
	SD	mean			
Ant. ratio%	1.65	77.2	78.91		
over-all ratio%	1.91	91.3	92.32		
post ratio%		100.2	102.97		

	U:Lower=1	grade
Class 2 L1<mean L1	1.27	1.04
Class 1 L1=mean L1	1.08	0.53
Class 3 L1>mean L1		#DIV/0!

mean U:Lower=1
1.30
1.10

Lower

	SD	mean	L	R	mean	grade
L1	0.42	5.43	5.0	5.0	5.0	-1.0
L2	0.36	5.97	5.3	5.3	5.3	-1.9
L3	0.35	7.03	7.2	7.0	7.1	0.2
L4	0.45	7.18	6.9	6.8	6.9	-0.7
L5	0.41	7.15	6.6	6.6	6.6	-1.3
L6	0.37	11.44	10.0	10.0	10.0	-3.9
L7	0.39	10.75	9.7	9.3	9.5	-3.2
L material	3.75	88.24	41.0	40.7	81.7	-1.7

coronal arch	SD	mean	L	R	grade
A width	1.21	31.08	30.9		-0.1
P width	1.72	44.65	42.3		-1.4
A length	1.28	9.65	10.5		0.7
P length	1.69	28.63	28.5		-0.1

basal arch	SD	mean	L	R	grade
A width	1.41	34.77	31.4		-2.4
P width	2.24	62.01	60.8		-0.5
					mean
sum L3-3			34.8	36.86	
sum L6-6			81.7	88.4	

spee curve	Upper L.	Upper R.	Lower L.	Lower R.
t.material	44.3	44.20	41.00	40.70
linear	42.00	42.20	38.60	38.20
linear/mate	0.95	0.95	0.94	0.94

Ext ratio	
79.40	U
77.50	L
97.61	%
1.02	U/L

図5．P. K. Thomas 模型の模型分析表：個々の歯冠幅径は上，下顎とも全体的に小さい数値を示した。特に上下顎の第一大臼歯は小さな形態であり，tooth size ratio は Bolton の平均値と比べて大きな％を示した。これより，上顎の歯冠幅径の総和は下顎と比較して小さいため，大臼歯の近遠心関係は2級関係になる％であり，このような1歯対1歯の咬合を獲得できるような意図を持つ歯牙形態であった。また，over jet が4mmの大きな様相を呈しているが，正常値の2mmに改善するためには，上顎歯牙の歯冠幅径をさらに小さく形態修正し，anterior tooth size ratio を大きな％とする必要がある。歯列弓の幅径は大歯間幅径，大臼歯間幅径ともに天然歯の歯列の数値に著しく近似しており，上下顎間で適正な調和が保たれていた。

24

◆正中の一致する条件

1. 上下顎の歯列弓上において左右側の各々の歯牙の近遠心幅径が等しい，または，歯冠幅径の総和の割合が左右で等しい値をとる[4；12]．
2. 歯列弓の左右側のALD値が等しい．個々の歯牙の位置不正の程度が左右側でそれぞれ等しい数値を示す．けれども，左右側のALD値に相違があるにもかかわらず，正中が一致している場合は，大臼歯の左右の近遠心関係や，歯列弓形態のゆがみなどによると考えられる．
3. ICP(inter cuspal position)とCR(centric relation)の偏位がない．咬合時の早期接触による下顎を左右側へ偏位させる機能的な誘導がない[4；3]．
4. 歯槽骨，顎骨の左右への偏位がない[4；10, 11]．

などを列挙することができる．しかしながら正中のずれを生じる原因は多岐にわたる．

(図6)著しい不正咬合と下顎機能の不全および正貌の非対称を伴う症例：女性25歳，上顎左側犬歯，下顎右側犬歯が欠如，over jet 2mm, over bite 2mm，正貌からオトガイが左側へ偏位，上下顎の正中は一致，大臼歯関係は右側3級，左側1級，上顎：左側犬歯の著しい唇側転位，左側側切歯の捻転と舌側転位，下顎：前歯部の叢生，下顎右側第一大臼歯の近心傾斜，第二大臼歯の遠心捻転，上下顎歯列弓のゆがみ，著しい咬合不全を認める．

ALD(arch length discrepancy)値について，上顎のALDは12mm，右側が10mm，左側が2mm．下顎のALDは15mm，右側が8mm，左側が7mm．

上下顎ともにALD値が大きく，上下顎犬歯の欠如による歯列弓の著しいゆがみを呈した．左側は上顎の犬歯の欠如により上顎の第一大臼歯が近心位となり1級を保持し，右側は下顎の犬歯の欠如により下顎の第一大臼歯が近心位となり3級を呈した．しかしながら，ALD値は上顎の左右側では，右側が左側に比較して大きな数値を示し，非対称であり，下顎は左右側でほぼ同等である．単純に左右のALD値で大臼歯の近遠心関係を考察すれば，正中は一致しているので右側は2級，左側は3級となるので，犬歯の欠如などによる影響と考えられる(図6-01〜図6-06)．

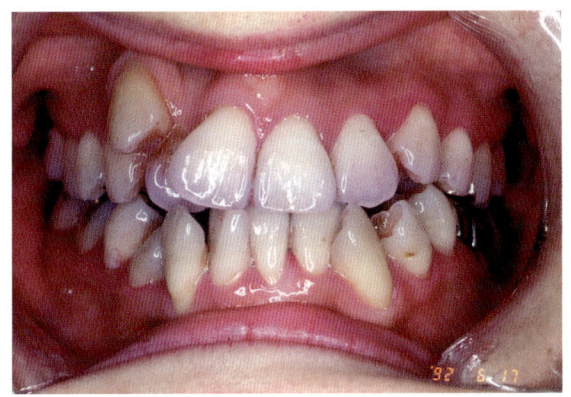

図6-01．治療前，上下顎の正中は一致

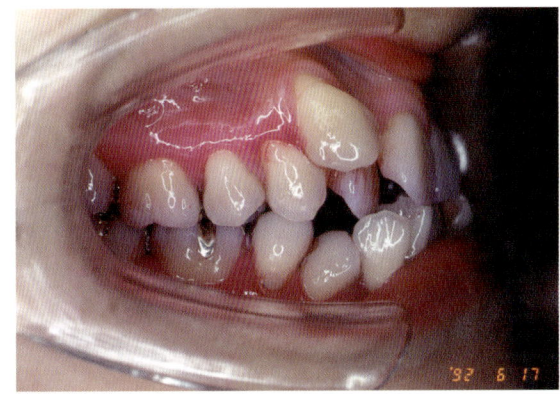

図6-02．治療前，右側大臼歯3級

Ⅱ．正常咬合の客観的評価と考察

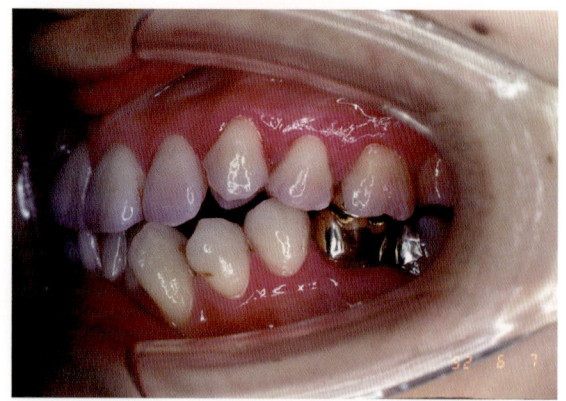

図6-03．治療前，左側大臼歯1級

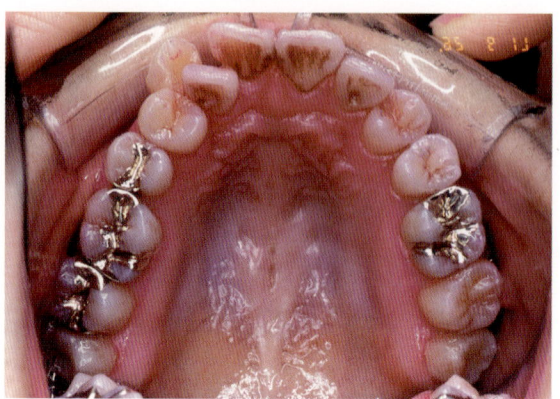

図6-04．治療前，上顎右側犬歯の先天欠如

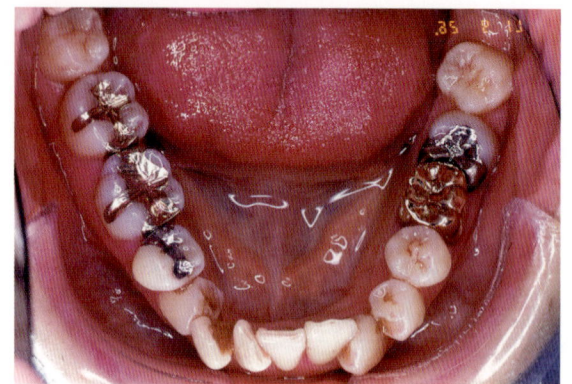

図6-05．治療前，下顎右側犬歯の先天欠如

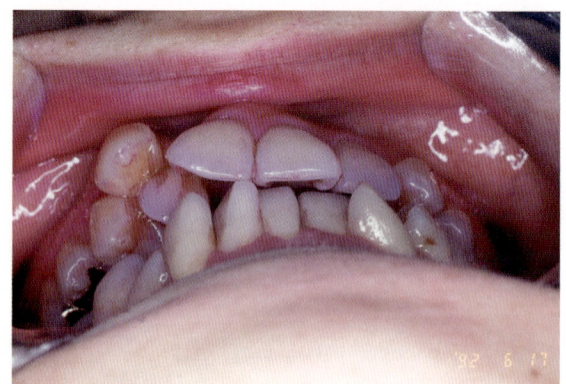

図6-06．治療前，Arch coordination

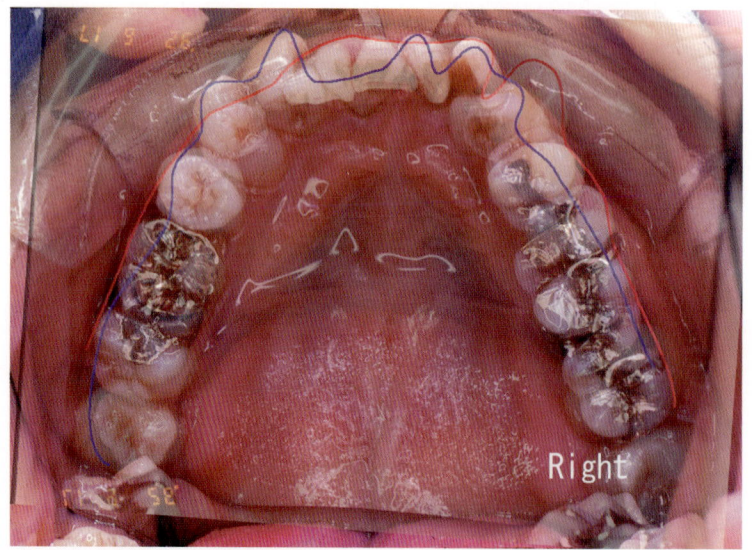

図6-07．治療前，上下顎重ね合わせ。赤：上顎，青：下顎，頬側咬頭と切端を結ぶ。

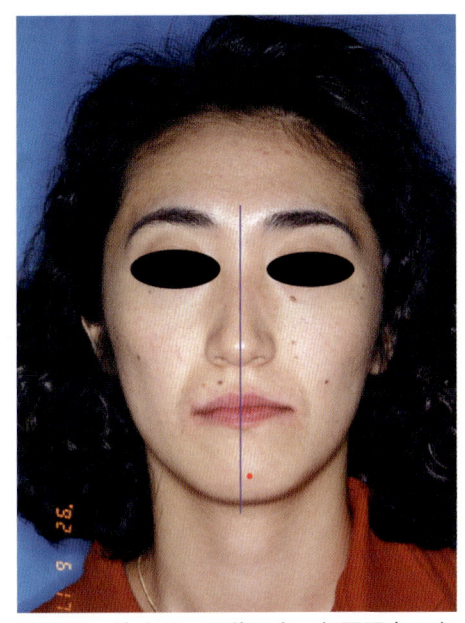

図6-08. 治療前，正貌，青：顔面正中，赤点：おとがい尖で左側偏位

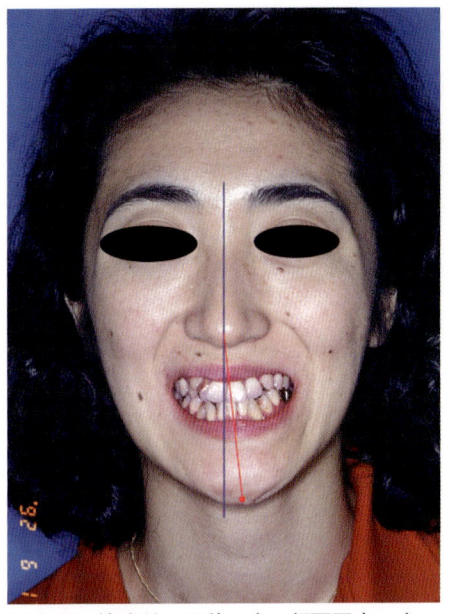

図6-09. 治療前，正貌，青：顔面正中，赤：鼻先とおとがい尖を結ぶ線は左側偏位

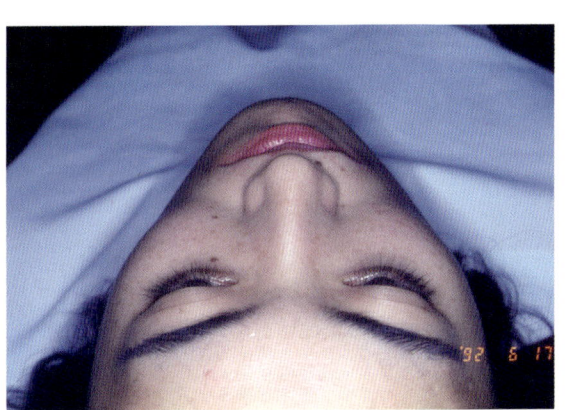

図6-10. 治療前，下顎の左方偏位

　図6-07は上下顎の咬頭嵌合位の透写図で，各々の唇面を結んだ線，上顎：赤線，下顎：青線で示す。個々の歯牙の位置不正が強い部位での唇側線の大きなゆがみを認め，特に犬歯の欠如部で上下顎歯列弓の著しい差異を示した。咬合した時の歯牙形態の相違によるarch coordinationの不調和を生じている。顔貌から正貌は，下顎が左側に偏位した非対称で，下顎のオトガイ尖が左側に偏位している。微笑時，上下顎の正中は顔面の正中線とほぼ一致しているが，偏位したおとがい尖と鼻尖を結ぶ線分とは異なった位置にある[4：2, 4, 6, 12)]（図6-08，図6-09，図6-10）。

Ⅱ．正常咬合の客観的評価と考察

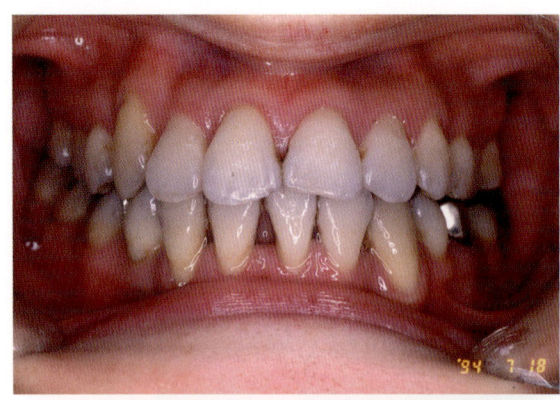

図6-11．治療後，正中の不一致

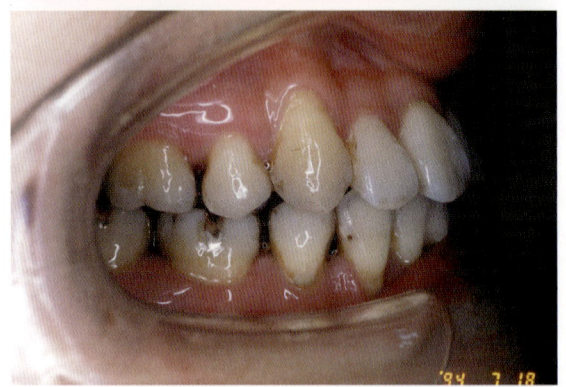

図6-12．治療後，右側大臼歯3級，犬歯3級

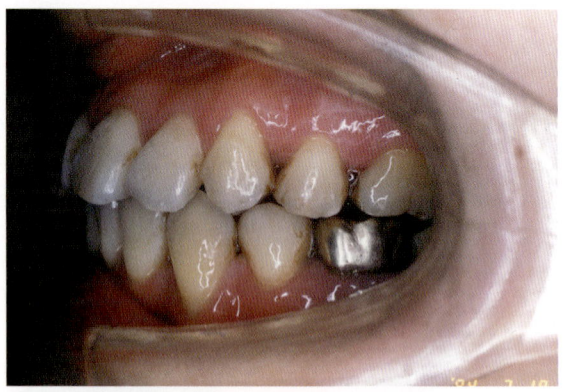

図6-13．治療後，左側大臼歯3級，犬歯1級

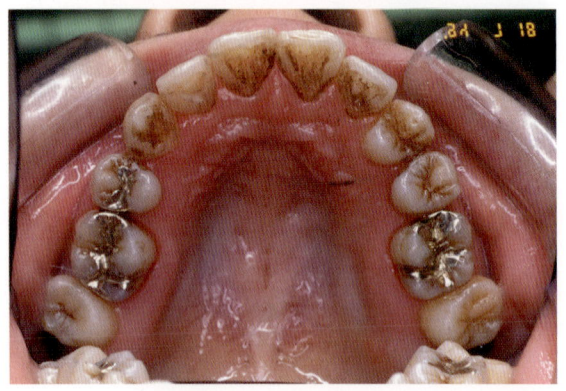

図6-14．治療後，抜歯

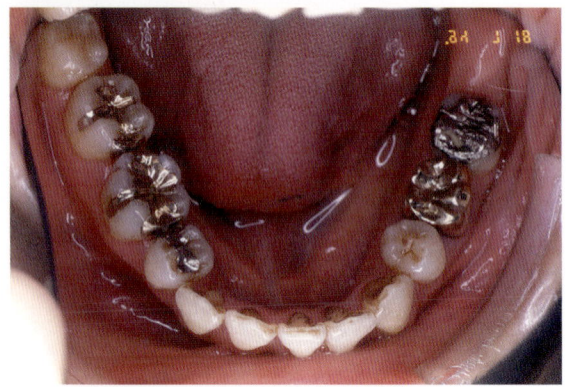

図6-15．治療後，抜歯

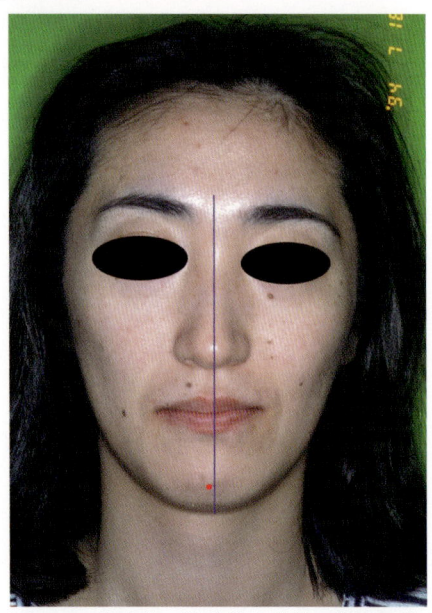

図6-16．治療後，治療前と比較し顔面正中とおとがい尖がほぼ一致

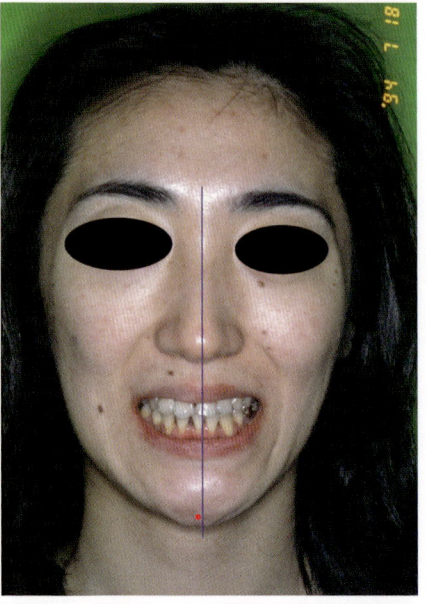

図6-17．治療後，上下顎の正中は右側偏位

◆矯正治療後

　矯正治療前に一致していた上下顎の正中は治療後約2mmのずれを生じた。上下顎の歯列不正は改善され，ALDは0mmとなった。個々の歯牙の位置不正は正常となり，上下顎のALD値が左右側で0となり，左右でのALD値の差異が消失した。また，咬合状態も緊密な咬頭嵌合位を保持し，大臼歯の近遠心関係は左右側とも3級関係を呈した。これは上下顎のover all ratioがBolton[5;8,9]の示す平均値より小さい％を示し，相対的に上顎の歯冠幅径の総和が下顎と比較して小さいことによる。したがって，正中の不一致は上下顎，左右側の歯冠幅径の総和の不調和により，左右側でのtooth size ratioの不一致によると考えられる。矯正治療後の2mmの正中の不一致を是正するためには，大臼歯の近遠心関係が両側とも3級を呈していることから，近遠心関係を片側1級，他側をより強い3級とすれば，解決できる。そのためには，この近遠心関係に適応した咬頭嵌合位が求められ，上下顎の歯牙の位置関係に配慮する必要がある（**図6-11～図6-15**）。治療後の正貌から，顔面の正中線とおとがい尖の一致を認める。これは，矯正治療により下顎の偏位が是正され顔面の非対称性が改善されたと考察できるが，成長可能な時期ではない成人での顎骨の偏位の是正まで可能であるとは考えられない。したがって，正貌の正中とオトガイ尖が一致した過程は，前歯部の不正による交叉咬合のため，ICPでの早期接触による機能的な下顎の側方への誘導偏位の改善によるものと考えられる[4;3]。しかしながら，上顎の正中は顔面の正貌の正中とは不一致となった[4;2,4,6,12]。これは上顎右側犬歯の欠場による左右側のtooth size rationの違いから生じている[4;12]。これより，上顎の正中を左側へ位置の是正をするためには，左側の大臼歯の遠心移動を図るか，右側犬歯の幅径の削合による形態修正で図るかによる（**図6-16，図6-17**）。

◆矯正治療後の下顎運動機能について（**図6-18～図6-26**）

　本症例は治療前にclenchingがあり，下顎関節部の触診により最大開咬付近で左側顎関節部の運動不全を認めた[4;8]。また，両側下顎角部で筋肉の疲労感を訴えていた。問診より，習慣性の咀嚼側は左側で，右側での咀嚼は不得手であり，通常は左側で咀嚼していた。治療後3カ月の時点で下顎運動記録装置（visitrainer Model 3）により下顎運動を記録した。その時点で習慣性の咀嚼側は両側に変化していた。

　前頭面の限界運動から，開口時切歯点は最大開口付近で左側へ偏位する。開口時の下顎頭の触診から，左側は右側に比べ遅れて最大開口位へ達する。左右の顎関節が同期した動きであれば，最大開閉口路は直線で示されることになる[4;23]。左右の側方限界運動は，治療により確立した正常咬合におけるICPを頂点として左右均等に移動し，上下顎の歯牙が接触しながら下顎を側方へ誘導する。矯正治療後は上下顎前歯部の良好なarch coordinationを保持しており，上下顎前歯が接触，誘導するAnterior guidance[6;12]によって側方運動した後，犬歯誘導から咬頭を乗り越えて，側方限界運動を終了する（**図6-18**）。咀嚼運動は運動終末期（食塊を破砕する時期）に限界運道路に誘導されて咬頭嵌合位にいたる[6;1-5]。**図6-19**（左側咀嚼運動），**図6-20**（右側咀嚼運動）から，右側咀嚼サイクルは涙滴状のgrinding type，左側咀嚼サイクルは往復運動を主体とするchopping type[6;13]を呈した。水平面の限界運動から（**図6-21**）ICPを頂点として左右の側方限界運動が明示され，前方限界運動は切端位までは上顎前歯の舌側で誘導された偏位のない直線を示した。切端位よりもさらに前方限界運動は臼歯部による接触誘導となる。上下顎の歯牙の接触誘導は下顎の前方運動を妨げない，咬合干渉のない上下顎の歯牙の正常な配列によるものであり，矯正治療後の正常咬合によって直線の前方限界運動路を図示した。**図6-22**（左側咀嚼運動）**図6-23**（右側咀嚼運動）を比較すると，左側はchopping type，右側はgrinding typeであり，側方限界運動に対して右側は咀嚼とは反対側の限界運動路にまで接触している。これに対して，左側では咀嚼サイクルが咀嚼と同側の限界運動路で接触誘導されている。咀嚼サイクルは限界運動路上に往復運動として収束しており，右側は咀嚼サイクルが散逸している。本患者は治療前から長年にわたり

Ⅱ．正常咬合の客観的評価と考察

食物の咀嚼時に左側を使用していたので，治療後でも習慣性の咀嚼側は左側であることが考察される。矢状面の限界運動について，ICPは咬頭嵌合位の確立により尖頭を示し，前方運動は切端位まで上顎前歯の舌側面で誘導された偏位のない運動を示す。下顎が切端位を越える時点で上顎前歯から臼歯部の誘導接触へ移行する。左側咀嚼運動は後方限界運動に沿った効率的な咀嚼サイクルであり，右側は後方限界運動から離れた，より前方に偏位する咀嚼運動を示した。

　以上3平面の咀嚼運動から左側が右側と比べて，滑らかなで効率的な咀嚼運動であり，左側は習慣性の咀嚼側として治療以前から長期間にわたり機能していた様子がうかがえる。したがって，左側の下顎頭は右側に比べて負担が大きくなり，下顎頭の運動不全により最大開口付近で下顎の右側への偏位を示すと考察される。

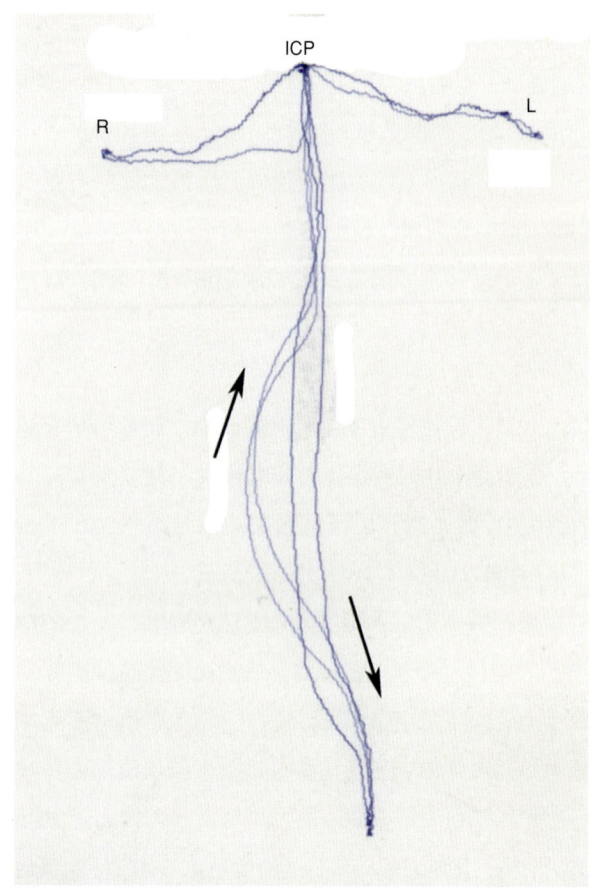

図6-18．治療後3カ月，前頭面，限界運動

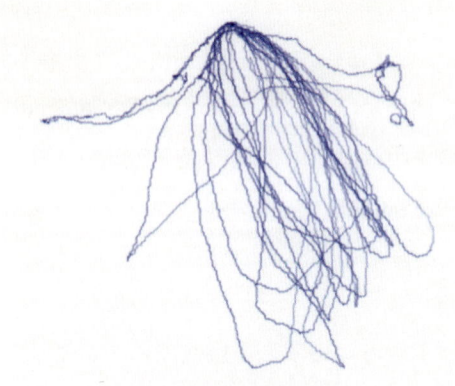

図6-19．前頭面，左側咀嚼運動

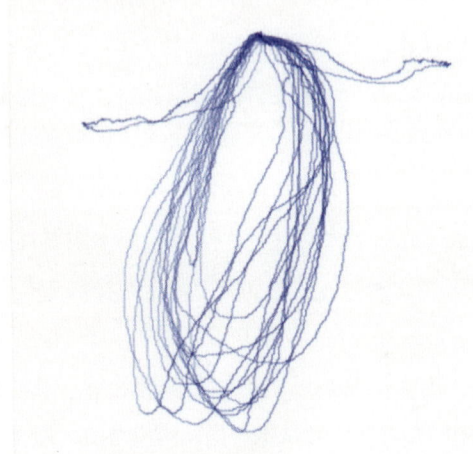

図6-20．前頭面，右側咀嚼運動

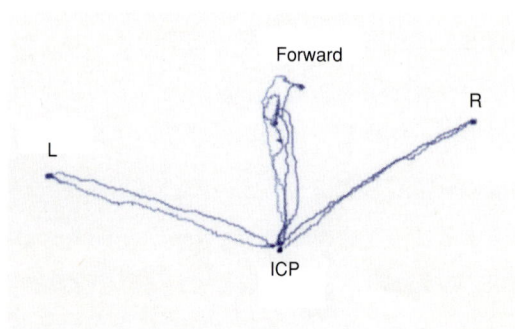

図6-21．治療後3カ月，水平面，限界運動

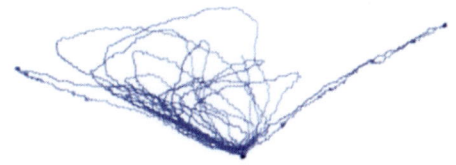

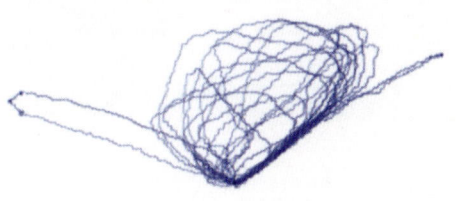

図6-22. 水平面, 左側咀嚼運動

図6-23. 水平面, 右側咀嚼運動

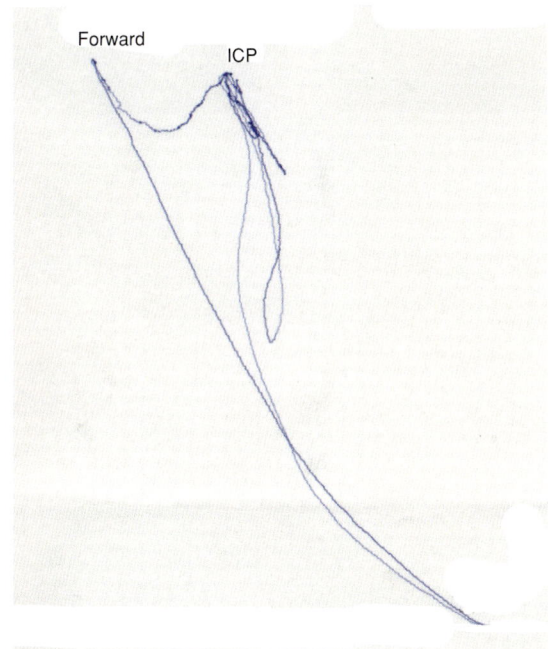

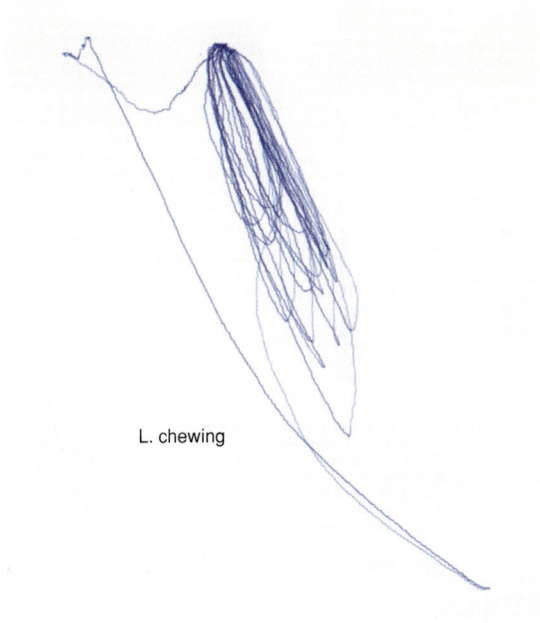

図6-24. 治療後3カ月, 矢状面, 限界運動

図6-25. 矢状面, 左側咀嚼運動

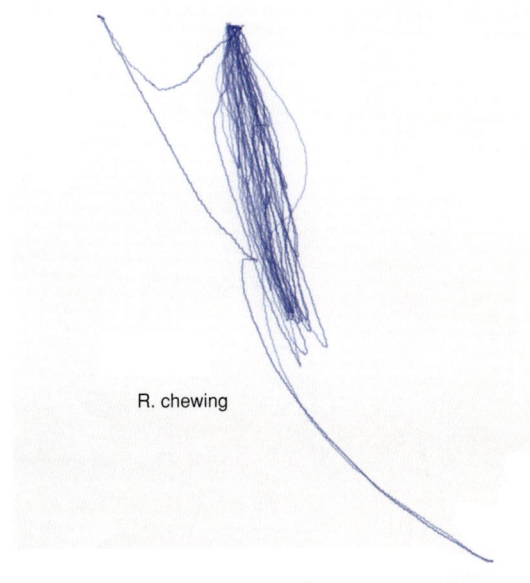

図6-26. 矢状面, 右側咀嚼運動

Ⅱ．正常咬合の客観的評価と考察

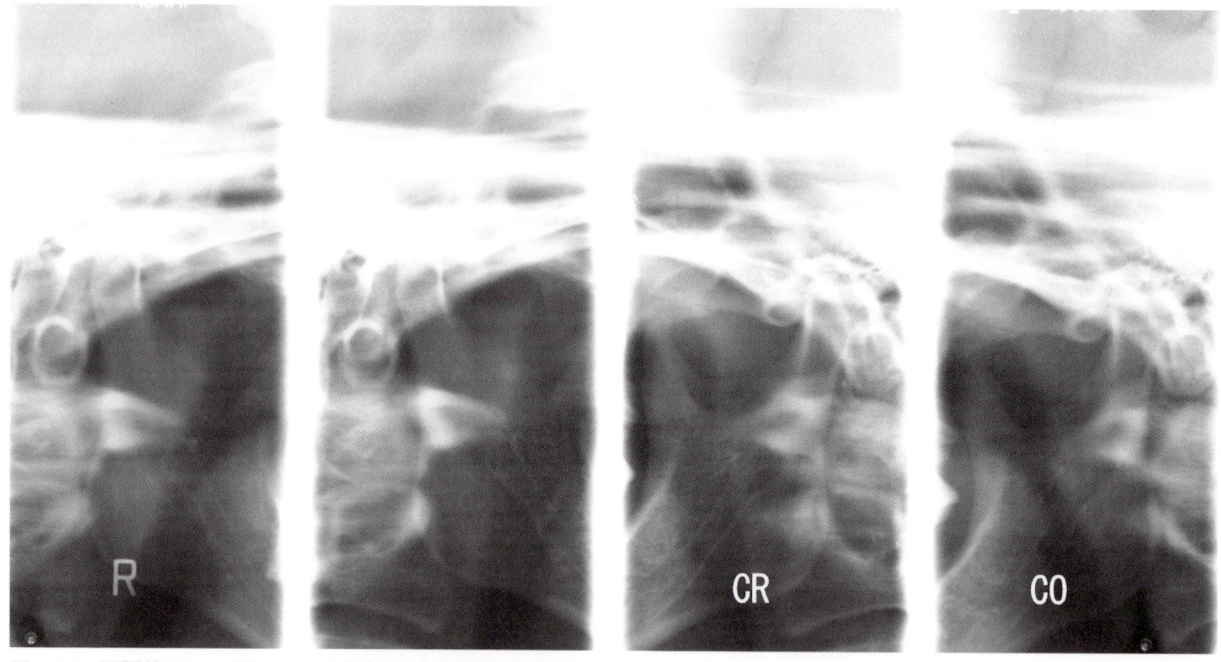

図6-27．顎関節レントゲン，中心位(CR)と咬頭嵌合位(CO)

図6-27顎関節レントゲン写真：左側下顎頭は右側と比較して小さく尖頭を示すことから，変形性関節症（degenerative joint disease）と考えられる。矯正治療前後の下顎運動の比較と限界運動，咀嚼運動の改善，および限界運動，咀嚼運動についての解析は，下顎運動についての別の項目で解説する。

3）項目4：上下顎歯列弓の調和 [1：1-7, 14, 15]（図7）

上下顎の歯列弓は，咬頭嵌合位を的確に保持するために，歯列弓の形態が上下顎間でそれぞれに調和する必要がある[1：26, 27]。咬頭嵌合位での前歯部の水平被蓋は，**図1-04**のように下方向からみたときに，左右側で均等に分布する必要がある。これによって，前歯部での隣接面の移行に乱れがない，正しいline of occlusionを保つことができる[1：6]。

これらの上下顎歯列弓の調和（arch coordination）は前歯部のみに限らず，全顎にわたり上顎が下顎を均等に被蓋する関係について認めることができる[1：5]。

《図7．上下顎，歯列弓の調和(arch coordination)，近似理想正常咬合，女性，付図 F-06》

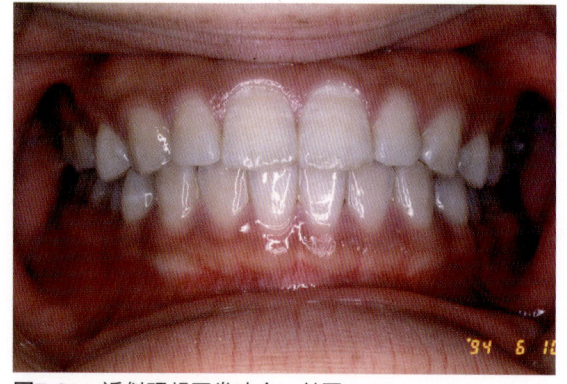

図7-01．近似理想正常咬合，付図 F-06

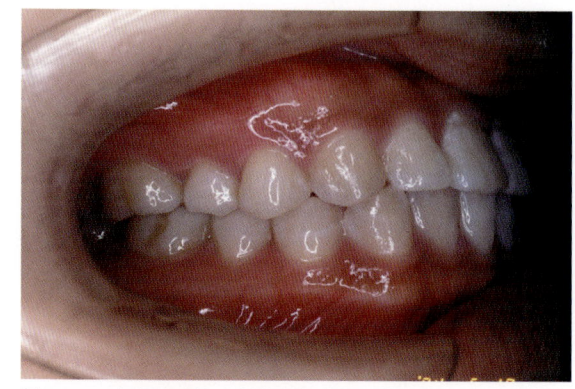

図7-02．大臼歯3級，犬歯1級

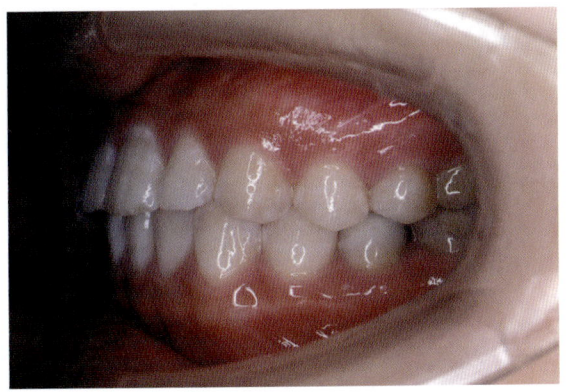
図7-03. 大臼歯3級, 犬歯1級

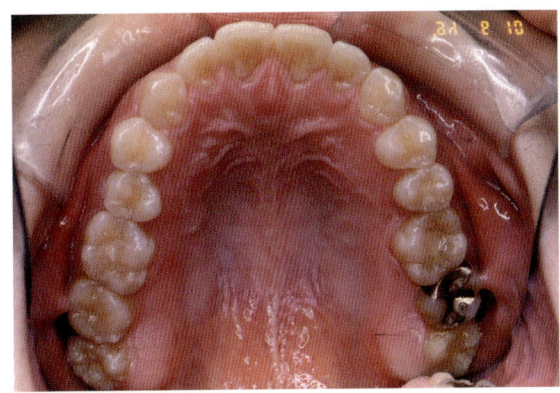
図7-04. 上顎咬合面

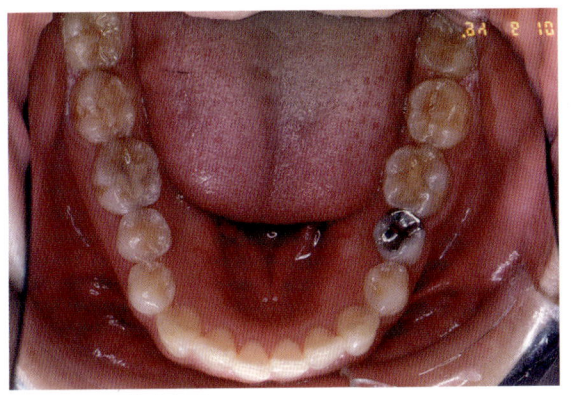
図7-05. 下顎咬合面

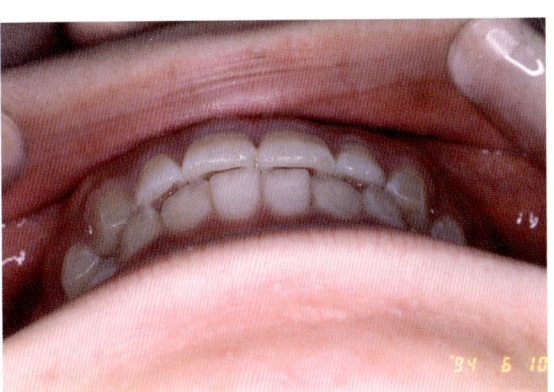
図7-06. arch coordination

　正常な上下顎の歯列弓が調和しているとき, 前歯部の水平被蓋は左右側で均等に認められる。正中が一致して, 下顎の切端は上顎の舌側辺縁隆線に接触する。このためには上顎が下顎を, 前歯部, 臼歯部にわたり左右側で, 均一に被蓋しており, 上顎の歯冠幅径の総和, 歯列弓の長径, 幅径が下顎と比較して調和が取れている状態にある。これらは一定の比率を保ち, tooth size ratioとして示されるが, 歯列弓のそれぞれの計測部位についても調和の取れた, 同様な比率を示すことによりarch coordinationを維持することができる (図7-01〜図7-06)。

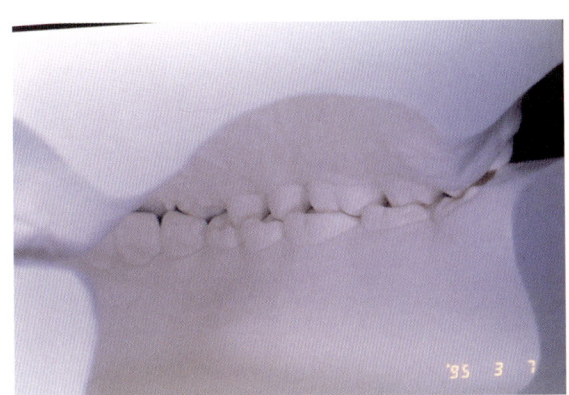
図7-07. 右側舌側面

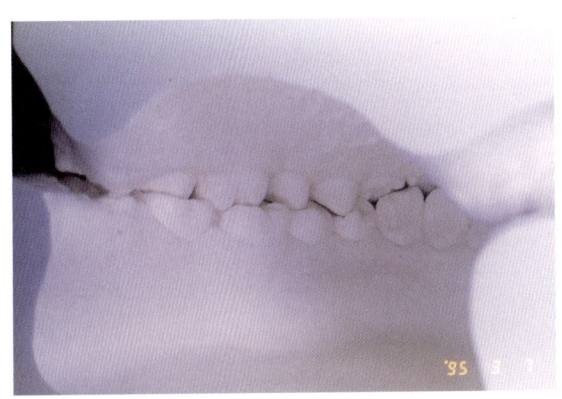
図7-08. 左側舌側面

33

Ⅱ．正常咬合の客観的評価と考察

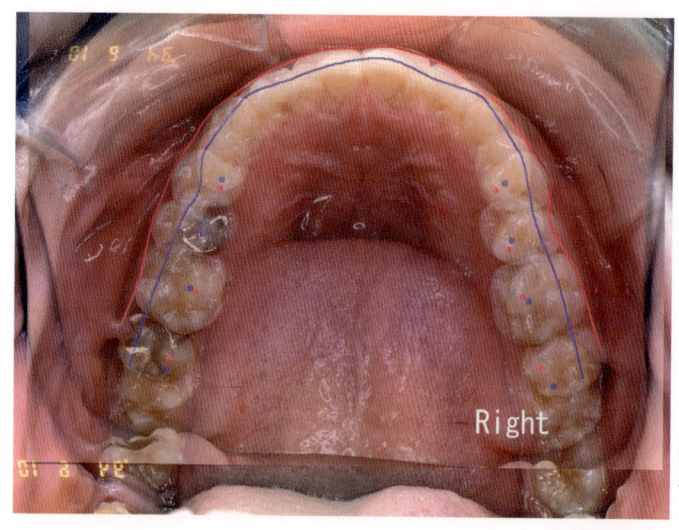

図7-09．上下顎の重ね合わせ，咬合状態，赤：上顎，青：下顎，臼歯の咬頭頂と切端を結んだ線

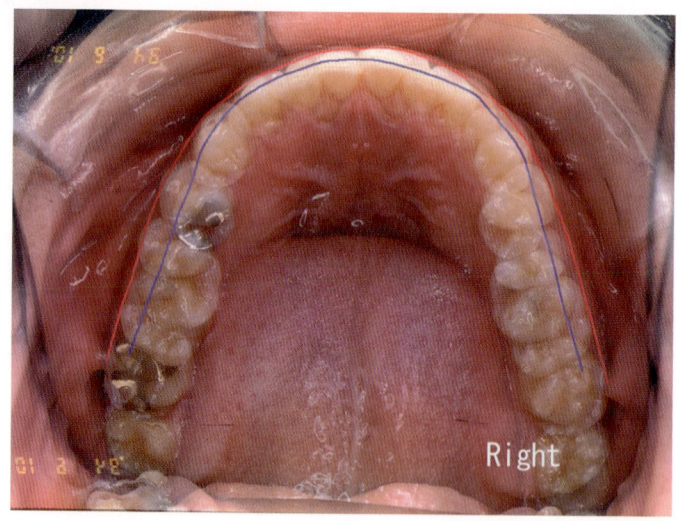

図7-10．図7-09のarch lineを滑らかに修正した．

　咬頭嵌合位は，上顎の咬頭と下顎の窩または辺縁隆線が接触し，典型的な近似理想正常咬合を呈する．細部で下顎前歯，小臼歯の捻転，大臼歯と小臼歯の辺縁隆線のずれを生じているが，これらは軽度で咬合を乱すほどの不正を認めない．上下顎を咬合位にした透写図からは，わずかなずれのある咬頭と窩の接触関係を示し，上下顎の歯列弓の外形は上顎が下顎を被蓋するほぼ調和の取れたarch coordinationを呈する．Archの変形は個々の歯牙の位置不正，捻転によるが，それぞれのarch formを修正することにより，矯正治療で見られる上下顎のarchとなる（図7-07〜図7-10）．

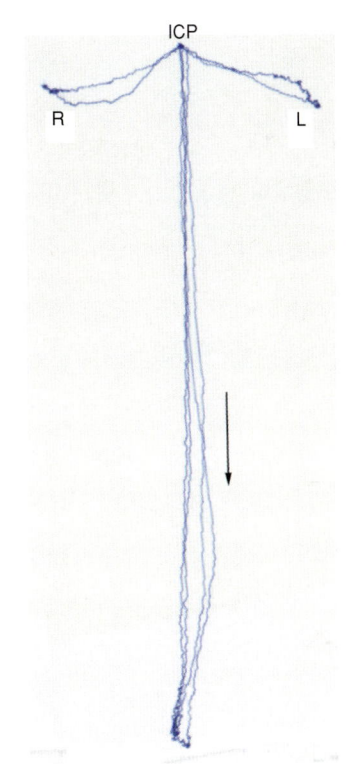

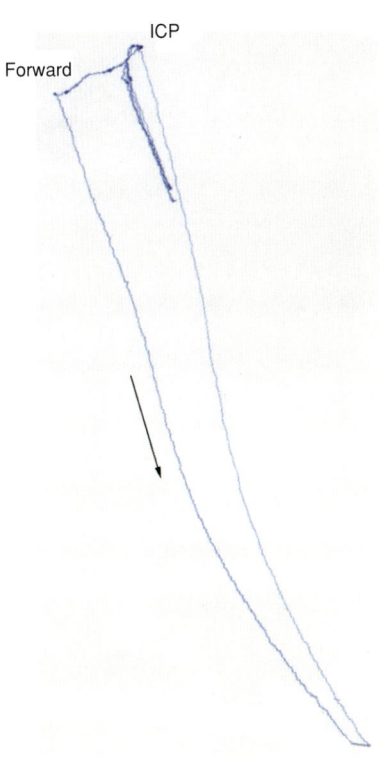

図7-11. 水平面　下顎限界運動

図7-12. 前頭面　下顎限界運動

図7-13. 矢状面　下顎限界運動

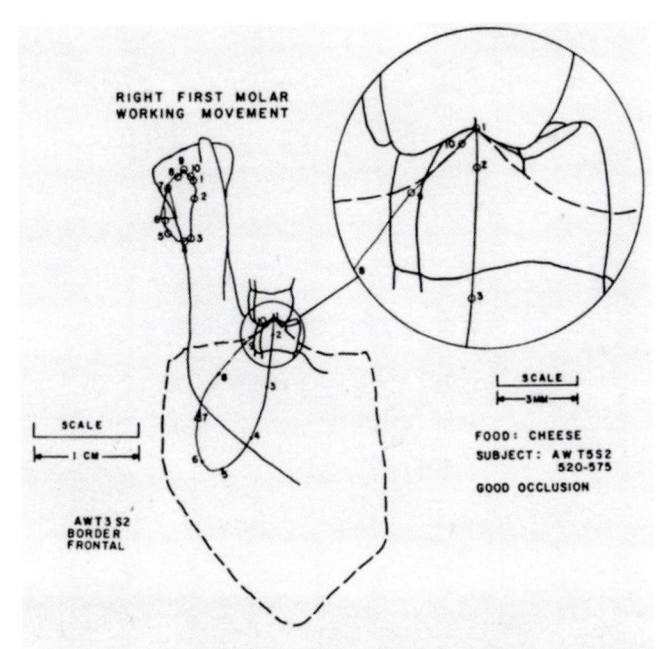

Typical chew—working-side—frontal view. Border (dashed) and chewing (solid) movements in the frontal plane are shown for the right, working-side, first molar, and condyle. At final closure, the chewing and border plots coincide indicating probable tooth contact.

図7-14. 前頭面，咀嚼側での限界運動路と咀嚼運動路，咀嚼終末位で両運動路は一致して咬頭嵌合位にいたる[6,8]

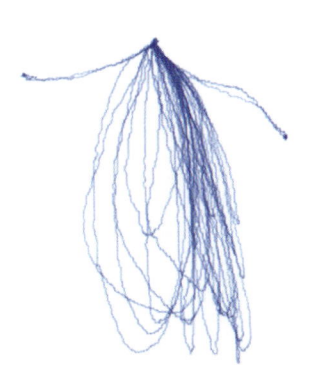

図7-15. 矢状面　左側咀嚼運動

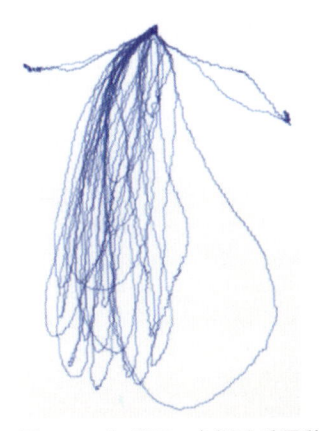

図7-16. 矢状面　右側咀嚼運動

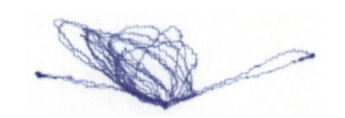

Ⅱ．正常咬合の客観的評価と考察

図7-17．水平面　左側咀嚼運動

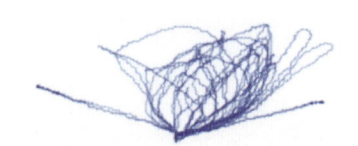

図7-18．水平面　右側咀嚼運動

◆正常咬合の下顎運動，限界運動について

3平面の下顎限界運動について，左右側方運動は下顎の前歯が上顎の前歯舌面と接触，滑走して上顎の犬歯尖端まで，また前方運動では，上顎の切歯先端までの滑らかな運動路を示した。確立した咬頭嵌合位を頂点として調和した上下顎の歯列弓形態によって，下顎の前歯が上顎前歯の舌側面によるanterior guidanceから，canine guidanceへと移行し，下顎犬歯の尖頭に至る限界運動を示した。水平面，前頭面から，左右側方限界運動はほぼ同角度で展開し，左右へ拡がる均一で円滑な運動路を示した。矢状面の前方限界運道路は，上顎の前歯舌面の傾斜にそった湾曲のない円滑な下方への運動路を呈した（図7-11～図7-13）。下顎頭の触診から，最大開閉口運動時に左右の下顎等はほぼ同期しており，これより前頭面の下顎運動路も偏位のない直線的な最大開閉口路を示した（図7-12）。もし，片側の下顎頭が反対側に比較して遅れた動作をする，すなわち異常な下顎頭の動きを認めるときには，最大開閉口路は異常側へ偏位する運動路を呈することになる（図6-18を参照）。

◆正常咬合者の下顎運動，咀嚼運動路について

食物を咀嚼時，咀嚼側での閉口路は，限界運動路に沿いながら終末位である咬頭嵌合位へ収束する。食塊は上下顎の臼歯部間に介在し，下顎の頬側咬頭と上顎の窩へ収束することにより粉砕される。その際に，咀嚼運動の終末は側方限界運動路に沿って咬頭嵌合位へと向かう[6:1-6, 8]（図7-14）。このような運動路は正常咬合における上下顎臼歯の対向関係，適正な歯牙の傾斜，トーク，位置不正のない歯列弓の形態によって図示されており，適正なarch coordinationの維持によるものであると考えられる[1:23]。近似理想正常咬合者の前頭面，水平面での咀嚼運動は，咀嚼側での食物を粉砕する時，tear drop type[6:6, 13]の下顎運動によって，終末付近で限界運動路に沿った経路を展開し，終末位である咬頭嵌合位と一致する（図7-15：前頭面，左咀嚼，図7-16：右咀嚼，図7-17：水平面，左咀嚼，図7-18：右咀嚼）。本対象者は咀嚼時に普段使用する咀嚼側は，左右側の一方に偏らない，両側を使用しており，咀嚼運動路も左右側でほぼ同様の咀嚼運動路を示した。したがって，片側のみに偏った咀嚼側で，反対側を普段咀嚼のために使用しない被験者の時には，本対象者とは異なった運動経路として認められる。

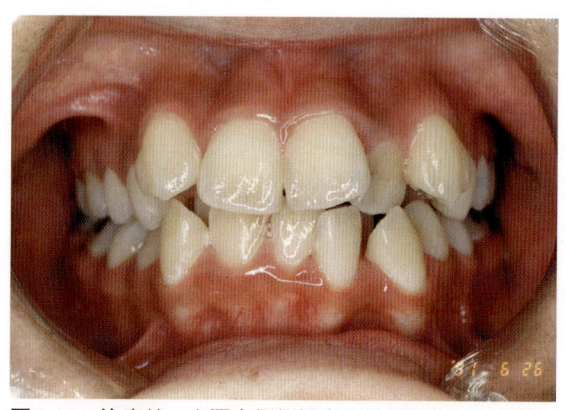

図7-19．治療前　上顎右側側切歯の舌側転位，上下顎ともに著しいALD

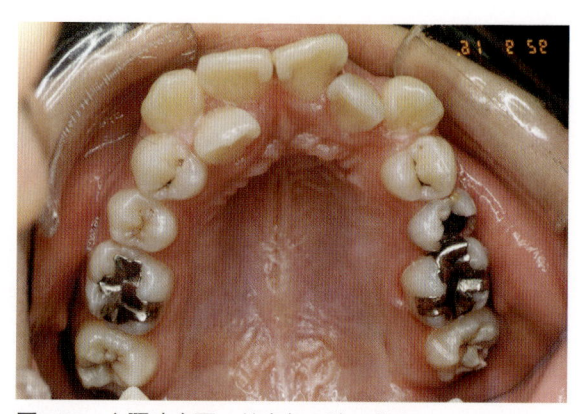

図7-20．上顎咬合面　前歯部の強い叢生

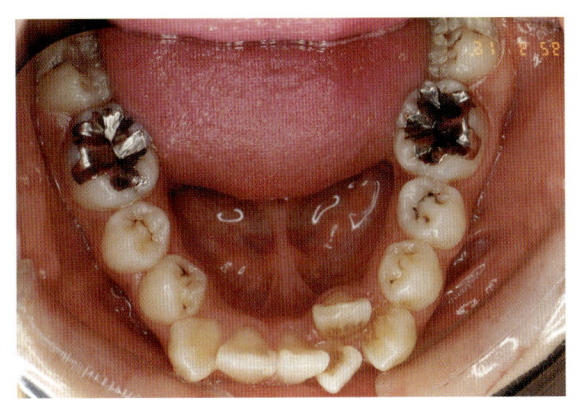

図7-21. 下顎咬合面　前歯部の強い叢生

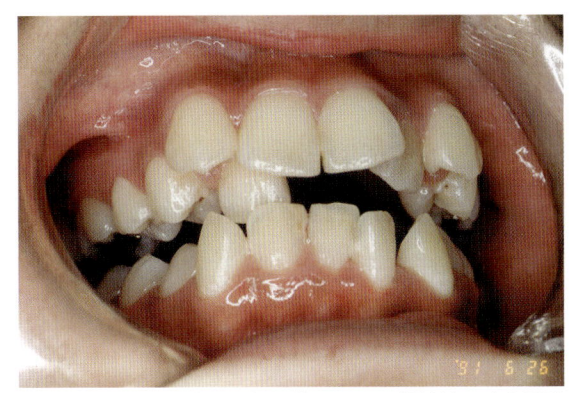

図7-22. 上顎側切歯の舌側転位による早期接触，咬合干渉

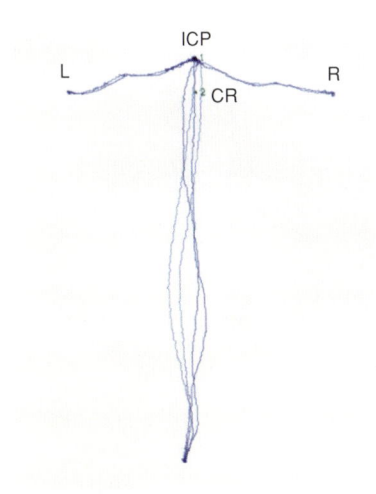

図7-23. 前頭面限界運動　CRはICPに対して最大開口路上でやや開口位付近にある。

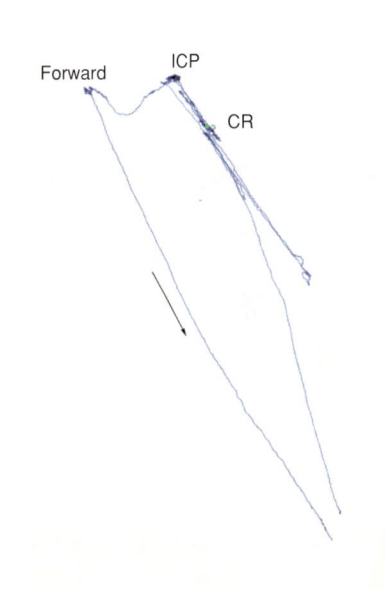

図7-24. 矢状面限界運動

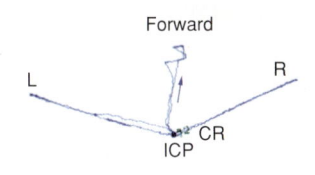

図7-25. 水平面限界運動，CRはICPに対して右側側方限界運動路でやや右側付近にある。

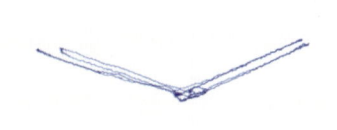

図7-26. 水平面限界運動，下顎をCR位置で誘導，ICPからの限界運動よりも前方位の経路を描く。

◆**不正咬合者の下顎限界運動路について**

　本被験者は上下顎前歯部に叢生を認める。上顎両側側切歯は舌側に転位しており，下顎前歯と交叉咬合を呈する。特に上顎右側側切歯は下顎と早期接触をしており，下顎位の大きなずれを生じている（**図7-19〜図7-22**）。

　下顎位のずれは，前頭面および矢状面において垂直的な偏位が大きく（**図7-23，図7-24**），左右的なずれは，CRがICPに対して右側へ偏位していた（**図7-25，水平面**）。**図7-26**は早期接触により偏位した，すなわち舌側転位した上顎右側側切歯の干渉により，下顎を誘導した位置を起点（いわゆるCR）とした左右の側方限

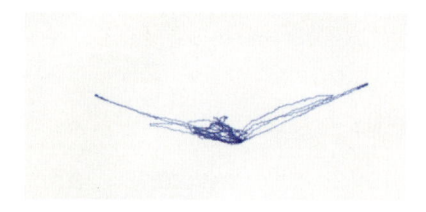

Ⅱ．正常咬合の客観的評価と考察

図7-27．水平面，左側咀嚼運動

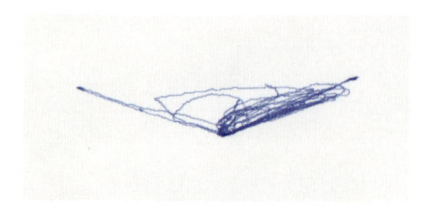

図7-28．水平面，右側咀嚼運動

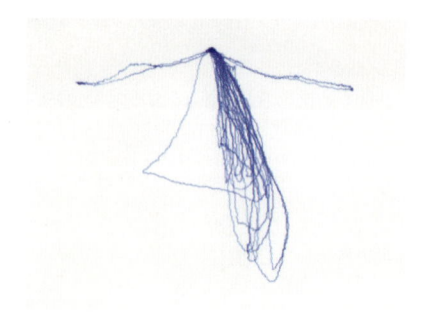

図7-29．矢状面，左側咀嚼運動

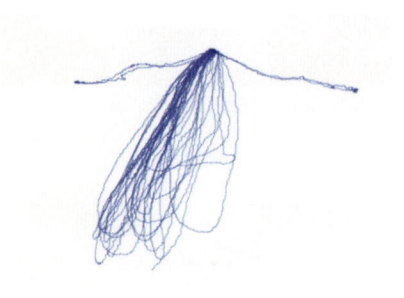

図7-30．矢状面，右側咀嚼運動

界運動路を示し，咬頭嵌合位からの限界運動路とはだいぶ異なった，下顎を前方へ誘導した位置での経路を示した。前頭面の限界運動について，最大開閉口路は開口路と閉口路で異なった経路を示し，やや偏位した運動路として認められる(図7-23)。下顎頭の触診から，開閉口時の左右の下顎頭の動作はほぼ同調しており，左右での不調和な様相を認めない，ほぼ直線的な開閉口運動路に一致していた。水平面の限界運動は，前方運動の起点から前歯部の咬頭干渉による，左側に著しく偏位した運動経路を示した。また，前方運動終末付近の強い偏位は，前歯の切端位より下顎がさらに前方位にある位置での様相であり，この咬頭干渉による誘導は，舌側位にある側切歯の影響よりも，上下顎臼歯部の不正な位置にある歯牙によって生じていると推測される(図7-25)。

◆不正咬合者の咀嚼運動[6：2〜4, 8]について

問診から本被験者の好んで食塊を咀嚼する側(working side)は右側であり，左側では通常に咀嚼しないようである。これを考慮すると，水平面について，左側の咀嚼運動は右側に比較して咬頭嵌合位付近を往復する制限された運動であった(図7-27)。右側の咀嚼運動は左側と比較して正常咬合とほぼ同様な安定したストロークを示すことから，右側が通常用いる習慣性の咀嚼側であり，左側の不慣れな運動経路とは対照的である。咀嚼運動路が限界運動路とほとんど重なりあっているのは，上方から咀嚼運動を観察しており，垂直的には後方へのストロークを描く運動の様相を示している(図7-28)。図7-29は前頭面における左側での咀嚼運動，図7-30は右側での咀嚼運動を示した。左側のストロークはchopping type[6：13]，右側のストロークはtear drop typeであり，終末付近での咀嚼運動路と限界運動路との一致は左側よりも右側のストロークで認められる。前頭面からの咀嚼運動によるこれらの異なる様相も，左側の非習慣性咀嚼側と右側の習慣性咀嚼側を判別できる[6：13]一助と考えられる。

4）上顎犬歯の下顎歯牙への接触について

側方運動は，anterior guidanceからcanine guidanceもしくはgroup functionへと移行する様式をとる[6：1-6, 12]。上下顎の調和のとれたarch coordinationが維持できていれば，運動時に咬頭干渉のない軌跡をとることにな

る。不正咬合は個々の歯牙の位置が不正であり，これらの歯牙が上下顎で互いに早期接触を生じると考えられる。そのため不正咬合者の下顎運動は，位置不正にある歯牙と接触して偏位した誘導路となる。これらの接触は咀嚼運動の終末位である咬頭嵌合付近で，咬頭干渉を生じる早期接触となる。もしこのような早期接触が有害な反応を示すようであれば，不正咬合と下顎運動機能障害の統計学的な関連性[14：4~6, 11~13, 16]が明らかになるであろう。顎機能障害に関する多くの研究[14：1~24]は，このような単因子からの推測ではなく，あくまでも多因子によるとする多面的な見方が一般的である。また，咀嚼運動経路の三次元的な形状についての解析は数値に変換しにくく，形状の相違を解析できる統計学的な手法からの解析が望まれる。

5)項目5，6：垂直被蓋，水平被蓋を計測

正常咬合は2~3mmであるので，これを基準として被蓋の程度を比較して計測した。不正の程度は過蓋咬合，開咬の程度により減点し評価した。

6)項目7：臼歯部での水平被蓋，垂直被蓋(図8)

上顎が下顎を適切に被蓋し，上下顎の歯列弓形態の調和がとれていれば，臼歯部の水平被蓋，垂直被蓋の量は均等である。臼歯部の頬側面観から，もし下顎の臼歯部が舌側傾斜して上顎との咬合接触が失われていれば，上顎の頬側咬頭，内斜面が露呈され，緊密な接触が失われているのが確認できる[1：5, 13, 16, 17, 26]。また舌側観からは，上顎の舌側咬頭と下顎の窩との接触が失われている(図8-07，図8-08)。このように項目1，2で指摘した咬合接触の不全は，臼歯部の被蓋様相，上下顎の頬側咬頭同士の接触による切端咬合，交叉咬

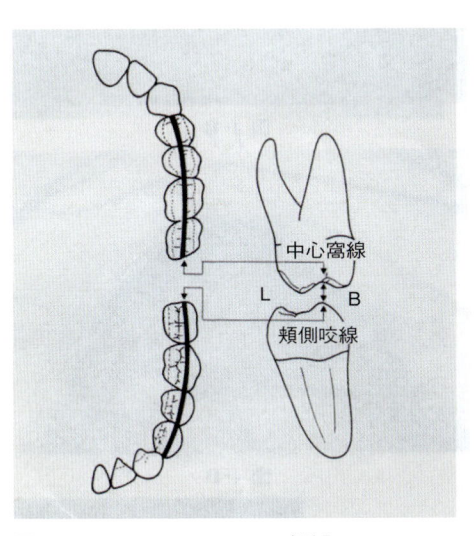

図8-01．line of occlusion の概観

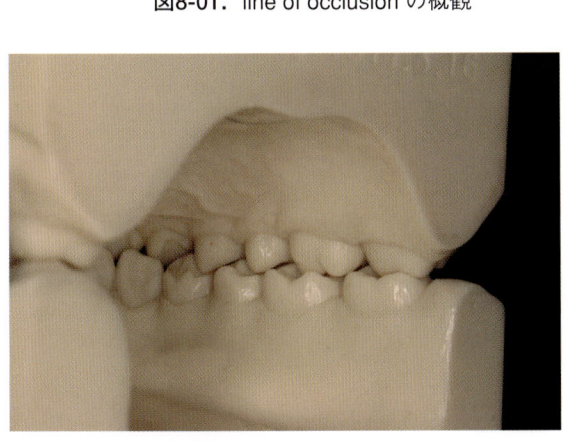

図8-02．右側舌側面観

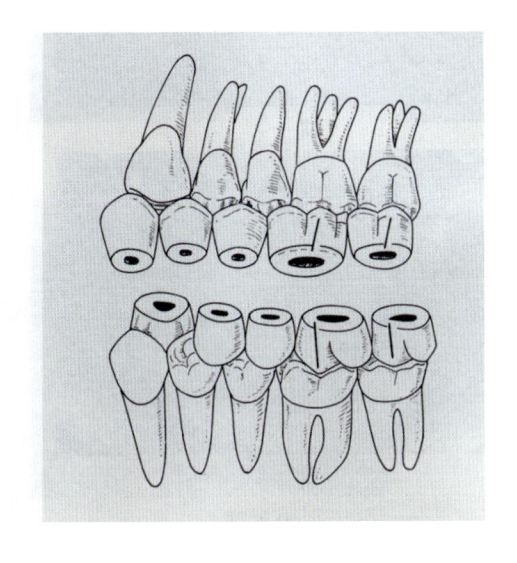

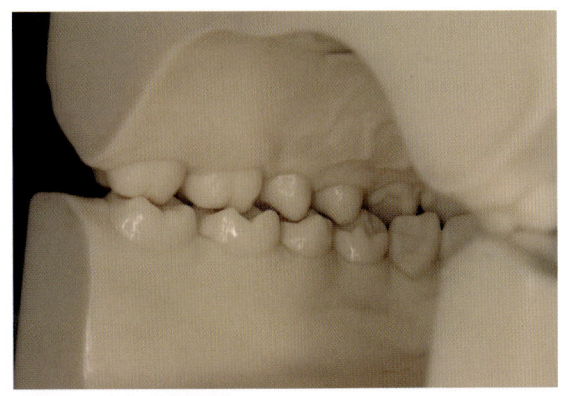

図8-03．左側舌側面観

Ⅱ．正常咬合の客観的評価と考察

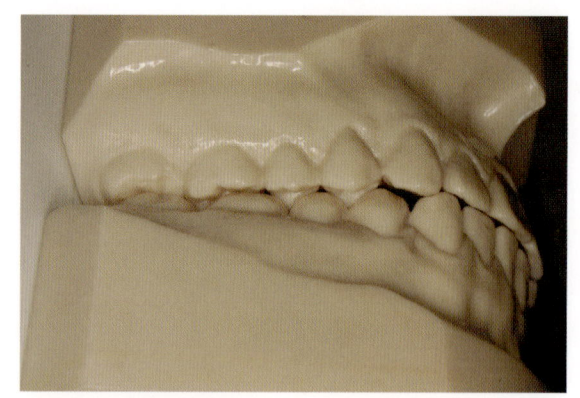

図8-04．右側頬側面観

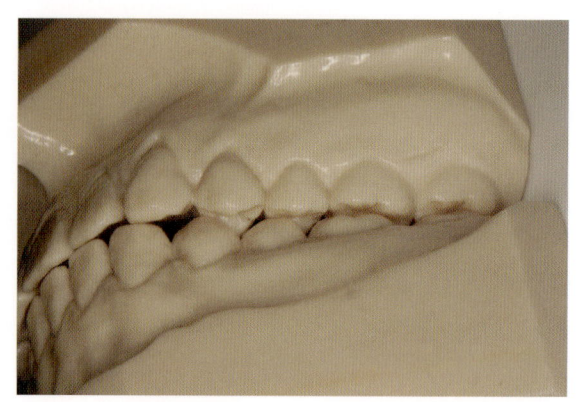

図8-05．左側頬側面観

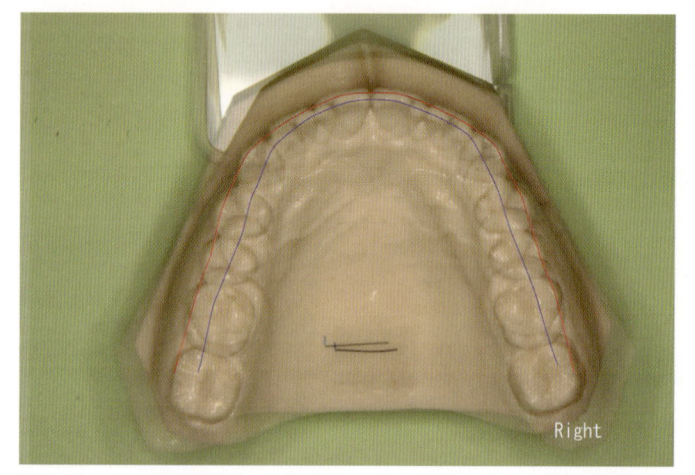

図8-06．上下顎透写図，咬頭嵌合，青：下顎，赤：上顎

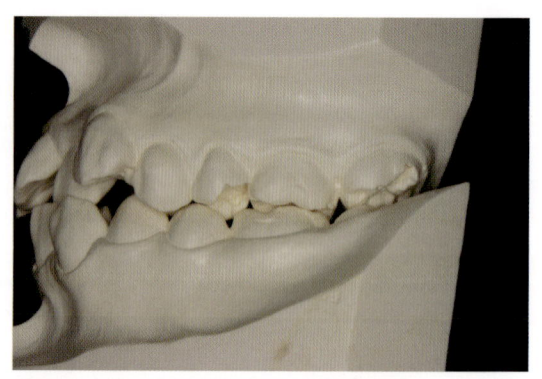

図8-07．図7-19不正咬合の左側頬側面観

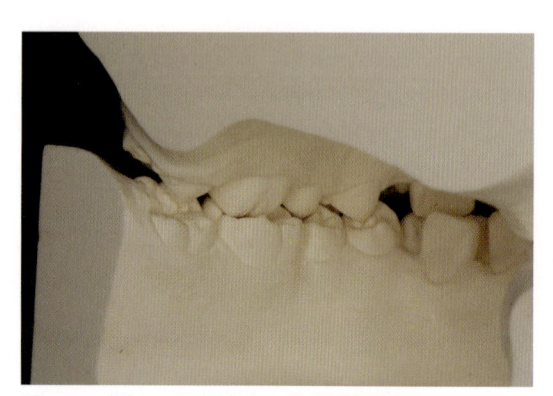

図8-08．図7-19不正咬合の左側舌側面観

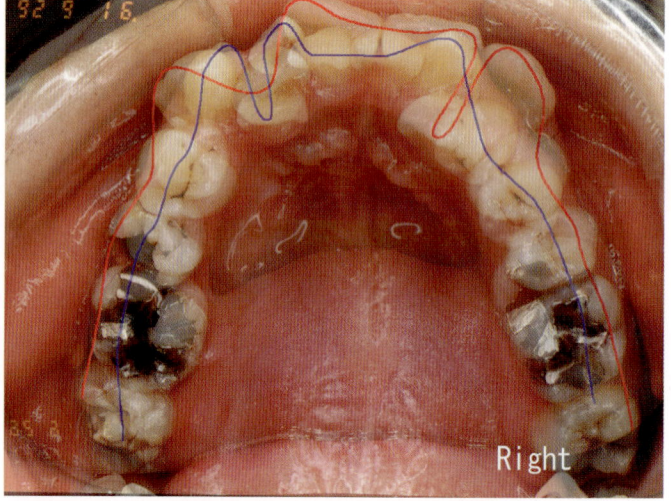

図8-09．図7-19不正咬合の咬頭嵌合位，青：下顎，赤：上顎

図8．臼歯部の水平被蓋，垂直被蓋

　正常咬合により維持されるLINE OF OCCLUSIONについて[1:24, 8:3]正常な咬頭嵌合位を頬側および舌側から観察するとき，頬側観は，やや下方から，舌側観は，やや上方からの視野で観察することにより，上下顎それぞれの舌側咬頭と頬側咬頭の接触関係を確認できる[1:13, 16, 17]。実際の生体では，頬側観によるだけであり，もし上顎の舌側咬頭が下顎の窩または辺縁隆線と接触していなければ，実際に臨床で直接判断するのは難しいが，解剖学的な形態を考慮して咬合接触を想定すれば，咬合状態を推測することも可能である（**図8-02〜図8-05**）。

　正常な咬頭嵌合位を保持している歯列弓の形態は，咬頭嵌合を得るべき上顎の舌側咬頭，もしくは下顎の頬側咬頭を順次結ぶと，1本の線で歯列弓形態を形作ることができる。個々の歯牙の位置不正すなわち捻転歯や転位歯がすべて是正され，さらに臼歯の頬舌的な歯軸傾斜やtorqueの正しい位置づけにより，line of occluisonを完成できると考えられる（**図8-01**）。

　図8-06は上下顎の咬合面の透写図で各々の頬側咬頭を結んだ線は上顎が下顎を前歯部から臼歯部まで均等に被蓋している[1:28]。犬歯，小臼歯，大臼歯部の水平被蓋の量は各々の歯冠厚径の違いとして示された。上顎歯列と下顎歯列の幅径の差であるover jetは，前歯の移行から犬歯部で次第に差異が大きくなり臼歯部へと移行している。このlineにより適正な咬合が保持されており，このように描かれたline of occlusionは上顎が下顎を適切に被蓋するときに正常咬合となる形態を表している

　不正咬合のline of occlusionについて：前項目，**図7-19〜図7-22**の不正咬合について，**図8-07**，**図8-08**から左側第二小臼歯，第二大臼歯の著しい咬合不全は，臼歯部の水平被蓋に影響を与えている。**図8-09**は上下顎咬合時の透写図で，line of occlusionは前歯部の交叉咬合の位置で著しく変形し，上下顎の被蓋が逆転したlineの複数の交差点を示す。左側第二大臼歯は鋏状咬合を呈しており，水平的な被蓋の差異よりも歯牙の傾斜，トークの偏位によって不正を生じる臼歯部の垂直被蓋による影響を示している。したがって，臼歯部のlineは前歯ほどの変形はないが，下顎左側第二大臼歯のlineが舌側へ湾曲しており，不正に影響を与えていると考えられる。

合，臼歯部開咬などと関連する要因である。被蓋が著しく不均等な場合，臼歯部の交叉咬合，または鋏状咬合を呈し，これらの不正の程度が評価点数に影響し，治療後と比較するとき矯正治療による改善の程度は客観的な数値として明示される。

7）項目 8：上顎の辺縁隆線の移行
項目13：下顎の辺縁隆線の移行（図9）

　隣接する歯牙は辺縁隆線で滑らかに移行する必要がある。近遠心辺縁隆線の段差は，歯牙の傾斜，高位または低位などの位置不正により生じる[3:1]。咬頭嵌合位のとき，隆線の移行部に生じた段差のため緊密な咬合接触が失われて，咬頭と窩の間に空隙を生じる。最後臼歯の著しい近心傾斜は隣接する辺縁隆線に段差を示し，不均等な咬合接触を示すうえに，上顎歯牙と咬合するときに下顎を偏位させる早期接触[1:21, 22]を誘導することも示唆される。動的治療時の犬歯，小臼歯，大臼歯への移行は，歯牙の解剖学的な形態，特に咬頭の形態，窩の形態各々の変異とbracket positionの調節[7:1〜6]が合致したときに滑らかな辺縁隆線の移行を達成できる。bracket positionの調節とは，height，angulationで辺縁隆線の滑らかな移行ができるとともに，torque

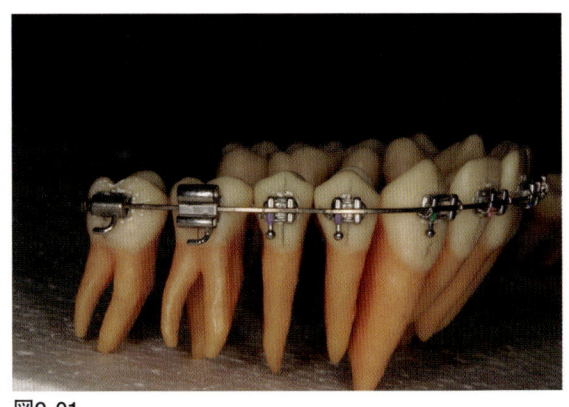

図9-01 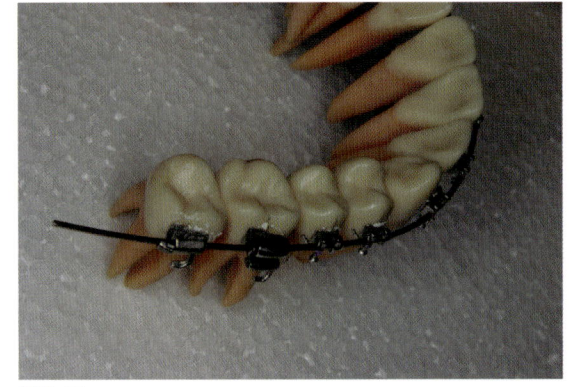　　　　　　　　　　　　　　　　　　　図9-02

Ⅱ．正常咬合の客観的評価と考察

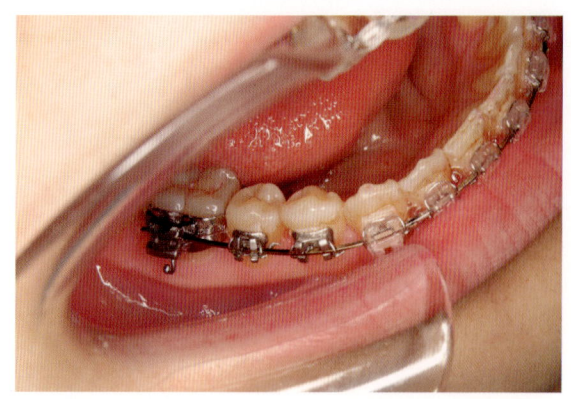

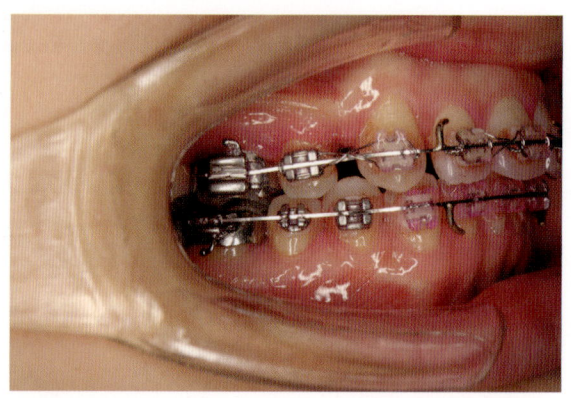

図9-03

図9-04

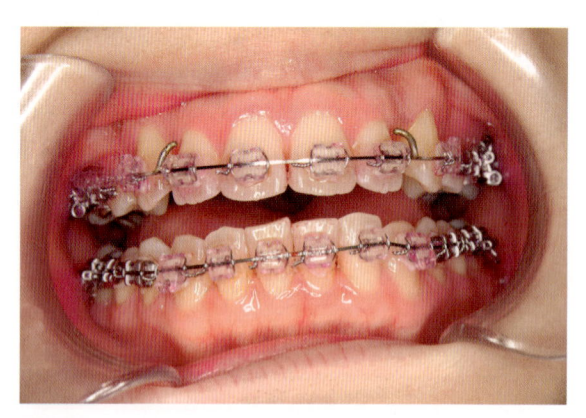

図9-05

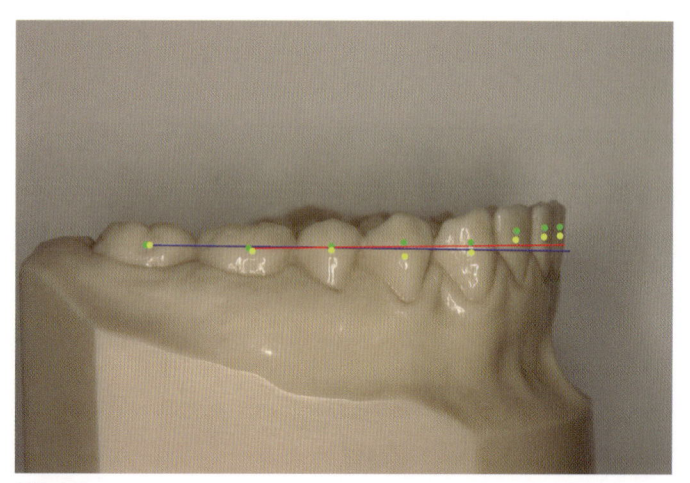

図9-06

による緊密な咬頭嵌合を確立し，ABC contact[1;25)]の獲得を意味する。咬頭の高低と，窩の深さは，咬頭が高いほど窩，溝が深く，bracket heightの位置づけに影響する。大臼歯の咬頭が低く窩が浅いとき，小臼歯の咬頭が高く窩が深いときに，bracket heightは各々の歯牙で意識的に変える必要がある。もし連続する歯牙で同じpositionに固執するようでれば，隣接する歯牙間でwire上にstep bendを入れて調節することになる。

図9. 辺縁隆線の移行

line of occlusion の正常な形態[8:3, 1:24]は，それぞれの隣接する歯牙間の移行，すなわち前歯部，臼歯部での辺縁隆線の滑らかな移行[3:1)]によって成立する。辺縁隆線のずれ，段差は，歯牙の捻転，傾斜，高位，低位などの位置不正に因り影響を受ける。歯牙の位置不正を矯正治療で是正することにより，各歯牙間に段差のない滑らかな辺縁隆線の移行が確立される。そのためには，歯牙の解剖学的形態に適したbracketの配置(bracket position)[7:1~6)]が必要であり，歯牙の唇，頬側面の位置づけはcenter, height, angulation, torqueによる。そのためbracketの形態にこれらの要因を組み込み，bracketの配置を容易にできる工夫がなされている。しかしながら，歯牙の解剖形態は複雑で個人による変異が大きいため，それぞれの歯牙形態に適応したbracket positionを選択する必要がある。それぞれの歯牙模型の辺縁隆線を一致させたときに，頬側からのbracketの位置を確認すると，heightは咬頭の形態によって影響を受け，下顎大臼歯と比較して下顎第一，二小臼歯は深い位置づけとなる。これは第一小臼歯の頬側咬頭は他の臼歯と比較して尖形であり，咬頭から辺縁隆線までの距離が大きい形態の差異によるものである(図9-01, 9-02)。図9-01で示されるように臼歯から前歯までそれぞれの歯牙の形態の差異によってbracket positionの配置の違いを認めた[7:1~6)]。実際の口腔内における図9-03～図9-05は，頬側咬頭の形態の違いによるため第一小臼歯と第二小臼歯のbracker heightに違いを認めるが，この配置によって隣接する辺縁隆線の一致を示した。前歯，犬歯間でのheightの相違は，それぞれの解剖形態の相違によるためであり，前歯部では形態の違いに加えて，磨耗による切端の変異なども認める。近似理想正常咬合からbracket positionを考察するとき(図9-06)，青線は第二大臼歯のtubeを基準として，これを始発点に直線を延長すると，犬歯より近心の歯牙はheightが深く移行し，とくに前歯部では著しく歯頸付近に位置する。赤線は第一大臼歯のtubeを基準として直線を延長したとき，犬歯部でheightはやや浅く，前歯部で歯冠の中央からやや歯頸よりに位置した。実際に臨床でbracketを配置するとき，第一大臼歯を基準として順次に近心へ隣接する歯牙のbracket positionを決定する。緑点は筆者が実際の矯正臨床で位置づけるであろうbracketの配置であり，黄点は歯冠中央付近に配置した。

8) 項目 9：上顎のALD(arch length discrepancy)
　項目14：下顎のALD(arch length discrepancy)（図10）

arch length discrepancy量を計測して，(−)量に応じて減点した評価を下した。個々の歯牙の位置不正について著しい犬歯の突出，移転，口蓋側への転位などの強い位置不正のときは，ALDの計測値を加味してさらに減点するが，その判定は評価者の主観によった。たとえば図10のように強い下顎の叢生でALD値が大きい症例や上顎第二大臼歯の著しい鋏状咬合を呈するだけで他に強い不正を認めないALD値が小さい症例のときでは，単にALD値だけで不正の程度を判断することが難しく[3:3)]，減点の加減は評価者の主観によると考えられる。

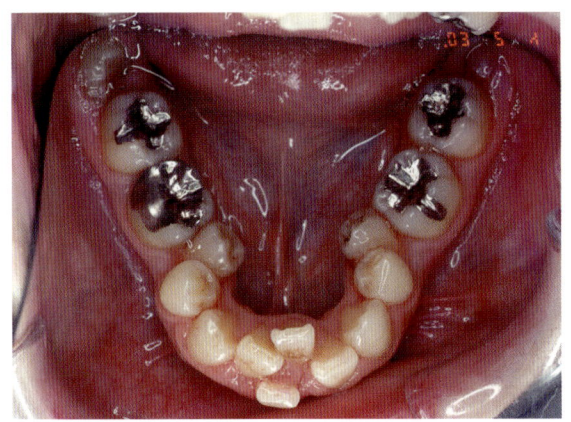

図10-01．治療前，下顎の著しいALD，狭窄歯列弓，鞍状歯列弓

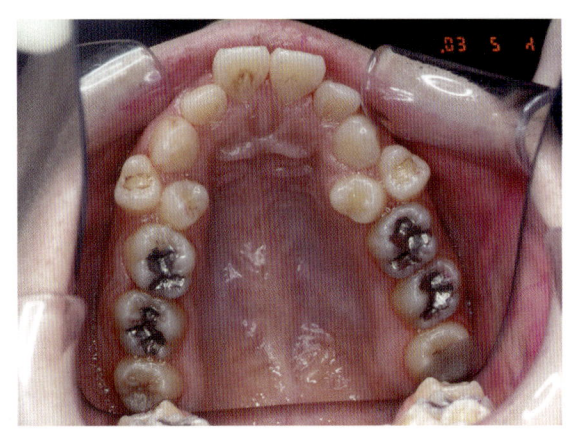

図10-02．治療前，著しいALD

Ⅱ．正常咬合の客観的評価と考察

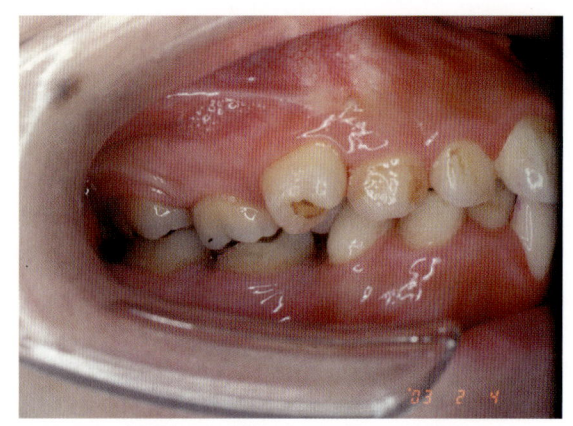

図10-03．治療前，上顎第二小臼歯部の鋏状咬合

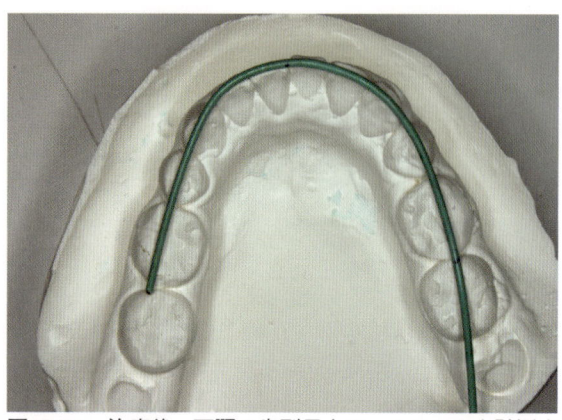

図10-04．治療後，下顎の歯列弓上のarch lengthを計測するためにbrass wireを適合した。

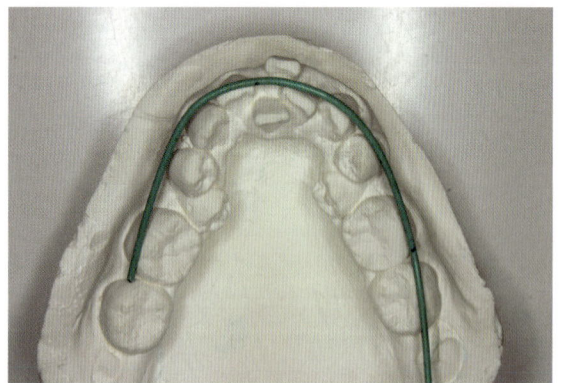

図10-05．治療前，図10-4で作成したbrass wireを治療前の下顎歯列上に適合した。

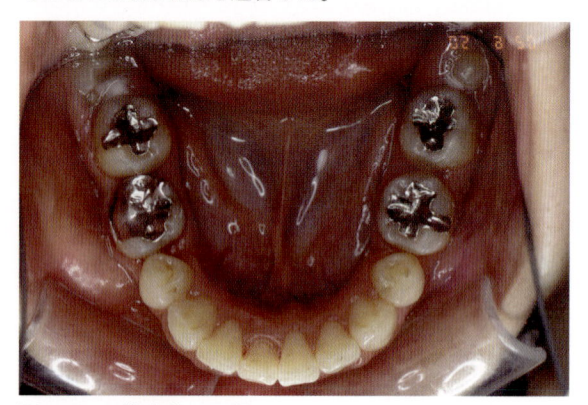

図10-06．治療後，下顎

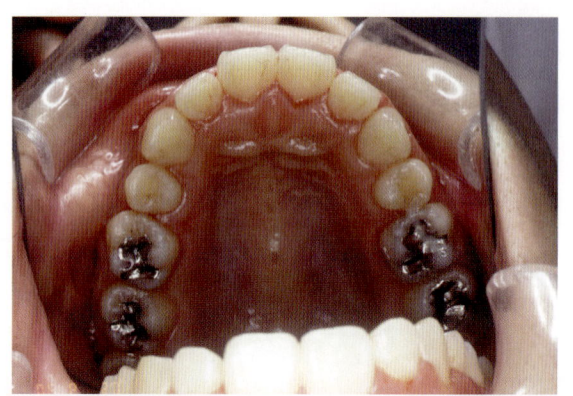

図10-07．治療後，上顎

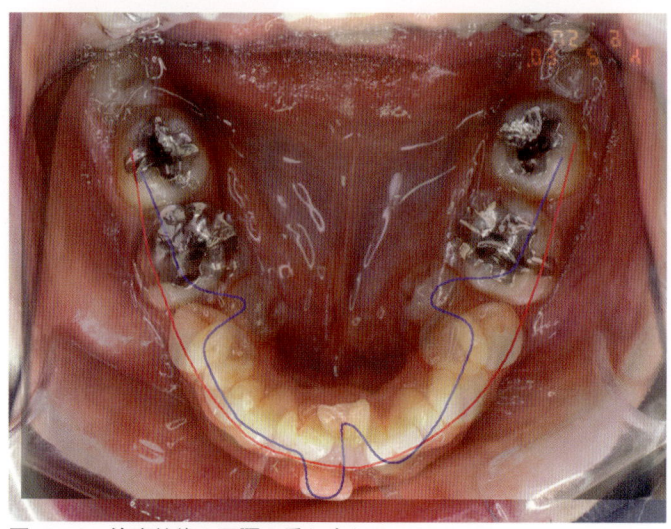

図10-08．治療前後の下顎の重ね合わせ

Female Adults
Name 图10

	Upper				
SD	mean[2-2)]		L	R	mean	grade
0.47	8.28	U1	8.7	8.6	8.7	0.79
0.29	6.72	U2	7.5	7.2	7.4	2.17
0.21	7.52	U3	8.1	8.2	8.2	3.00
0.35	7.08	U4	7.5	7.2	7.4	0.77
0.34	6.8	U5	7.2	7.0	7.1	0.88
0.51	10.33	U6	10.4	10.9	10.7	0.63
0.43	9.54	U7	9.5	10.2	9.9	0.72
3.39	93.47	U material	49.4	49.1	98.5	1.48

SD	mean	coronal arch	L	R	after	grade
1.57	36.91	A width	34.6		32.6	-1.5
2.25	48.34	P width	39.7		42.7	-3.8
1.27	13.5	A length	18.0			3.5
1.54	31.79	P length	29.5			-1.5

SD	mean	basal arch				grade
2.64	41.84	A width	39		38.9	-1.1
2.36	62.46	P width	54.2		55.5	-3.5

					mean	
		sum U3-3	48.3		45.04	
		sum U6-6	98.5		93.46	

SD	mean	Bolton[5-7)]		U:L=1		grade
1.65	77.2	Ant. ratio%	78.88	1.27		1.02
1.91	91.3	over-all ratio%	90.86	1.10		-0.23
	100.2	post ratio%	102.39	0.98		#DIV/0!

Class 2	U<mean U	
Class 1	U=mean U	L=1
Class 3	U>mean U	

mean
U:L=1
1.30
1.10

	Lower				
SD	mean		L	R	mean	grade
0.28	5.38	L1	5.7	5.7	5.7	1.14
0.32	5.87	L2	6.2	6.4	6.3	1.34
0.23	6.48	L3	7.0	7.1	7.1	2.48
0.27	6.88	L4	7.4	7.3	7.4	1.74
0.32	6.99	L5	7.5	7.2	7.4	1.13
0.29	11.19	L6	10.8	11.2	11.0	-0.66
0.57	10.2	L7	11.0	10.5	10.8	0.96
2.72	85.25	L material	44.6	44.9	89.5	1.56

SD	mean	coronal arch	L	R	after	retain
1.12	29.83	A width	23.3	-5.8	30.1	
2.26	42.48	P width	31.7	-4.8	37.3	
1.09	9.45	A length	14.0	4.2		
1.41	27.21	P length	28.0	0.6		

SD	mean	basal arch				grade
2.42	32.59	A width	29.4	-1.3	35.3	
2.77	58.14	P width	42.7	-5.6	50.5	

				mean	
		sum L3-3	38.1	35.46	
		sum L6-6	89.5	85.58	

Ext ratio	
83.80	U
74.80	L
89.26	%
1.12	U/L

图10-09. 模型分析表

Ⅱ．正常咬合の客観的評価と考察

図10-10．Case 4 治療前，著しい過蓋咬合

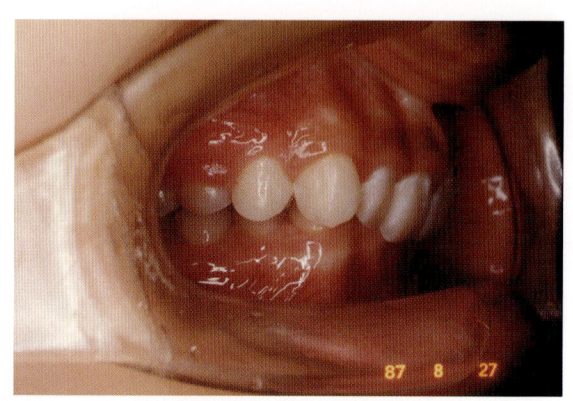

図10-11．Case 4 治療前，著しい過蓋咬合

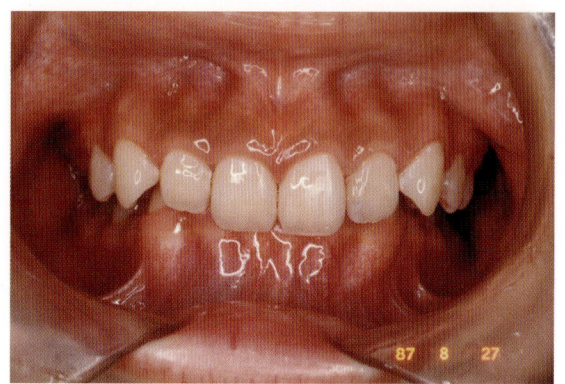

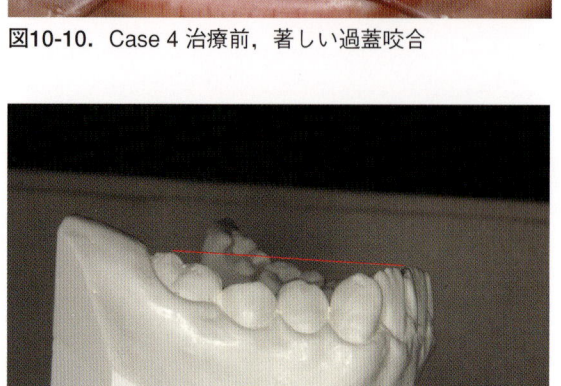

図10-12．治療前，咬合平面とspee curveとの比較

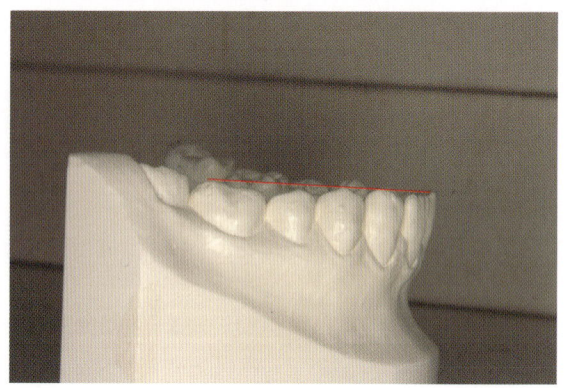

図10-13．治療後，咬合平面とspee curveとの比較

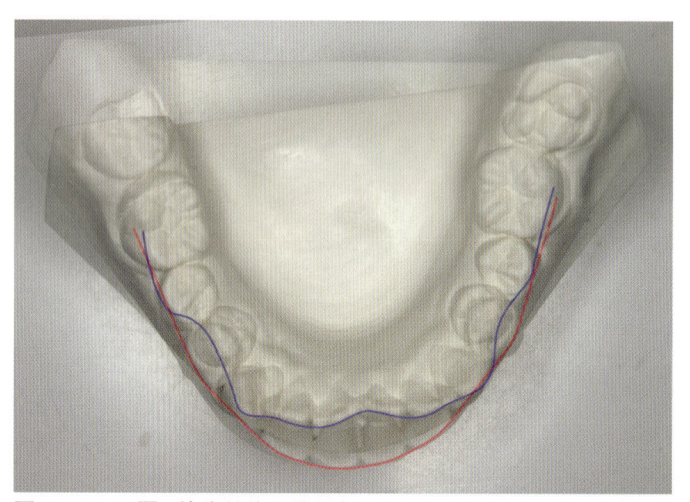

図10-14．下顎，治療前後の重ね合わせ。青：治療前，赤：治療後

図10. ALD(arch length discrepancy)の計測

ALDの定義：A difference between the space available in the dental arch and the space required to align the teeth. An arch length discrepancy can either be in the form of a deficiency or an excess of arch length.[10:1]

図10-01における不正咬合のALD値は，隣接する各歯牙の位置不正を呈する重複部位を差し引く，概算による簡易法で－17mmと判断した。図10-04, 図10-05からBrass wireによる計測を行うため，治療後のarch formを参考にしたBrass wireの全長が102mm, 図10-09の模型分析表から，下顎左右の第一大臼歯までの歯冠幅径の合計が89.5mm, これよりALD値は89.5－102＝－12.5mmの計測結果であった。この結果から，簡易法は実際の歯冠計測と比較して－4.5mmのより大きなALD値となった。下顎狭窄歯列弓の拡大により治療前後の歯列弓の幅径は，犬歯，大臼歯でそれぞれ6～7mm増加しており（図10-09, 模型分析表），片側3.5mm程度をALD値の解消量と推測すれば，ALD値－12.5mmと－3.5mmで－17mmとなり，簡略法のALD値と近似することになる。ALDの定義よりdiscrepancyを計測するためのマイナスの要因は，歯列に配列できないで位置不正を生じている空隙の不足やspee curveなどであり，プラスの要因は歯列弓の拡大などでこれらを適切に考慮する必要があり，また難しい判断であろう。図10-09は治療前後のそれぞれの下顎の唇面を線で結び重ね合わせをした（青線：治療前，赤線：治療後）。歯列弓全体，とくに犬歯，臼歯部において治療後で拡大しており，これらによりALD値がプラスされた。ALDの計測値が著しく大きいとき，個々の歯牙の位置不正はその計測値に関連した強い不正を呈するが，症例の難易度の判定は，鋏状咬合，交叉咬合，早期接触など多くの因子を総合的に考察するとき，ALDの計測値の大小の程度だけでは判断できないことになる[3:3]。

図10-10は後述するcase 4. 過蓋咬合の症例である。上下顎それぞれのspee curveが強く，治療後には過蓋咬合の改善によって平坦なspee curveを示した（図10-13）。図10-14は下顎の治療前後の重ね合わせでspee curveの平坦化によって下顎前歯が唇側傾斜しており，前歯が近心位に位置してanterior arch lengthが増大した。これより，ALD値はspee curveの平坦化によりプラスの要因として加算できる。この症例のようにspee curveは，下顎前歯の様相，すなわち治療計画の相違によって，ALD値の計算がプラスとなる。下顎前歯を舌側へretractionする必要がある場合には，spee curveの計算をするときにはALD値がマイナスとなる[10:1]。したがって，spee curveがALD値をマイナスとするかプラスとするかは症例の違いによると考えられる。

9)項目10：上顎の捻転歯
項目15：下顎の捻転歯（図11）

歯列弓の連続性の判断は各歯牙の捻転の程度による。特に前歯部では切歯の捻転により，歯列弓の湾曲にゆがみを生じる[1:6]。また，上顎の中切歯，側切歯の形態の変異は多様であり，唇面の膨隆形態，膨隆の程度，近心または遠心の唇面隆線，唇面中央部の平坦化した形状，近遠心の唇面隆線が発達し唇面中央部が凹陥状を呈する[8:1,2]（図11-01）などの唇面形態から，さらに矮小歯，癒合歯，先天欠如などの形態不正まで広範囲にわたる。これらの影響を考慮するとき，切端の連続性を維持し，さらに上下顎の前歯部のarch coordinationの調和を保つためには[1:3-5]，ゆがんだarchの様相に影響を与えている歯牙の形態や捻転の程度を判読する必要がある。これよりbracket positionの調節すなわちcenter of positionの配置は，中央よりもわずかに近心または遠心に変化し，唇側の中央部が必ずしもarchの連続性を保つ適正な位置ではないことになる。歯牙の解剖学的な形態変異による捻転を取り除くために，bracketの正確な配置について熟慮する必要がある[7:1~6]。

《図11．捻転歯》

◆歯牙の解剖学的な変異について

歯列弓の連続性を維持するための滑らかなline of occlusion[1:24, 8:3]は，前歯部では歯牙の捻転の是正により隣接する辺縁隆線が一致する結果として示される。このときに，上下顎の前歯の湾曲が調和すれば，適切なarch coordinationが確立される。これを妨げる要因は，舌側の辺縁隆線の形態の変異である。上顎前歯舌面の辺縁隆線の強い隆起により，下顎切縁との強い接触を生じるときには，これを防ぐために辺縁隆線の削合，bracketの配置を唇面中央（center of position）から近心または遠心に位置づけ，歯冠厚径によるbracket baseの厚みの調節（in-out），wire屈曲による調整などを配慮する必要性が生じる[7:1,5]（図11-01～図11-04）。唇

Ⅱ．正常咬合の客観的評価と考察

側面は通常平面に近似しているが，近心縁部の強い膨隆を伴うような解剖学的な形態変異，膨隆の強い唇面隆線がある場合など，bracketの底面は平面であるので唇面に密着できないため，bracket positioningによる人為的な捻転を生じる（**図11-02，図11-03**）。そのため，近心辺縁部を避けるようなcenterから遠心に偏位した配置をするとき，finish archの段階で近心捻転を生じるため，修正する手段を講じる必要があり，bracketの配置の変更やwireの屈曲などを考慮する（**図11-03，図11-04**）。

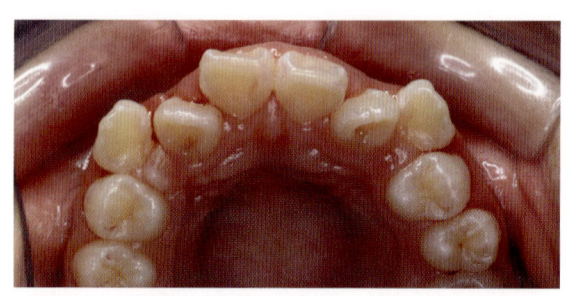

図11-01．治療前，上顎前歯の叢生，両側中切歯唇面の近心に強い唇側隆線を認める。

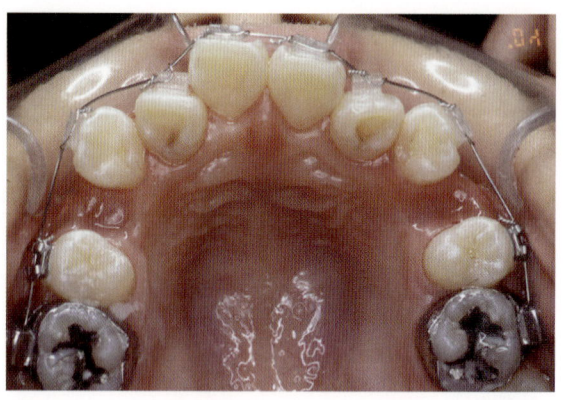

図11-02．ワイヤー装着時，bracket positionは唇側隆線のためcenterに配置できない。

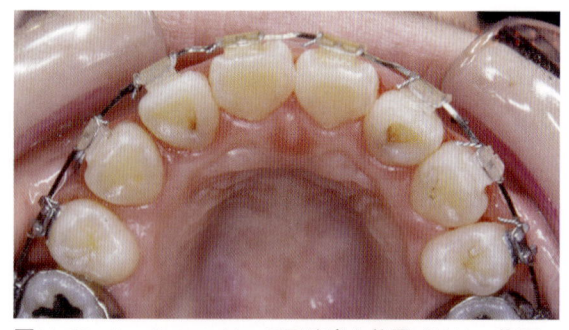

図11-03．bracket positionの不適当な位置づけは，修正のためのwire bendingにより各歯牙間で調整した。

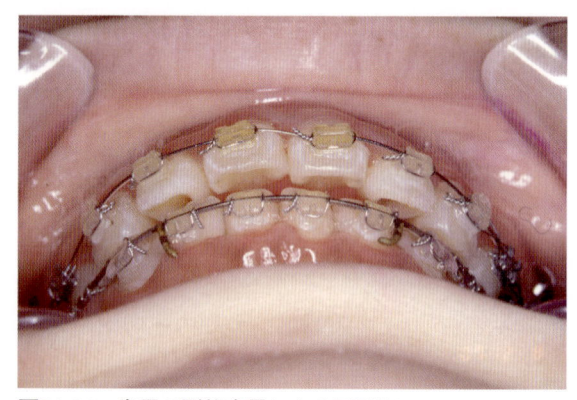

図11-04．歯牙の形態変異による不正なbracket positionによる影響のため，wire sizeを下げた。

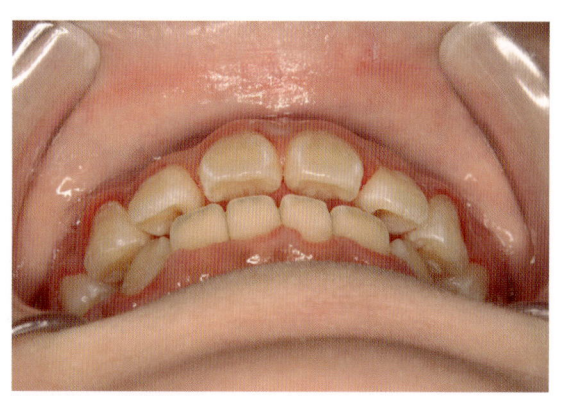

図11-05．治療後のarch coordination

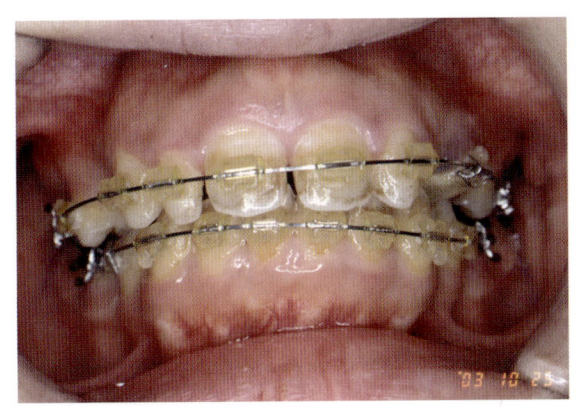

図11-06. 側切歯の矮小形, 先天欠如を有する不正咬合, 治療途中で転院した症例

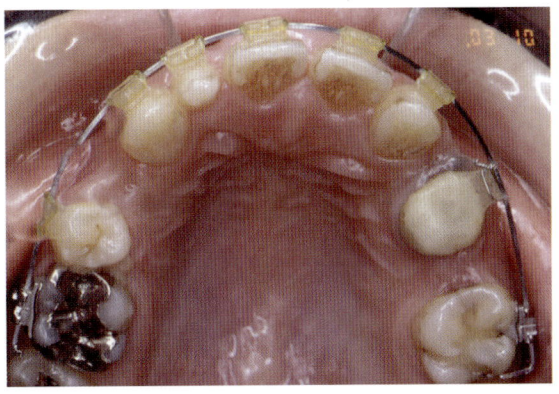

図11-07. 上顎咬合面, 各歯牙の著しい厚径の違いによる舌側辺縁隆線の移行に問題を生じている。

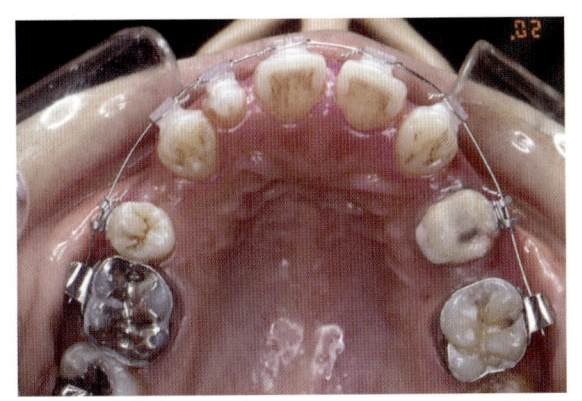

図11-08. 転院後, 各歯牙のbracket, tube, bandを交換した。

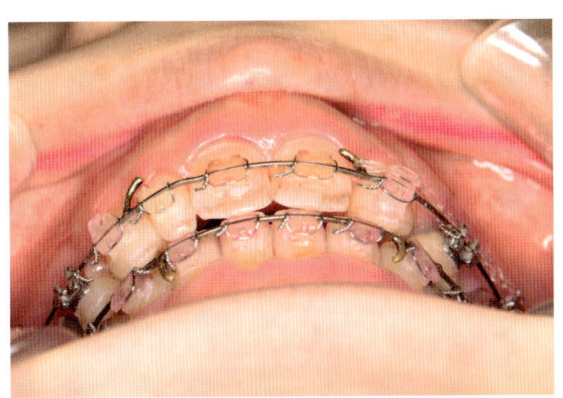

図11-09. 歯牙の形態変異によるため, 隣接面でwire bendingにより調整。

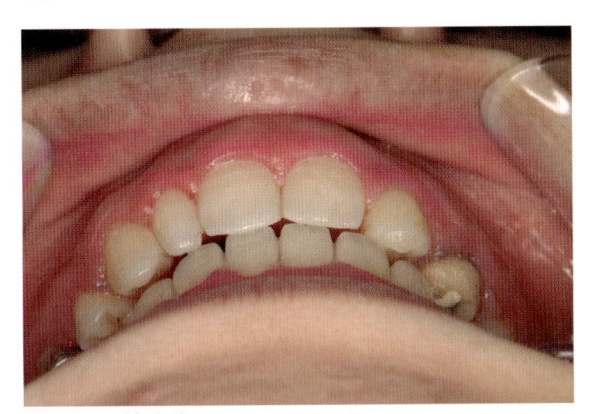

図11-10. 治療後のarch coordination

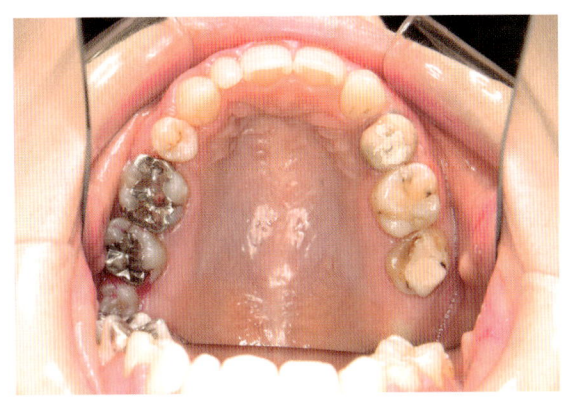

図11-11. 治療後の上顎咬合面

◆先天欠如歯, 倭小歯について（図11-06〜図11-11）

上顎右側側切歯が矮小形, 左側側切歯の先天欠如で, 治療途中で他医院から転医した症例（図11-06）。舌側辺縁隆線の移行について, 右側中切歯と倭小歯の唇舌径の相違, 左側中切歯と犬歯への移行は, それぞれの歯牙形態の著しい差異のために本来のbracketの配置では適応できない（図11-07）。Bracket baseの厚みの調節すなわち適切なin-outが備わったbracket形態によってこのような状況に対処できる。したがって, 図11-09のように隣接する不全な移行部でwire上に1st order bendを加えて歯列弓の適当なline of occlusionを確立し, 上下顎のarch coordinationを維持した。このような歯牙形態の変異性を持つ不正咬合の治療に際して, 既成のarch fromを備えたwireや画一的なbracket positionでは相応の対処は難しく, 症例のそれぞれに適応した治療方法を熟考する必要がある。通常の治療では, 1st wireとしてlight forceを具備するwire sizeの小さいNi-titan wireから始まり, 歯牙の配列をlevelling upするためにwire sizeを高めていく。隣接する歯牙の形態変異が強

Ⅱ．正常咬合の客観的評価と考察

い場合，Finish wireの段階で，Ni-titan wireの既成のarch formからfinish archに換えるとき，この1st order bendを入れるためにはwire sizeを小さくするか，屈曲できる弾性をもつwireを選択するなどの，治療する段階での適切な対応について配慮する必要がある（図11-04）。

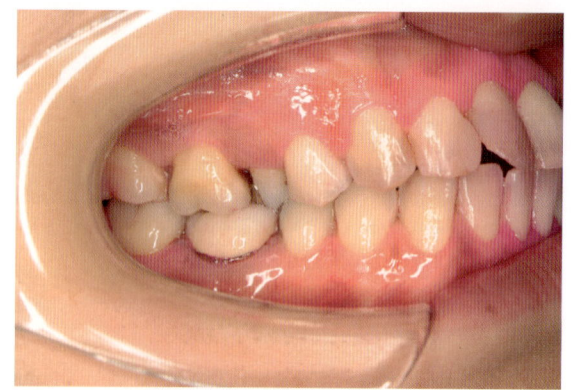

図11-12．治療前，右側交叉咬合

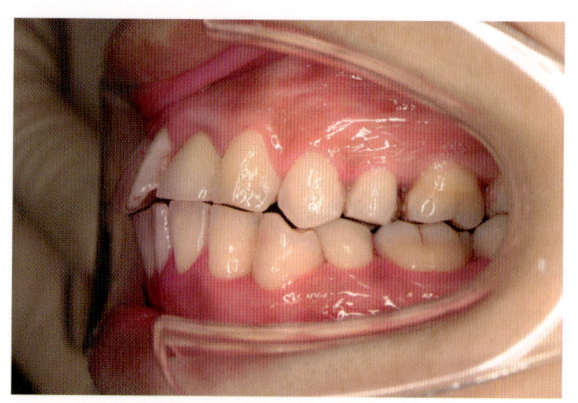

図11-13．治療前，左側犬歯，臼歯部に生じている著しい磨耗

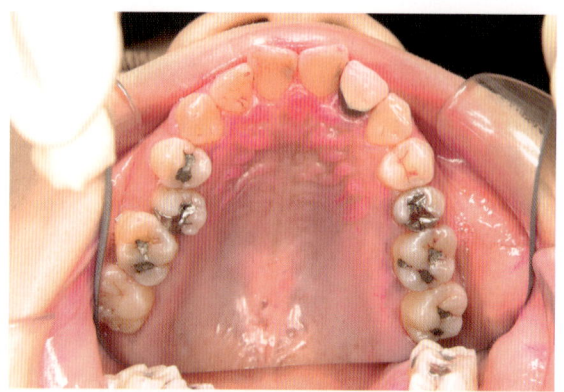

図11-14．上顎咬合面，左側側切歯に厚い唇舌径を有する歯冠補綴物

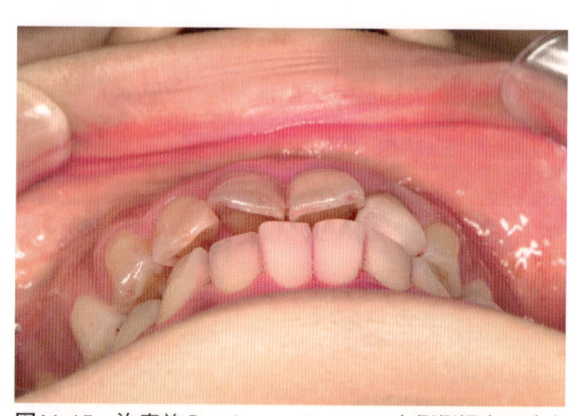

図11-15．治療前のarch coordination，左側側切歯の咬合干渉

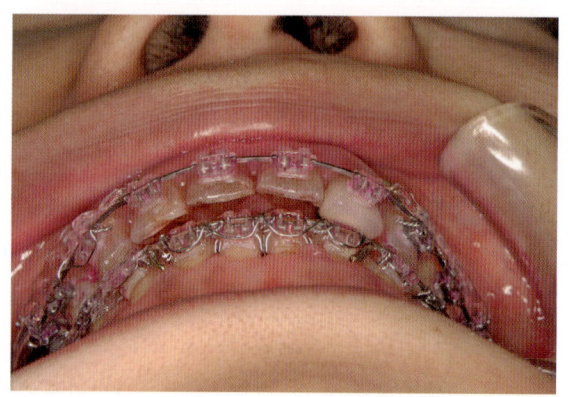

図11-16．finish wire時のarch coordination

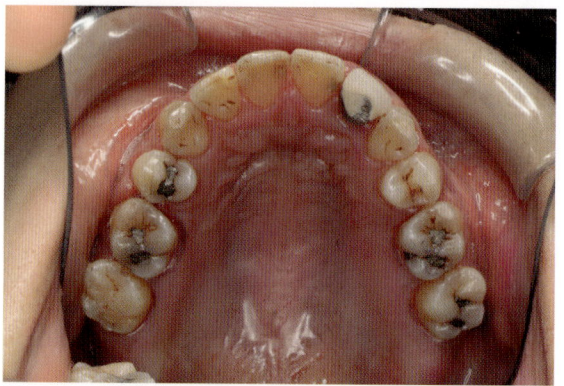

図11-17．治療後，上顎咬合面

50

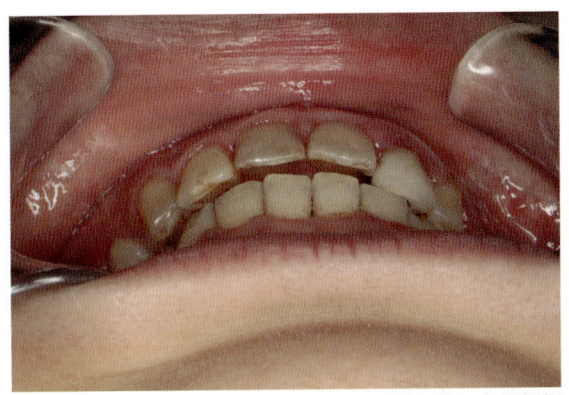

図11-18. 治療後のarch coordination，削合後の右側側切歯の歯冠補綴物，右側犬歯に咬合接触を認める。

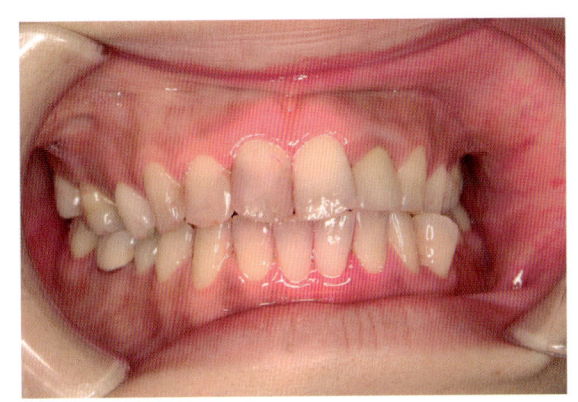

図11-19. 治療前，正面

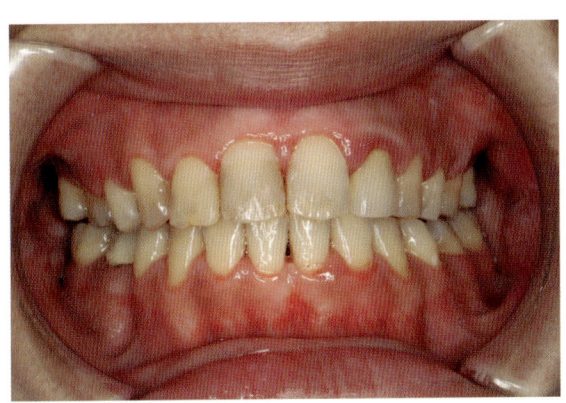

図11-20. 治療後，正面

◆**前歯部の歯冠補綴物による辺縁隆線の移行不全について（図11-12〜図11-20）**

　右側臼歯部の交叉咬合，咬合不全による左側臼歯部の著しい磨耗を呈し，上顎側切歯に唇舌径の厚い歯冠補綴物を装着する症例（**図11-13〜図11-15**）。治療の最終段階でfinish archにより，歯列弓はideal archの形状となり上下顎の適正なarch coordinationを保持できる。**図11-18**から上顎中切歯と右側側切歯の辺縁隆線の移行は側切歯の隆起した遠心辺縁隆線と下顎切歯の切縁で接触している。左側側切歯は削合により下顎の切縁と舌面で接触しており，中切歯と下顎前歯の切縁部の隙間は歯牙形態によるためであり，今後保定時に咬合が安定した時点で咬合調節をする必要性を示唆している[1,21]（**図11-19，図11-20**は治療前後の比較）。

Ⅱ．正常咬合の客観的評価と考察

10) 項目11：上顎の空隙
項目16：下顎の空隙

　ALD（arch length discrepancy）量は（+）mmで示され，ALD値の増加により評価点は減点する[10:1]。動的治療後の抜歯空隙の閉鎖は必要な条件である。もし空隙閉鎖が不完全であれば，隣接する歯牙の傾斜，対合歯の位置不正を誘引する。治療後保定時に生じる上下顎前歯部の空隙はほとんどが機能的な要因であると考えられる。舌突出癖との関連は数多くの報告によって示されている。またその対処法である，筋機能訓練法（MFT：Myofunctional therapy）[15:1, 7, 16]は，言語療法との結びつきによって詳細に解明され，一連の方法が確立されている。これ以外に，倭小歯などの歯牙の形態不正，上下顎の歯牙の幅径の調和のずれ，左右での臼歯関係の差異，咬合のずれ，などがあり，各歯牙が咬頭嵌合位の位置で各々に安定し，空隙が生じているときもあり，また筋機能不全との複合要因も考えられる[15:1〜18]。

11) 項目17：歯列弓の対称性，ゆがみ

　不正咬合のほとんどは歯列弓の対称性を失っており，個々の歯牙の位置不正により歯列弓の歪みを呈する。左右対称な歯列弓は連続性を保つline of occlusionを形成するが，歯列弓上に不正な箇所があればそのlineは不連続となる。不正咬合の診査時に歯列弓のゆがみを認めるときには，歯列弓の非対称性の診断とともに屈曲して不連続になる部位を記述すべきであろう（図8-09，図10-09）。arch formation cardは歯列弓の対称性とゆがみの部位，左右側の偏位の相違を確認できる。模型や写真の咬合面とarch formation cardの重ね合わせをすることで，より詳細に診査でき，診断や治療方針の一助になると考えられる（図1-10を参照）。著しい非対称性のある不正咬合の場合，片側性の拡大やワイヤーで矯正力を負荷したとき，左右への応力の均衡をとることが難しく，さらなるゆがみを生じないように慎重な対応を求められる[4:13]。図10-01のような歯列弓の狭窄について，上下顎の歯列がともに狭窄であれば，歯列弓の短い幅径同士で調和がとれており，臼歯部では通常の咬合を呈するであろう。しかし，上顎に対して下顎が狭窄であれば，臼歯部の水平被蓋が大きくなり，下顎の臼歯部が舌側に傾斜して，咬合接触が失われる。上下顎の歯列弓幅径の著しい違いを生じており，治療のためには，下顎の拡大と頬舌側への歯牙移動，すなわちtorqueをも必要とする可能性がある。これらとは逆に下顎に対して上顎が狭窄するとき，その程度により，交叉咬合となり同様な配慮を必要とする。このように不正の程度，生じている部位について考察するとその組み合わせは極めて多く，それに応じた診断を選択することになる。

12) 項目18：spee curve [9:1〜7]（図12）

　上下顎のspee curveの性状は咬合平面の形状がflat, spee curve, reverse curveの違いによるときover biteに影響を与える（図12-01）。近似理想正常咬合では，図12-02〜図12-04のように全体的には上下顎のspee curveが平坦に近く，これによって前歯部の正常なover bite量を保っている[1:18, 9:2, 6]。犬歯部，臼歯部でover bite量が大きく，上下顎の咬頭の位置，解剖学的な形態による影響を示した。もし咬頭の高さが低い様相を呈していれば上下顎のspee curveは，より一致したlineとして示されるであろう。

　過蓋咬合では上顎のspee curveがreverse curveであり，下顎は平坦，またはspee curveの状態にあると，spee湾曲の増大により，さらに過蓋咬合はより悪化することになる（図20，Case 4）。開咬では上顎は強いspee curve，下顎はreverse curveを呈するとき，湾曲の程度により開咬の不正に違いが出ることになる。過蓋咬合，開咬ともに上下顎のspee curveまたはreverse curveの組み合わせと湾曲の程度により，不正の程度が変化しその種類も多様になる（図12-01）。たとえば，上下顎前歯の低位がなく，小臼歯部から前歯部にわたり開咬を

呈する時には，spee curveは上下顎ともに平坦であり，上下顎の咬合平面が臼歯部から前歯部にかけて開大する様相を示す。このような症例では，下顎がclockwise rotationをして下顎平面が開大する骨格性の要因があるかもしれないことは，上下顎の咬合平面の平坦な様相から推測できる[1:26]。骨格性の過蓋咬合について，over biteが大きいにもかかわらず，平坦な上下顎の咬合平面を有するような症例であるときには，矯正治療をするうえでbite openingの方法を考えるとき，非常に難しいであろうと推測できる。また，開咬における咬合平面の様相は，舌突出など機能的な原因が著しいとき，上下顎前歯の圧下，低位により，それぞれ上顎はreverse curve，下顎はspee curveを呈することになる。

　動的矯正治療による1st stageであるlevellingは，個々の歯牙の不正すなわちALDを除きながら咬合平面を平坦化する重要な初期段階といえる[9:7]。その後，上下顎それぞれの咬頭が平坦化することから，咬合時の早期接触を取り除き下顎の安定した位置が求められる。特に最後臼歯，通常は第二大臼歯の平坦化は，咬頭干渉を取り除き中心位における下顎のずれに大きな影響を及ぼすので重要であると考えられる。近似理想正常咬合の場合は，すでにこのようなlevellingの状態を呈しており，平坦なspee curveを維持する形態的な正常に，咬合機能の観点からも機能的な正常をも有する咬合であるといえる。上下顎の第二，第三大臼歯におけるspee curveの後方湾曲[9:5]は，下顎最後臼歯の傾斜，上顎臼歯，舌側咬頭の挺出，下顎臼歯の舌側傾斜による頬側咬頭の挺出などによって，上下顎の閉口時に咬合干渉の誘引となる因子である[1:21]。もちろん，最後臼歯部の不良補綴物，修復物は，解剖学的な形態に修正することが肝要であり，天然歯牙の異型（辺縁隆線，隆線の内外斜面，咬頭の形態など）には，咬合調整による解剖学的な形態修正の必要がある。

　歯科辞書によるOcclusal planeの定義[10:1]

1. bisected occlusal plane
2. functional occlusal plane
3. mandibular occlusal plane
4. maxillary occlusal plane

《図12　spee curve》

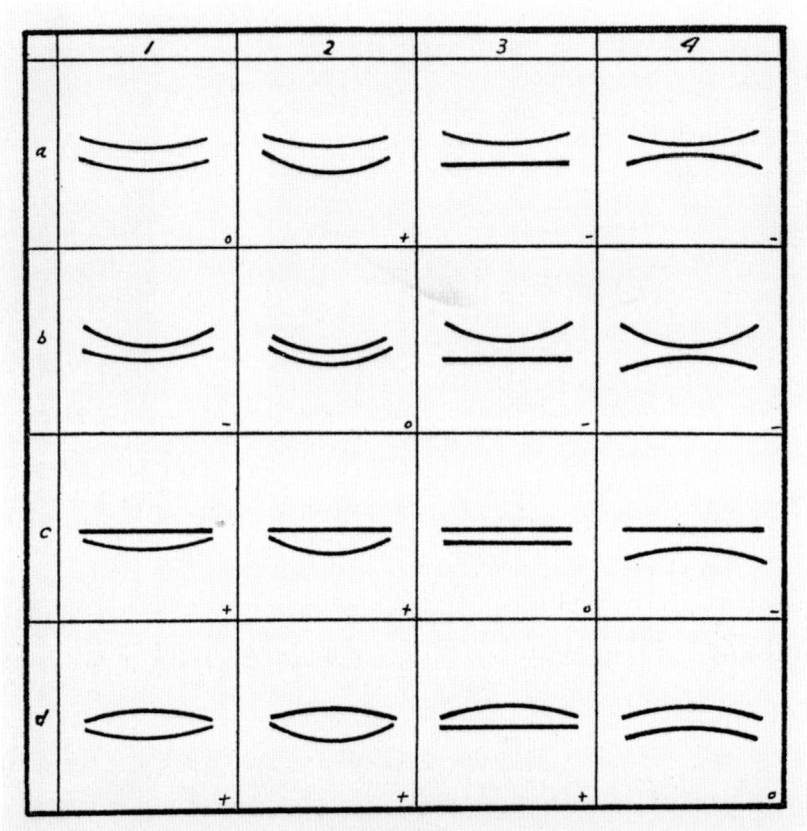

図12-01．咬合平面がspee curve, reverse spee curve, flatのときに成立する前歯部の被蓋の様相[9:4]

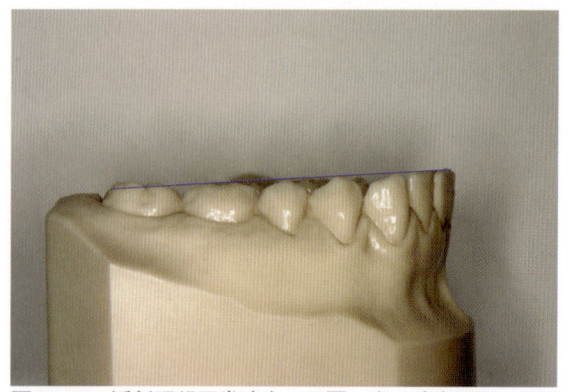

Ⅱ．正常咬合の客観的評価と考察

図12-02．近似理想正常咬合，下顎，青：咬合平面，下顎第二大臼歯は軽度の近心傾斜と挺出

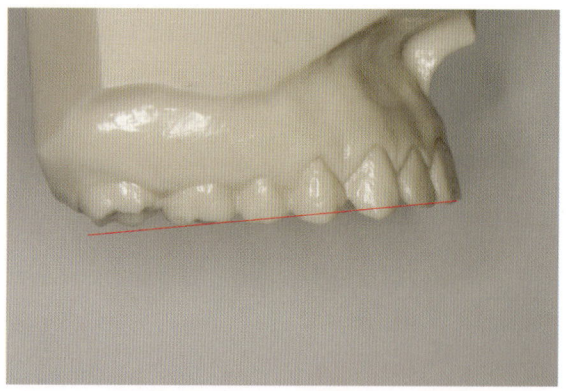

図12-03．近似理想正常咬合，上顎，赤：咬合平面，上顎第二大臼歯は軽度の近心傾斜と低位

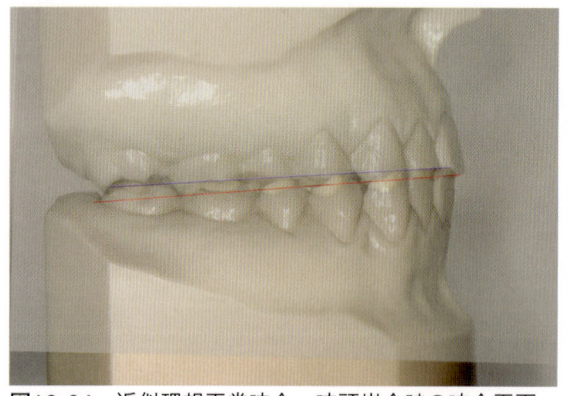

図12-04．近似理想正常咬合，咬頭嵌合時の咬合平面，赤：上顎，青：下顎，垂直距離の差が垂直被蓋の量を示す。

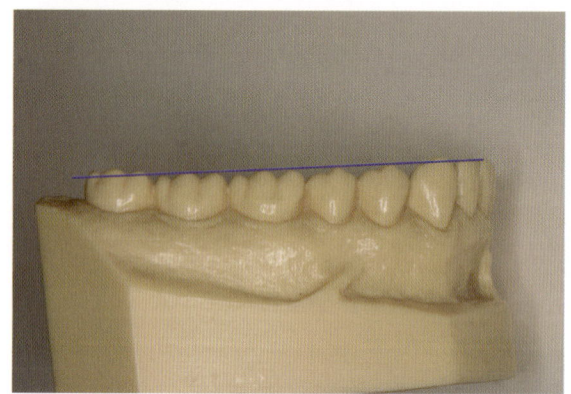

図12-05．P.K.Thomas模型，下顎咬合平面，第二大臼歯の挺出

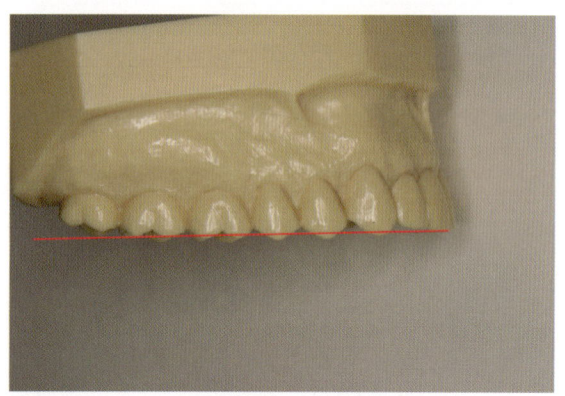

図12-06．P.K.Thomas模型，上顎咬合平面，第二大臼歯の低位

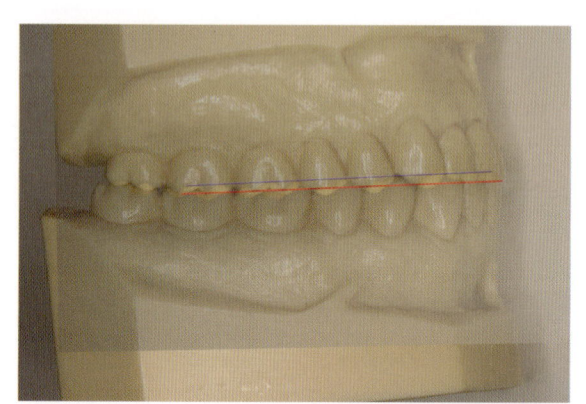

図12-07．P.K.Thomas模型，咬頭嵌合時の咬合平面，赤：上顎，青：下顎，垂直距離の差が垂直被蓋の量を示し，前歯から臼歯部までほとんど同量を示す。

　Over biteは上下顎それぞれのspee curveの性状により変異する[9;4]（図12-01）。近似理想正常咬合について（図12-02），上下顎の咬合平面はほとんど平坦化した様相を呈しており[1;18,9;2,6]，第二大臼歯の位置不正のため，咬頭嵌合位においてこの部位でやや離開しているが，上下顎で等しく距離を保つ平坦な咬合平面によって構成されている（図12-05～図12-07）。これによって適正なover biteを維持しており，矯正治療による咬合平面の平坦化は，治療開始時からwireの弾性により，それぞれの治療段階でlevellingとして徐々に達せられる。不正咬合から正常咬合への矯正治療は当初よりlevelling stageを必要とし，ALDを減少させる個々の歯牙の位置不正の改善とともに，spee curveの平坦化を含む三次元的な咬合の改善を意味する[9;1,7]（図12-02～図12-04）。P.K.Thomasによる人工的なwax-upによる模型から，上下顎の咬合平面はほとんど平坦であり，

咬合時にはこれらの平面はほとんど平行を呈し，この様相において上下顎が1歯対1歯の咬合関係を保つ正常咬合を形成している[1：24, 25]（**図12-05〜図12-07**）。生理的なspee curveを付与する場合は，**図12-01**の1-aの欄に相当し，上下顎それぞれに等しい適当量のspee curveを必要とし，人工的なwax upの作業は大分に難しい操作であり，また，wireによる矯正治療でも各治療のstepごとに同等量のspee curveを新しいwireの交換時に付与する作業は難しいであろう。

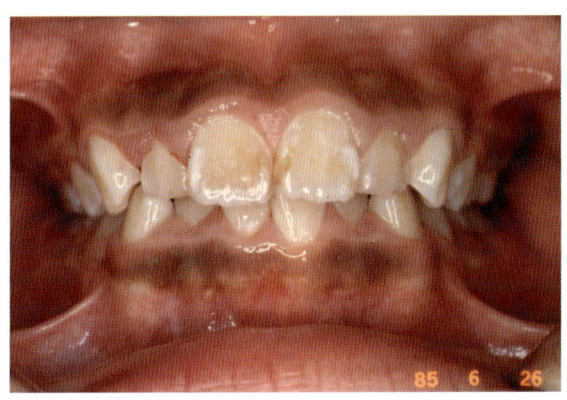

図12-08．過蓋咬合の症例

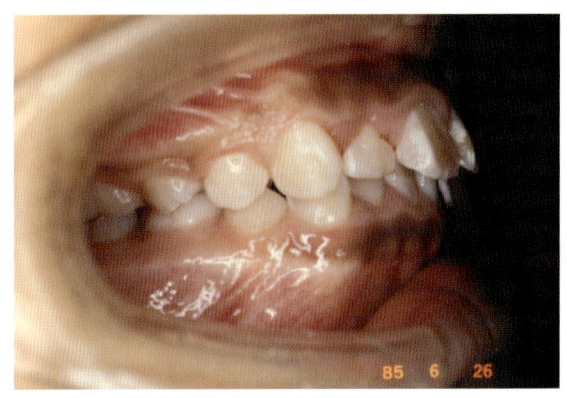

図12-09．大臼歯関係2級，犬歯関係2級

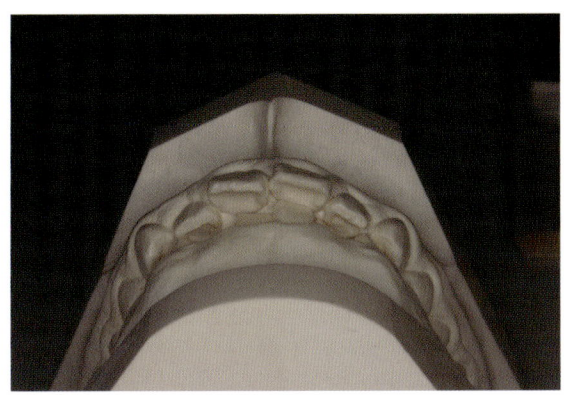

図12-10．arch coordination

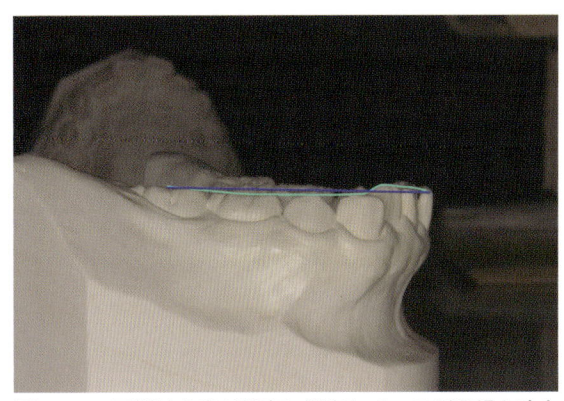

図12-11．下顎は犬歯が軽度に挺出しているが平坦な咬合平面を呈する。

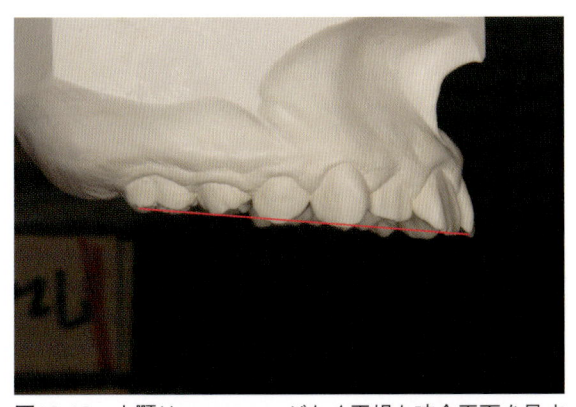

図12-12．上顎はspee curveがなく平坦な咬合平面を呈する。

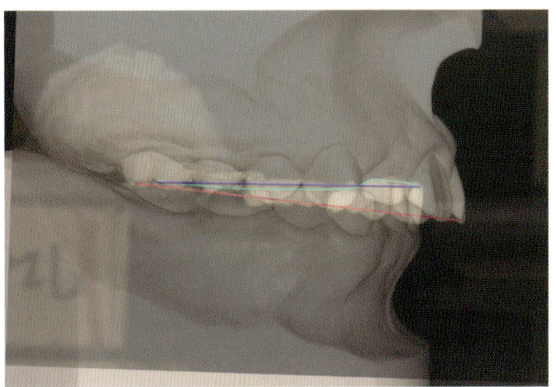

図12-13．咬頭嵌合時の咬合平面，赤：上顎，青：下顎，垂直距離の差が臼歯部に比較して前歯部で多くなり，過蓋咬合を示す。

55

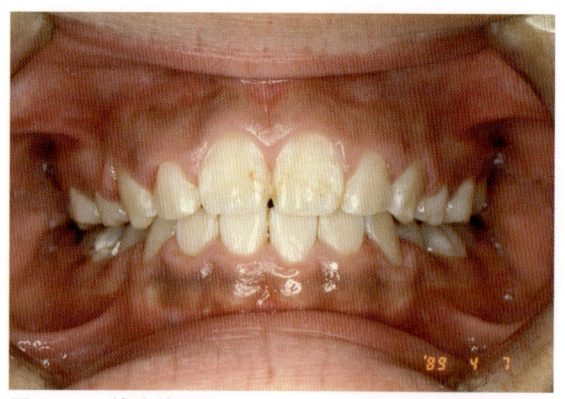

II．正常咬合の客観的評価と考察

図12-14．治療後正面

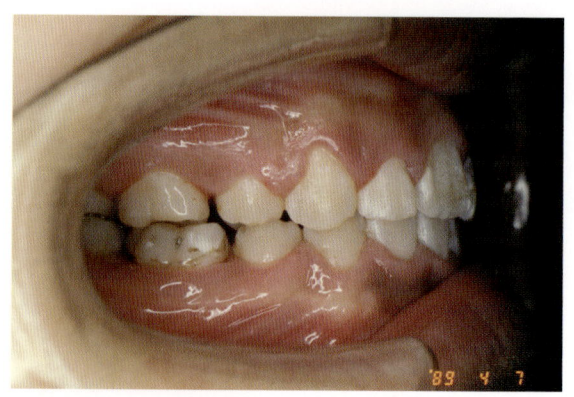

図12-15．大臼歯関係2級，犬歯関係2級

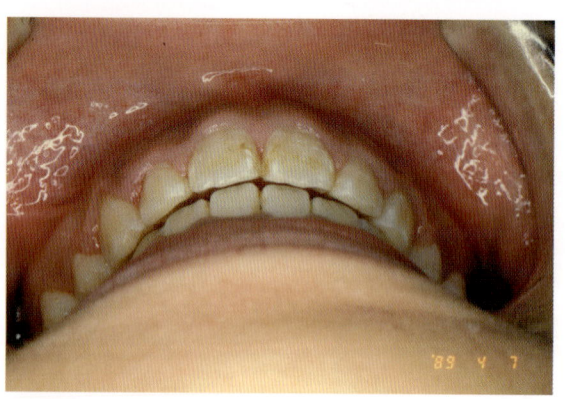

図12-16．治療後arch coordination

　過蓋咬合はspee curveの程度により，下顎がspee curveかflatで上顎がreverse curveまたはflatの組み合わせにより成立する（図12-01の＋excessive over bite）。

　Case4に示す著しい過蓋咬合は，下顎の強いspee curve（図20-12），上顎の強いreverse curve（図20-13）による。（図12-01の2-dの欄に相当する）　上下顎の咬合平面は，上下顎間距離が臼歯部から前歯部にかけて著しく増加しており，前歯部で強い過蓋咬合を示している（図20-14）。咬合平面の平坦化は上下顎前歯の圧下または臼歯部の挺出による改善であると考察するとき[9:1]，前歯部の圧下による過蓋咬合の治療は歯牙の移動による改善である。また，臼歯部での過蓋咬合の改善は挺出により上下顎間距離を離開させるため，下顎骨の時計方向への回転（clockwise rotation）による骨格性の位置移動を必要とする[9:1]。このようなspee curveを成因とするover biteに影響を与える様相が図12-01に示される。過蓋咬合の症例で，上下顎の咬合平面が平坦でspee curveを有しない，図12-01の3-cの欄に該当するとき，過蓋咬合の成因は上下顎の垂直関係に影響を及ぼす骨格性の不正により，顎間距離が接近しているためであると考察できる。上下顎のどちらかにspee curveまたはreverse curveを呈していれば，不正咬合の改善はover biteに影響する咬合平面の平坦化により改善できる。それゆえ，上下顎の咬合平面が双方で平坦化している過蓋咬合を呈する不正咬合の治療は，bite openingの力系を考えるとき非常な難症例であると考えられる（図12-08～図12-13）。

2．その他

1）治療期間

　ワイヤーを口腔内に装着する動的治療について一応の目安として2年と設定した。治療期間の短縮または延長による評価は，短縮については（＋），延長については（－）符号により，点数を増減して判断する。けれ

ども，対象となる治療期間は症例の難易度により年数，時間が大きく影響を受ける。

2）齲蝕について[11：1, 2)]

矯正治療中の発生を必ず防ぐ必要がある。齲蝕予防は歯科一般に関わる口腔の健康管理を遂行するために，欠落してはいけない基本的事項である。矯正治療後に齲蝕歯の増加を呈するようであれば，正常咬合としての完成度が高品質であろうとも，評価が失墜するのは当然である。評価点数は，治療後に生じた齲蝕の状況により減点となり，治療前と同様の口腔衛生環境であれば減点を免れることになる。プラークコントロールについては，単に歯科医師，衛生士側だけに問題があるわけではなく，患者側の対応，協調性についても考慮する必要がある（**図13**）。

《口腔衛生管理[11：1, 2)]》

矯正治療中の口腔衛生管理は齲蝕予防のために必須であり，矯正治療のための定期的な通院による管理の下におかれる。それゆえ，通常は口腔衛生状態を良好に保つ条件を備えている。矯正歯科の専門医，認定医の資格を持つ主治医は，歯科衛生士との協同と連携により治療中，治療後の口腔衛生に注意を払う必要がある。これによって，各種の症例提示をする機会に遭遇したとき，矯正治療後における正常咬合の完成程度とともに，齲蝕，歯周疾患の管理を含めて症例の供覧が可能となる。ブラッシングする前の様相が**図13-01**で，**図13-02**はブラッシング後に染色したときで，ワイヤーやブラケットの周囲の清掃不足を明示し，これより患者自身のブラッシングに対する技術習得の困難と，管理者の指導不足を認める。ブラケット周囲やbracket slotへのplaqueの付着，歯石沈着は歯牙移動に際してwireとbracket slotの滑りを阻害し，摩擦を増大させる。ときに，治療時間の経過にも拘らず歯牙移動の反応の鈍さは，約1カ月ごとの矯正治療の時間を浪費することになる。歯牙移動のための力系の判断の誤りや，矯正力の過加重による歯牙への為害作用を加える危険性を生じる可能性がある。**図13-03**〜**図13-05**は，それぞれbracket slot内に沈着した歯石，歯垢および，wireの表面に付着した歯垢を示す。このような状況ではbracket slot内をwireが滑るのを阻害しており，治療中にwireの研磨やbracket slot内に沈着した歯垢や歯石の清掃，除去などをする必要がある。

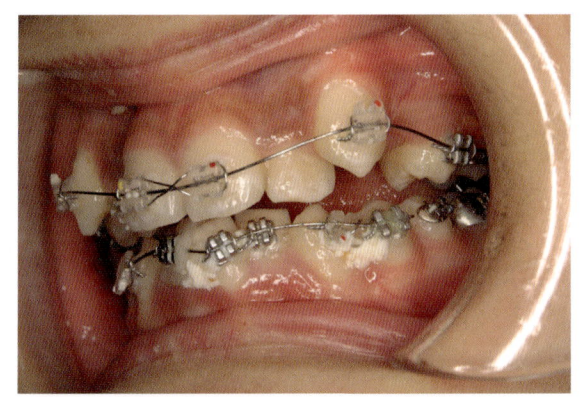

図13-01．矯正装置の周囲に付着した食物残渣

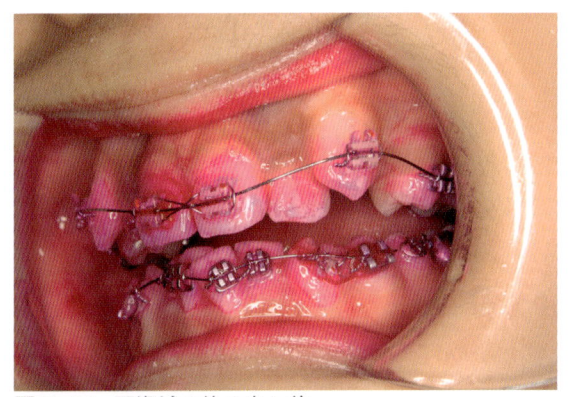

図13-02．不潔域の染め出し後

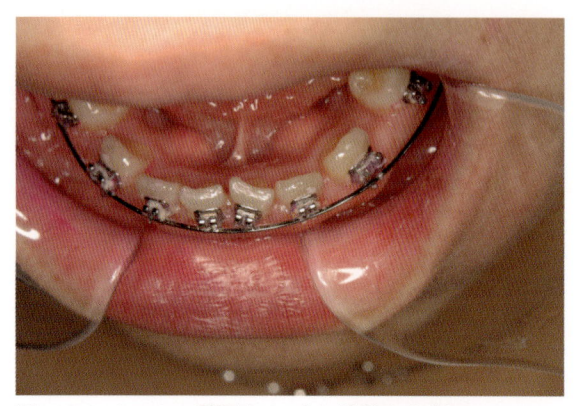

Ⅱ．正常咬合の客観的評価と考察

図13-03．bracket周囲やslot内に沈着した歯石

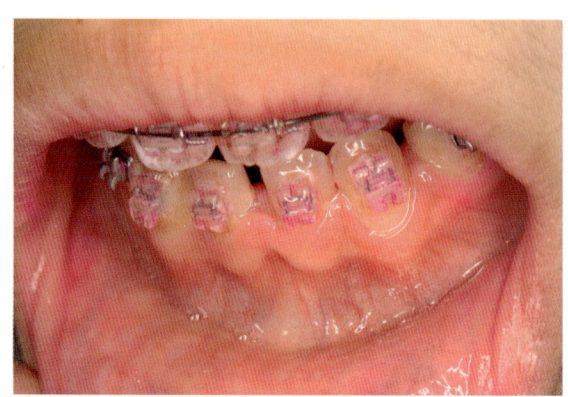

図13-04．bracket slot内に沈着した歯垢

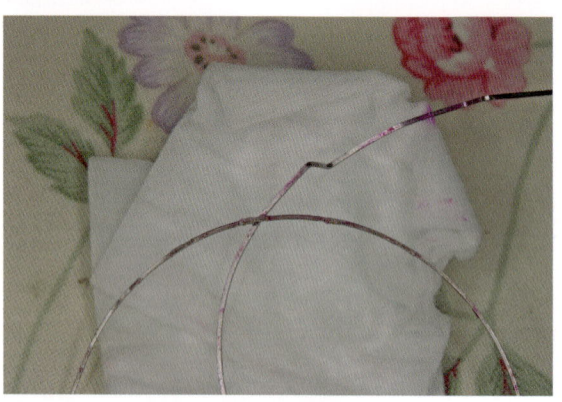

図13-05．wire表面に付着した歯垢

3）矯正治療に対する協調性

治療を完遂するうえで，患者の矯正装置使用などの協力を必要不可欠としており，治療後の結果に影響する重要な因子として取り上げることができる。そのため，治療後の評価の適切な判断には，患者の協力が得られないために治療期間が延長したり，治療結果が不良になる場合を想定する必要がある。また，患者の治療に対する協力度は非常に高いのに，治療結果として，正常咬合の完成度が低い場合には矯正歯科医にとって大きな減点となる。

4）不正咬合の評価 [3：1~9]（図17-36）

治療前における不正咬合の評価は，各項目を記入した総合点で示される。各項目について不正を認めない，正常咬合であれば5点とし，不正の程度により減点し，強い不正のときは1点となる。これより3点が中間点で50％の減点となり，評価者の主観により点数が変動する。不正咬合の程度は不正のない近似理想正常咬合は5点であり，不正の程度が強くなるにしたがって，5以下の数値に減少することになる。評価点数5を100点とすれば，3は50点で，1は0点となる。たとえば，評価時に5と4の間にあると判断した場合，4.8は90点で，4.5は87.5点となる。そのため，5と4の間にある評価点を小数点以下で判断すると，より詳細な評価が可能となる。総点数を程度として％で表すとき，各項目で不正咬合をまったく認めない場合には5点×18項目の90点で100％の理想正常咬合となり，逆に正常な様相をまったく認めないときは1点×18項目の18点で0％となる。そのため，総点数54点のときは50％となり，不正咬合は近似理想正常咬合と比較して著しい不正の様相を呈することを示す。

評価点数，不正咬合の程度％は，歯科学生，矯正臨床経験の程度，認定医などの有資格者により違ってくると推測されるが，矯正歯科に関する知識を持つ専門性や経験を獲得するに従って，バラツキの少ない一定の基準値の範囲内に収まると思われる。

また，治療に対する難易度の判定は，不正咬合の要因が歯牙性，骨格性，両者の混合型から由来するものであるのか，また，それぞれの不正な因子がどの程度に影響しているのかで大きく異なる。そのため，難易度は多くの因子が複雑に，それぞれの割合を変化しながら相互に影響するため，簡単に判断するのは難しいと考えられる[3:3]。

5）軟組織の評価[12:1~22]

　側貌観での治療後における変化は，上下唇の膨隆やおとがいの緊張など口腔周囲筋群の様相を比較して判断する。上顎前歯および下顎前歯の唇舌側傾斜，すなわち前歯部での歯軸傾斜の不正は，軟組織へ大きな影響を与える。矯正治療後，上下顎前歯の歯軸傾斜を顎顔面頭蓋との関係から適切な位置に保つとき，調和の取れた側貌観を達成でき，セファロレントゲンによる分析の結果から判断できる[12:3~22]。そのため，厳密な結果は治療前後のセファロレントゲンについて，上下顎前歯の歯軸傾斜と顎顔面頭蓋との関係ならびに軟組織の様相のそれぞれを比較した結果について評価を下す必要がある。矯正治療の専門的知識により，このような項目についての詳細な判断を下すことは可能であるが，簡単に評価するには，側貌写真上に現われる治療前後の上下唇の前突観を比較して，軟組織の変化と前歯の歯軸傾斜の変化をおおまかに判断できる（図14）。また，おとがいや上下唇部での筋肉の緊張ならびに弛緩する様相について治療後の変化を観察する。上下顎前歯の歯軸傾斜の変化による上下口唇の形態，口腔周囲筋の様相，おとがい筋の緊張，弛緩などのさらなる改善は，マッサージやストレッチ療法を試みる顔面筋群の広い範囲にわたる療法が求められる[15:9]。

《図14．下顎前歯の傾斜が口唇の形態に与える影響[12:3]》

　顔面と口唇の不調和を呈する側貌感について，歯牙の傾斜と口唇の形態に関する研究：A）上下顎前突，下顎前歯はA-Po lineに対して，3mmまたは8°舌側移動をする必要がある。B）上下顎の後退，下顎前歯と歯槽基底を6mm前方に移動する必要がある。下顎の過成長とおとがい筋の緊張による，button様のおとがい部の硬結を認める。C）上唇の前突，下唇の後退のため，下顎前歯は5mm前方位にあるべきである。D）上顎前歯が舌側位で反対咬合にあるため側貌観に不調和を生じている。下顎前歯は2mm前方位のときに理想的である。E）Dと同じような側貌観であるが，下顎前歯が基準値よりも20°唇側傾斜，7mm前方位にある。F）側貌観はEとは正反対であり，Cと似ている。側貌の調和を図るためには，下顎前歯が前方位を取る必要がある。G）通常に見られる上顎前歯の突出。下顎前歯はほぼ基準値であるが，挺出している。このような症例は上下顎の抜歯症例である。Cの場合には，同じように見えるが非抜歯の症例である。H）下顎の開大と著しい後退を示す。下顎前歯のuprightingによりA点の後退が可能となる。

　本文中より：下顎前歯の基準値はA-Po lineに対して22～23°唇側傾斜，0～1mm前方位である。

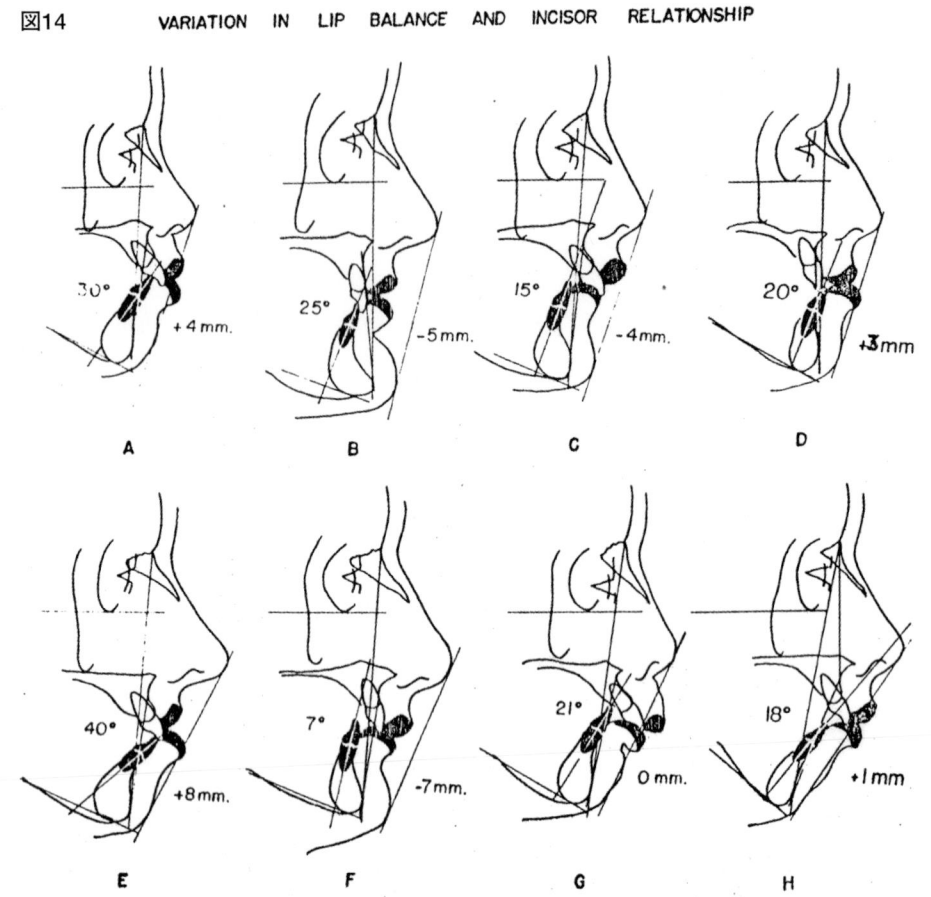

II. 正常咬合の客観的評価と考察

図14　VARIATION IN LIP BALANCE AND INCISOR RELATIONSHIP

A variety of cases demonstrating lip imbalance and poor facial harmony. The relationship of the teeth to the lips can be studied. A. A bimaxillary protrusion case—needs 3 mm. and 8° retraction of the lower incisor. B. A bimaxillary retrusion. The entire denture should be located 6 mm. forward. "Button" apparently is present due to mandibular growth and tight buccinator complex that restrains the denture. C. The upper lip is forward and the lower lip is back. The lower incisor should be located 5 mm. forward. D. Poor balance and harmony due to mesial thrust and lingually locked upper incisors. The lower incisor is 2 mm. forward of the ideal. E. A similar lip imbalance is seen in D. This, however, is due to almost 20° and 7 mm. forward relation of the lower incisor. F. Opposite lip imbalance is seen in E but similar to C. For purposes of facial harmony this case needs forward movement of the lower incisor. See Fig. 12 and 13. G. Primarily protrusion of the upper incisor. The lower is almost ideal except supraerupted. This case called for bilateral extraction in both arches. Case C has a similar relationship of teeth on the plaster cast but was treated without extraction. H. High convexity and severe retrognathic pattern. Success in uprighting lower incisor depends upon the ability to retract point A.

6) 矯正治療前後の比較と評価

　前記した不正咬合の評価と同様に5から1点の減点法で18項目をそれぞれに点数付けした。前記のように治療前の不正咬合と治療後の正常咬合の様相を％で評価すると，治療前は不正咬合の程度を，治療後は正常咬合の程度を表しており，理想咬合を100％として比較できる。治療前は低い％であれば強い不正を伴い，治療後に高い％を獲得できれば質の高い矯正治療の結果を示す。また，治療後の点数から全項目5点の理想正常咬合を100％として比較し，どの程度まで理想正常咬合に近似したかの改善率を求めて，治療後の評価を下すことができる。(治療後の点数/理想咬合の総点数は5×18項目＝90)×100％

　もし，不正咬合が同程度の症例であるにもかかわらず，治療前後の改善率に違いを認めるようであれば，低い改善率の治療結果に影響した原因について再考することができる。また，臨床経験により改善率が上がるようであれば，矯正歯科医として培った技術についての臨床評価が向上したことになる。矯正治療後の治験例の評価は各人により異なるが，18項目を詳細に観察するとき，一般歯科医が矯正歯科医と同様の客観的な評価，判断ができるであろう。もちろん矯正歯科医による症例の治療結果は，症例の不正程度により％の高い低いのばらつきがあるが，難症例で高い改善率を得るように自己研鑽する努力の指標となる。

とくに一般歯科医が矯正歯科医との連携を必要とする症例を扱う場合に，不正咬合の難易や治療結果を判断するための有効な評価法となりうる。たとえば，外科手術を必要とする場合，不正咬合の客観的な診査により矯正歯科医だけでなく，口腔外科医による視点から不正咬合の程度を評価し，治療の難易度を明確にでき，また治療後の改善率を両者で検討できる。補綴前治療としての矯正治療においても同様であろう。

矯正治療後はどこまで理想咬合に近似したか，治療結果の質を示す正常咬合の完成度の評価が重要である。評価表の治療前後の変化は，治療前を1としたときの治療後の変化程度を示し，高い数値ほど治療前後の隔たりが大きいことになる。治療後に良い結果を得られないときには，小さな数値となる。以上の項目について治療前後の比較をすれば，不正な状態がどの程度まで改善できたのかがわかるとともに，治療後の評価，すなわち，どの程度まで理想的個性正常咬合に近づきえたのかを確認できる（図17-36）。

7）骨格性の位置不正(skeltal discrepancy)について

正常咬合の評価項目は，静的な状態での歯牙性不正咬合を対象としている。しかしながら，成長発育のコントロールを必要とするような骨格的な位置不正を認める症例では，セファロレントゲンを用いて経時的に変化する項目を比較し検討する必要がある。成人の症例では，時間の経過による上下顎骨の成長変化を示さないが，動的治療による上下顎前歯の移動と対応する上下唇の軟組織の治療変化が示される。また，歯牙の移動により咬頭干渉を除かれた下顎位の変化，臼歯の挺出，臼歯の近心または遠心移動などの影響を受けた下顎の回転または時計方向への開大などは，治療の経過による骨格性の変化である。したがって，歯牙移動による下顎の位置変化を明確にするセファロレントゲンの重ね合わせは有意義な方法である。定点観察ではない，時間の連続性を記録として残す重要で科学的な観察であり，将来的には，三次元での新たな所見を認めることであろう。

8）成長発育を伴う動的治療

永久歯列を対象とする動的矯正治療は，下顎骨の成長発育時期に対応する年齢層と成長発育の終了した年齢層とに大別できる。そのため，成長を伴う症例では，全顎にわたる歯牙移動と下顎骨の成長発育の両者について矯正治療をすることになる。

下顎骨の成長発育の時期に対応する症例は，矯正治療中の歯牙移動とともに植立する土台である下顎骨の位置変化を伴うため，真の歯牙移動と下顎骨による見せかけの移動（歯牙移動を基準としてみたとき）を判別しながら治療を進めることになる（図15）。

骨格性の上顎前突を呈する永久歯列の症例で，将来的に下顎骨の前方成長により不正咬合の改善を期待できる場合がある。このような症例で，下顎骨の成長による見せかけの移動量が大きければ，下顎第一大臼歯が近心へと転位し，2級の大臼歯関係が1級へと改善され，下顎骨の前方成長が治癒機転として有利に働く。

しかしながら，下顎骨の前方成長量が期待できなければ，大臼歯関係は2級のまま改善されないことになる。このような場合には，下顎骨の前方成長による見せかけの移動により，大臼歯部での2級関係の是正は期待できなくなり，動的治療は歯牙移動を主体とする矯正治療となる。2級の大臼歯関係の是正のためには，上顎の第一大臼歯を遠心へと移動するか，もしくは，下顎の第一大臼歯を近心へと移動する力系を動的治療中に考慮する必要がある。

逆に，骨格性の反対咬合では，動的治療中に下顎骨の前方成長がみられると，治療開始時には，1級だった大臼歯関係は，下顎骨の近心移動により，見せかけの歯牙移動として下顎の第一大臼歯の近心転位を生じ，臼歯関係は1級から3級へと変化し悪化する。さらに下顎骨の過大な成長が続くようであれば，大臼歯関

Ⅱ. 正常咬合の客観的評価と考察

上顎前突 2級の大臼歯関係を是正する	①下顎骨の前方成長が期待できる―みせかけの移動による自然な下顎第一大臼歯の近心転位を生じる 　（有利に働く……大臼歯関係が2級から1級へ改善する） 　＋歯牙移助による2扱開係の是正（わずかな移動もしくは移動の必要なしに正しい大臼歯開係を得る） ②下顎骨の前方成長がない場合――みせかけの移動なし 　＋歯牙移助のみにより大臼歯開係を是正する――上顎第一大臼歯の遠心移動 　　　　　　　　　　　　　　　　　　　　　　　下顎―大臼歯の近心移助 　　　　　　　　　　　　　　　　　　　　　　　両者の混合
下顎前突 3級の大臼歯関係を是正する	①下顎骨の前方成長がある場合――みせかけの移動により下顎第一大臼歯の近心転位を生じる 　（不利に働く……大臼歯開係は1級から3級へ悪化する 　　大臼歯関係は3級からさらにひどい3級へ悪化） 　＋歯牙移助により大臼歯開係を是正する――上顎第一大臼歯の近心移助 　　　　　　　　　　　　　　　　　　　　　　下顎第一大臼歯の遠心移助 　　　　　　　　　　　　　　　　　　　　　　両者の混合 ②下顎骨の前方成長がない4合――みせかけの移動なし（大臼歯開係ほ変化なし） 　＋歯牙移動のみにより大臼歯開係を是正する――上顎第一大臼歯の近心移助 　　　　　　　　　　　　　　　　　　　　　　　下顎第一大臼歯の遠心移助 　　　　　　　　　　　　　　　　　　　　　　　両者の混合

図15. 歯牙移動と顎骨の成長

係が増悪し是正が難しくなり，治療期間がさらに延長することになる。

　このように歯牙の移動はないのに，下顎骨の前方成長による歯牙の見せかけの変化が，上顎前突とは対照的に悪化する方向へと影響する。見せかけの移動を極力抑え，その影響を最小限に食い止めるためには，チンキャップの使用による下顎骨の成長のコントロールを主とする治療を必要とする。治療後，保定の段階でも下顎骨の成長が続くようであれば，完成した個性正常咬合は，保定に入った時点からすぐに後戻りを生じ，正常咬合の完成度が低下することになる。そのため，成長を伴う動的治療と成長を考慮する必要がない動的治療では，診断系ならびに治療方法に非常な差異が生じ，治療中の細心の注意を必要とする。時間の経過とともに生じる個体の変化は，大臼歯の咬合関係，前歯部の被蓋の変化，顔貌の変化などを総合的に観察する洞察力により捉えることができる。

　成長を考慮する必要がない動的治療の場合は，total discrepancyの解消に努めて近似理想正常咬合への程度を高めることになる。正しい臼歯関係の確立と保持，上下顎前歯の位置と軟組織の関係，安定した下顎位の確立などは狭小な観察ではなく全体像を把握する判断を必要とする。

9) 下顎位にずれがある場合

　不正咬合による下顎骨の見せかけの位置（下顎位のずれ）は，次のような場合に認められる。反対咬合，上顎側切歯の舌側転位による下顎前歯部との交叉咬合，上顎前突の症例で呈する二態咬合（Dual bite）による下顎の前方転位，臼歯部の咬合異常（大臼歯の近心傾斜，舌側傾斜，対咬歯の挺出など）による早期接触，咬頭嵌合位のずれ，下顎の中心位と中心咬合位とのずれなどである。

　このような下顎位のずれは，動的治療中に歯牙を移動している最中だけでなく，乳歯，混合歯列における咬合が変化する時点でも生じており，真の下顎位を保つように注意する必要がある。また，下顎頭の変形，左右の非対称，著しい退行性病変による変形，円板の下顎窩に対する前後方向，内外側への転位など多様な

因子により下顎位の不安定を生じる[14：6, 9, 13, 17, 22, 23, 25]。

　矯正治療を進めるうえで，下顎の見せかけの位置は，成長発育に伴う場合だけでなく，機能的な面からの咬合のずれについても惑わされないような配慮を必要とする。

　上下顎の対咬関係によって生じた下顎の見せかけの位置は，歯牙の接触により，機能時に下顎全体がゆすぶられる。その結果，下顎運動を制御する筋肉，顎関節の円滑な運動を妨げることになる。このような状況が咀嚼運動中に関節部へ過度な負担をかけているように思われる。しかしながら，顎関節障害に関する膨大な研究結果の集積からは，このような下顎の位置の不安定が直接に顎関節障害を惹起する結果とはなりえないであろう。

論文の要約：

TMD患者の疼痛治療についての改訂版

Managing patients with temporomandibular disorders : A new "standard of care" by Greene, C. S.[14：1]

　過去25～30年にわたる文献からTMDは，医学的な観点からの診断と治療に基づく歯科の専門分野であった。TMDを包含する全般の痛みは患者と社会生活に関わる全般的な治療が必要と考えられた。しかしながら，少数の患者は慢性痛や，痛みの消失を認め，多くの研究はこのような事例の解明へと進んだ。American Academy of Orofacial PainがTMDs治療の適切な基準とガイドラインを作成し，広く受け入れられたが，偏狭で政略的との批判もあった。他国では，TMDと顎顔面痛のためのガイドラインが作られたが，残念ながら米国では見られなかった。それゆえ，この事態を回避するために，1996年American Association of Dental Research（AADR）で，神経科学担当グループにより，TMDs治療と診断に関する多くの文献の検索を，約3年かけて注意深く再考した。

　2010年3月3日付けAADRによるTMDについての改訂版：

　兆候と症状は広範で，痛みは急性，持続性，多発性である。TMDによる慢性痛は社会生活や，仕事を阻害し生活全体に影響を及ぼす。

　疫学的，実験的な研究，臨床所見からの実証に基づいて，

　1）TMDs，顎顔面痛は既往歴，臨床所見，レントゲン，他の画像資料によって診断される。最近の科学的な文献では，最新の診断装置は，TMD患者と正常な対象を判別できるほどの特殊性や高い解像感度を持つものではない。最近の診断基準は整形外科，リウマチ性疾患，神経疾患領域で用いられていると同様の様式をTMD患者に適用している。また，心理社会的な疾患も同様である。

　2）TMD患者の治療は保存的，可逆的であり，根拠に基づいて施療するべきである。多くのTMDsの症状の経過は，自然治癒する傾向にある。特別な療法が一律に効果があるとは認められず，多くの積極的な治療よりも，保存療法に効果が認められる。専門的な治療は，患者にTMDsの説明をして，症状の経過の様子を見るような在宅療法を推し進めるべきであろう。

　参考文献（supporting references）[16：1～18]を参照。

Ⅱ．正常咬合の客観的評価と考察

図16．咬合と顎関節疾患について：科学的な根拠と経験的な根拠に基づいた見解の相違点について[14;11]

The experience-based view	The evidence-based view
· Only clinical experience, and years of it, is relevant to the practitioner	· Science and scientitc method are relevant to practitioner
· Denies the usefulness of science	· Benefits and usefulness of science have been demonstrated
· Anecdotal evidence is adequate to make clinical judgments and better than science	· Testimonies, case studies, nonobjective experience not adequate to make relevant clinical judgments
· Research jounals are biased against the experience-based view	· Refereed research journals are not biased
· There are no good clinical studies or clinical researchers	· Clinical research is adequately performed and published
· Believe in finite points, positions, and numbers for "normal/ideal"	· "Normal/ideal" is a range
· Diagnosis of TMD is based on a detailed analysis of occlusion	· There is no litmus test for diagnosis of TMD; "gold standard" is based on history, clinical exam, and when indicated, TMJ imaging
· Occlusion is the primary cause of TMD	· Occlusion not primary cause of TMD but perhaps has minor role in etiology...TMD a collection of disorders
· Pin-point and minute attention to occlusion	· Gross evaluation and attention to occlusion
· All occlusal balancing/protrusive posterior contacts are destructive... so concerned with mastication, deglutition, and parafunction (even though these are not recorded or measured)	· Differentiate between occlusai contact vs. interference... concerned mainly with destructve aspects of parafunction
· Orthodontic treatrnent causes TMD	· Orthodontic treatment does not cause TMD
· Condyle position other than SAM (superior-anterior-medial) causes TMD	· Condyle position *per se* not directly associated with TMD
· Over-focus on lateral and protrusive contacts	· Functional occlusion type must be superimposed over chewing pattern
· No concern with possible relationship of functional occlusion type to chewing pattern shape (vertical vs. horizontal)	· "Biologic concept of functional occlusion"...accept all functional occlusion types, but no interferences (balancing and protrusive posterior contacts tolerated)
· Advocate canine protected occlusion (some tolerance for group function occlusion)	· Anterior guidance (posterior contacts tolerated, but not interferences)
· Anterior guidance (no posterior contacts)	· MI does not have to be coincident with CR (tolerance perhaps to 4 mm)
· Concerned with centric contacts in relation to condyle position; MI = CR (tolerance perhaps to 2 mm)	· Articulators not necessary for orthodontics
· Favors use of articulators in orthodontics	· Satisfied with symptomatic and palliative TMD treatment
· When treating TMD, believe they have identified the cause and are treating it	· Favor phase I TMD treatment only
· Believe in phase I and II TMD treatment	· Use stabilizing splints rather than repositioning splints for treatment
· Believe they are "hard tissue plastic surgeons," dental orthopedist, and use anterior guided orthosis	

図16．咬合と顎関節疾患について：科学的な根拠と経験的な根拠に基づいた見解の相違点について[14;11]

III 矯正治療前後の比較と客観的評価
——症例の難易度と正常咬合の完成度

Case 1
1級叢生，上下顎前突，ALD（アーチレングス・ディスクレパンシー）を伴う症例

女性，21歳3カ月，主訴は上下顎前歯の歯列不正，上顎前歯の突出。

口腔内所見 （図17-01～図17-10）

個々の歯牙の位置不正：下顎前歯部の強い叢生，下顎第一大臼歯の近心傾斜，下顎第二小臼歯の舌側転位，上顎中切歯の唇側傾斜，上顎両側切歯の舌側転位。

歯列弓の形態：上顎はV字歯列弓，下顎は狭窄歯列弓。上顎側切歯，犬歯，下顎中切歯，犬歯に著しい磨耗。

ALD：上顎−5mm，下顎−12mm，水平被蓋7mm，垂直被蓋3mm，大臼歯関係：3級（下顎第一大臼歯の近

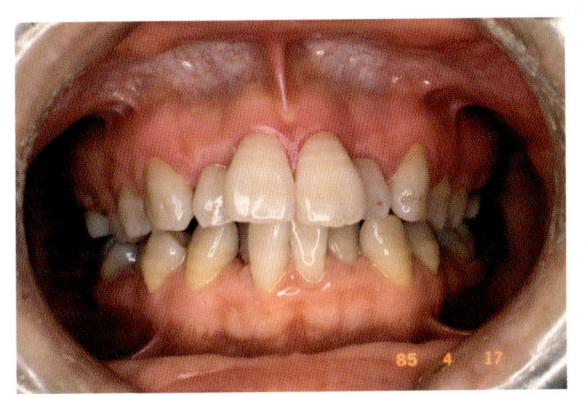

図17-01

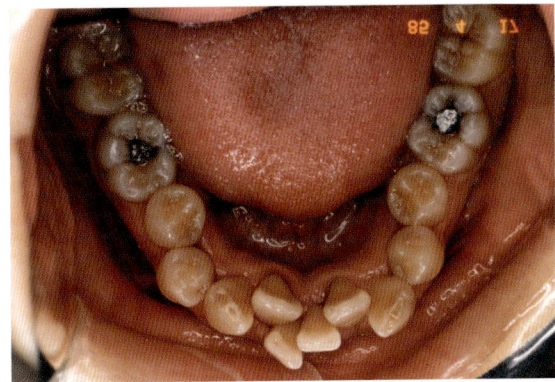

図17-02

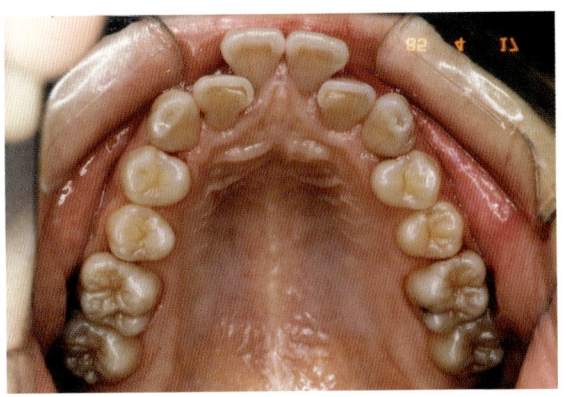

図17-03

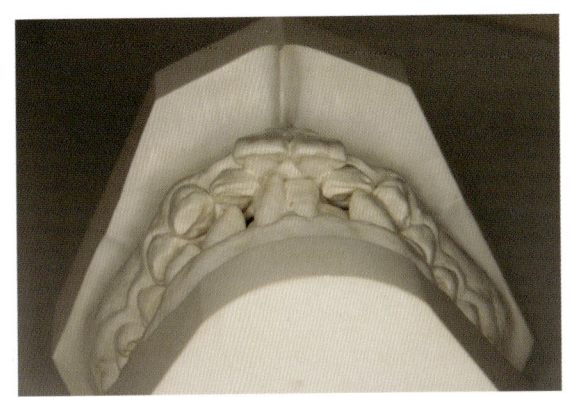

図17-04

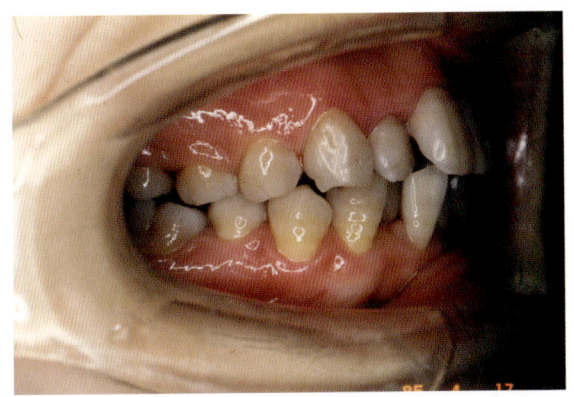

図17-05

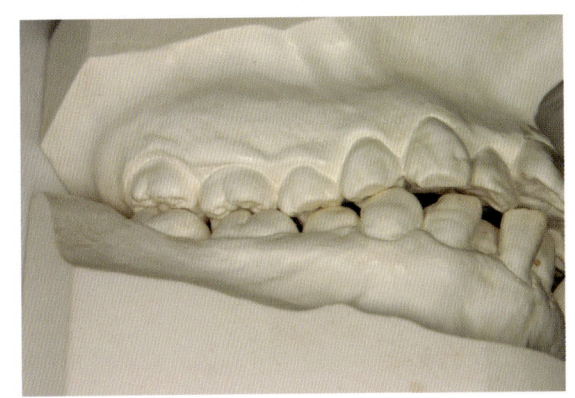

図17-06

III．矯正治療前後の比較と客観的評価──症例の難易度と正常咬合の完成度

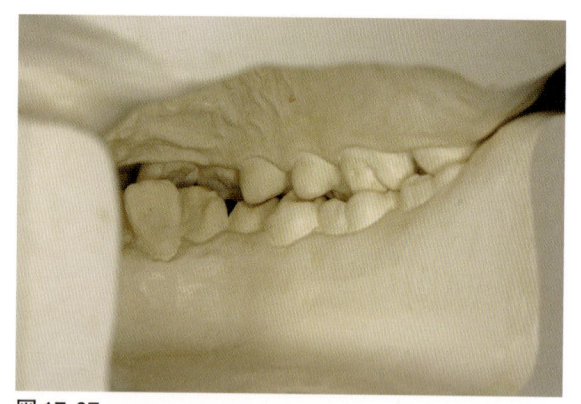

図 17-07

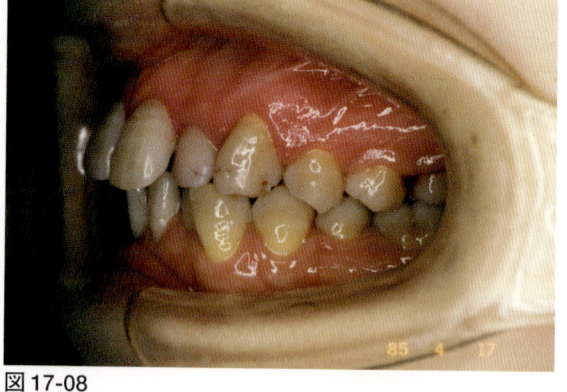

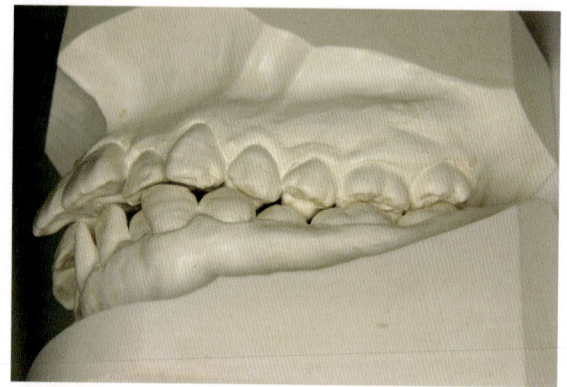

図 17-08

図 17-09

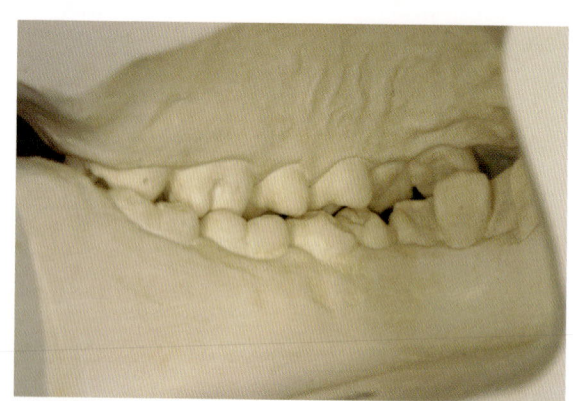

図 17-10

心傾斜による），犬歯関係：2級，下顎小臼歯，大臼歯部での傾斜，上下顎歯列弓の歪みにより，咬頭嵌合が不良であり，隣接する辺縁隆線のずれを認める．

模型分析　（図17-11）

下顎の歯牙素材の総計（tooth material）は，上顎の歯牙素材と比較し約3倍のより大きな数値を示した（grade，上顎：0.48，下顎：1.60）．個々の歯冠幅径について，上顎側切歯が大きい数値であるが，他の歯牙は上顎よりも下顎で総じて大きく，その程度は（grade）下顎の犬歯，第二小臼歯の幅径で著しかった．上下顎の歯冠幅径の差異は，平均値よりも大きなtooth size ratioを示すことから（grade：1.57（anterior ratio），1.53（cover-all ratio）），上顎のtooth materialが下顎に比べて大きく，このratioを保つ正常な歯列を想定した場合，近遠心関係は2級関係を示すことが推測できる．また，下顎のALD値が大きいのは，歯冠幅径の大きな程度に加えて，歯列弓幅径の狭窄による影響を示した．

顔貌所見　（図17-12～図17-14）

上下唇の突出と膨隆，口唇閉鎖時に口唇周囲，おとがい部に軽度の緊張を伴う．おとがいが後退し下唇はE-lineに対して4mm，上唇は2mm突出している．

顎関節の形態　（図17-15）

左右下顎頭は小頭で左側下顎頭の屈曲を呈する．

セファロレントゲン所見　（図17-16，図17-17）

セファロレントゲンの分析表からFacial angleはやや小さく，Y-axisはやや大きい．SNA，SNBANBは平均値に近似し，A-B planeはやや大きい．Gonial A.は大きくmandibular planeの著しい開大を呈する．これらから，上顎骨に比べ下顎がやや後退し，下顎の開大した形態による2級傾向を有する骨格性の1級と判断した．おとがいの後退は，mandibular plane，Facial angle，Y-axisの値から，下顎のclockwise rotationによると判断し

Case 1

Female Adults
Name Case1

Upper

SD			L	R	mean	grade
0.47	mean[2.2]	U1	8.3	8.0	8.2	-0.28
0.29	8.28	U2	7.3	7.5	7.4	2.34
0.21	6.72	U3	7.7	7.7	7.7	0.86
0.35	7.52	U4	7.4	7.3	7.4	0.77
0.34	7.08	U5	7.2	7.2	7.2	1.18
0.51	6.8	U6	9.8	9.7	9.8	-1.14
0.43	10.33	U7	9.3	9.5	9.4	-0.33
3.39	9.54	U material	47.7	47.4	95.1	0.48
	93.47					

SD	mean	coronal arch				grade
1.57	36.91	A width	31.5			-3.4
2.25	48.34	P width	45.0			-1.5
1.27	13.5	A length	15.0			1.2
1.54	31.79	P length	33.0			0.8

SD	mean	basal arch				grade
2.64	41.84	A width				-15.8
2.36	62.46	P width				-26.5
						mean
		sum U3-3	46.5	45.04		
		sum U6-6	95.1	93.46		

	Bolton[5.8]		U:L=1	grade
	Ant. ratio%	79.78	1.25	1.57
	over-all ratio%	94.22	1.06	1.53
	post ratio%	103.91	0.96	#DIV/0!

Class 2	U<mean U		L=1
Class 1	U=mean U		
Class 3	U>mean U		

	SD	Mean
mean U:L=1	1.65	77.2
1.30	1.91	91.3
1.10		100.2

Lower

SD	mean		L	R	mean	grade
0.28	5.38	L1	5.4	5.2	5.3	-0.29
0.32	5.87	L2	6.1	6.4	6.3	1.19
0.23	6.48	L3	7.0	7.0	7.0	2.26
0.27	6.88	L4	7.0	7.3	7.2	1.00
0.32	6.99	L5	8.1	7.9	8.0	3.16
0.29	11.19	L6	11.1	11.1	11.1	-0.31
0.57	10.2	L7	9.6	9.6	9.6	-1.05
2.72	85.25	L material	44.7	44.9	89.6	1.60

SD	mean	coronal arch				grade
1.12	29.83	A width	26.3			-3.2
2.26	42.48	P width	39.0			-1.5
1.09	9.45	A length	9.0			-0.4
1.41	27.21	P length	27.0			-0.1

SD	mean	basal arch				grade
2.42	32.59	A width				-13.5
2.77	58.14	P width				-21.0
						mean
		sum L3-3	37.1	35.46		
		sum L6-6	89.6	85.58		

	after	retain
	27.0	27.5
	37.0	37.6
	11.0	
	23.0	

Ext ratio	
80.40	U
75.30	L
93.66	%
1.07	U/L

図 **17-11.** 模型分析表

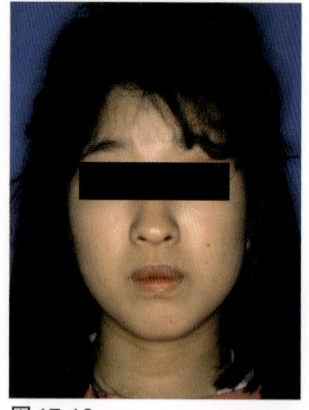

Ⅲ．矯正治療前後の比較と客観的評価──症例の難易度と正常咬合の完成度

図 17-12 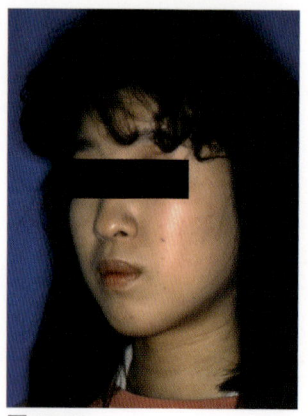　　　　　図 17-13 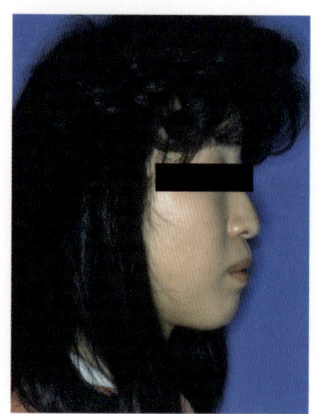　　　　　図 17-14

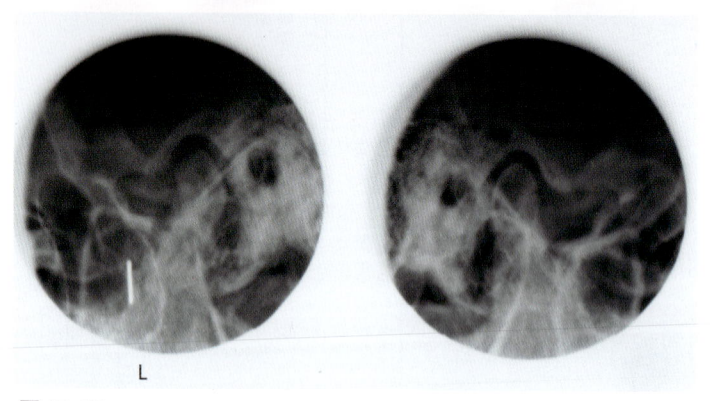

図 17-15

Female adult（東京歯科大学矯正学教室所有）[2:2]
Name. Case 1
age 21y3m
Data date

		Mean	S.D.	mecha.Po	grade	anatom.Po	differ.	grade
1	Facial angle	85.9	1.7	84.0	-1.1	86.0	-2.0	0.1
2	Convexity	5.5	2.9	9.0	1.2			
3	A-B plane	-4.3	1.8	-6.0	-0.9			
4	Mandibular plane	26.4	3.8	42.0	4.1	40.0	2.0	3.6
5	Y-axis	64.3	2.3	68.0	1.6	66.0	2.0	
6	Occlusal plane	8.6	5.6	13.0	0.8	11.0	2.0	0.4
7	Interincisal	121.9	3.7	113.0	-2.4			
8	L-1 to Occlusal	23.7	5.3	24.0	0.1			
9	L-1 to Mandibular	98.2	4.1	86.0	-3.0			
10	U-1 to A-P plane	9.2	2.2	10.0	0.4			
11	FH to SN plane	5.8	3.1	4.5	-0.4	6.5	-2.0	0.2
12	SNA	83.2	3.4	83.0	-0.1			
13	SNB	80.4	3.2	79.0	-0.4			
14	SNA-SNB diff.	2.8	1.8	4.0	0.7			
15	U-1 to FH plane	115.2	5.9	119.0	0.6	121.0	-2.0	1.0
16	L-1 to FH plane	58.0	6.0	52.0	-1.0	54.0	-2.0	-0.7
17	Gonial angle	120.2	4.0	136.0	3.9			
18	Ramus angle	85.7	4.6	86.0	0.1	84.0	2.0	-0.4

triangle Tweed	180.0
triangle 7,15,16	180.0

図 17-16．セファロレントゲン分析表（mechanical Porion による FH 平面）

た。さらに上下顎前歯の唇側傾斜による歯牙性の両顎前突と診断できる。これより，おとがいの後退，おとがいの緊張，上下唇の膨隆感による軟組織上の不調和discrepancyが成立する。

診 断

本症例は，下顎の後退とclock wise rotationによる2級傾向を有する骨格性の1級で，アーチレングス・ディスクレパンシーを要因とする不正咬合であると診断した。

治療方針

アーチレングス・ディスクレパンシーとして上顎－5mm，下顎－12mmを呈し，セファロレントゲン上で表わされる上下顎前歯の歯軸が唇側傾斜を示す。矯正治療により両者の問題点を解決するためには，上下顎第一小臼歯の抜歯による空隙を利用することになる。しかしながら，アーチレングス・ディスクレパンシーと上下顎前歯の唇側傾斜を是正するためには，抜歯空隙よりもさらに多くの空隙を必要とし，第一小臼歯のみの抜歯による治療だけでは，空隙不足を生ずる症例と判断できる。よって，上下顎臼歯部の近心lossを防ぎ，抜歯spaceの全体を上下顎前歯の位置改善と軟組織の変化に及ぼすために使用するmaximum anchorageの力系を必要とすると考えられる。

治療経過

上下顎第一小臼歯抜歯。018*025inch slot bracketによる治療。

1. Levelling，Utility archによるanchorageの確保，U & L6の近心lossの防止，spee curveの平坦化によるoverbiteの改善。
2. Upper & Lower retraction with sectional arch
3. Finish arch（Upper：016*16 Co-cr wire，Lower：016*022 Co-cr wire）
4. retain：removable retainer

以上については図17-18を参照。

治療後の考察　（図17-19～図17-31）

1）咬合状態

右側小臼歯舌側咬頭と下顎小臼歯遠心窩との接触がやや不満足（図17-25）。両側の臼歯関係は2級により，上顎小臼歯の舌側咬頭と下顎の遠心窩が接触している（図17-26）。側方運動は上下顎犬歯によるanterior guidanceの状態にあり（図17-20），治療前の犬歯，小臼歯の著しい磨耗はレジン修復を施した。過蓋咬合，over biteの改善はspee curveの平坦化による（図17-32）。上下顎歯列弓の対称性，特に下顎の著しい歪みの是正により，上下顎のarch coordinationが改善された（図17-20）。しかしながら，臼歯部のover jetが強く認められ，上下顎のarch widthの差によって生じており，finishing archのarch sizeによる影響（上顎016*016 finishing arch）と思われる。また，上下顎第二大臼歯の不正がほとんどなく，当該歯牙の移動のためのtubeを装着しないために，右側小臼歯部の咬頭嵌合の不全（図17-25）と左側臼歯部の著しいover jet（図17-28）を惹起したものと考えられる。治療後に下顎右側中切歯の捻転が残り（図17-21），保定時にはさらに捻転が強くなる傾向にあった。治療期間として1年1カ月の短期間で終了したのは大臼歯部の咬合がある程度確立されており，arch-length discrepancyの解消のみで済んだことにある。

2）治療後のセファロ分析の比較（図17-32）

上下顎大臼歯のanchorage確保，抜歯空隙の上下顎前歯の舌側移動による閉鎖，これによる上下唇の膨隆感，おとがい部の外形の改善，緊張感の緩和を認める。Y-axisは治療前後で変化がなく，下顎骨のわずかな後退を認める。この反応は，治療前の著しい咬合不全により，不安定な咬頭嵌合，早期接触による咬合のずれによるものと推測される。下顎のALD=－12mm，L1 to A-pog.=6.5mmは，治療後にL1 to A-pog.=2mmと変

III. 矯正治療前後の比較と客観的評価────症例の難易度と正常咬合の完成度

Female Normal Occlusion mean age:19.2y n=15 profile=3.87

			mean	SD	−1SD	+1SD	Before	extent	after	diff.
cranial	1	FH to SN plane	9.13	2.50	6.63	11.63	6.5	−1.1	6.5	0
	2	SN length	69.07	1.94	67.13	71.01	70	0.5	70	0
max.	3	SNA	82.87	2.00	80.87	84.87	83	0.1	82	1
	4	Convexity	8.07	3.99	4.08	12.06	9	0.2	7	2
	5	Mc line to A	1.37	2.53	−1.16	3.90	0	−0.5	−2	2
mand.	6	SNB	78.83	2.00	76.83	80.83	79	0.1	77	2
	7	Facial angle	87.87	2.61	85.26	90.48	85.5	−0.9	85	0.5
	8	Mandibular plane	26.07	4.30	21.77	30.37	40	3.2	42	−2
	9	Gonial angle	122.13	7.03	115.10	129.16	136	2.0	137	−1
	10	Y-axis	62.20	3.00	59.20	65.20	66	1.3	67	−1
	11	Ramus angle	82.07	7.23	74.84	89.30	84	0.3	86	−2
	12	Me to Gonion	74.40	3.76	70.64	78.16	71	−0.9	72.5	−1.5
	13	Go to Condyle	62.93	3.83	59.10	66.76	57	−1.5	56	1
	14	Mc line to Pog	−5.03	5.01	−10.04	−0.02	−10	−1.0	−11	1
intermax	15	SNA-SNB diff.	4.17	2.02	2.15	6.19	4	−0.1	5	−1
	16	A-B plane	−6.60	2.80	−3.80	−9.40	−6	−0.2	−7.5	1.5
vertical	17	N to Ans	56.47	2.13	54.34	58.60	55	−0.7	55	0
	18	Ans to Menton	71.20	3.57	67.63	74.77	79	2.2	79.5	−0.5
dental	19	Occlusal plane	10.33	2.61	7.72	12.94	11	0.3	10	1
	20	Interincisal	125.13	9.98	115.15	135.11	113	−1.2	135	−22
	21	L1 to A-Pog	3.80	2.15	1.65	5.95	6.5	1.3	2	4.5
	22	L-1 to FH plane	59.67	8.95	50.72	68.62	55	−0.5	62	−7
	23	L-1 to Mandibulra	95.80	6.59	89.21	102.39	85	−1.6	76	9
	24	L-1 to Occlusal	21.20	6.56	14.64	27.76	24	0.4	18.5	5.5
	25	U-1 to FH plane	113.07	7.20	105.87	120.27	122	1.2	107	15
	26	U-1 to A-P plane	7.07	1.83	5.24	8.90	10	1.6	6	4
soft	27	L.lip to E-plane	1.00	2.09	−1.09	3.09	4	1.4	2	2
	28	U.lip to E-plane	−0.43	1.71	−2.14	1.28	2	1.4	0	2
	29	Naso-labial angle	93.27	10.98	82.29	104.25	71	−2.0	99	−28
	30	Labiomental Sulucus	127.87	12.92	114.95	140.79	134	0.5	134	0

by Arakawa orthdontic office in Jan. 2006   Name Case 1

before
triangle tweed	180.0
triangle 20,22,25	180.0

after
triangle tweed	180.0
triangle 20,22,25	180.0

図17-17. セファロレントゲン分析表（附図，個性正常咬合を集計した平均値による）

Case 1

	date	process	means
1	1984.4.	資料採集	上下顎 44 ext.
2	1985.9.	018*025 bracket bonding, band cementing U&L:016R Nt(Nickel titan wire)set+ utility arch over lay	個々の歯牙の位置不正の改善、spee curveの除去、over biteの改善,anchorageの確保
3	1985.12.	Lower:contraction UA(utility arch)+sectional arch	下顎前歯 retraction
4	1986.2.	Lower:016*022 Nt Upper:016*022 contraction UA+sectional arch	下顎arch formの整形 上顎前歯retraction
5	1986.7 1986.8	Upper:016*016(Co-Cr wire),finish wire Lower:016*022(Co-Cr),finish wire	上下顎arch formの整形、arch coordination
6	1986.10	治療終了、1y1m	finish
7	1992.3.	保定の経過診査 5y5m	retention

図17-18. 治療経過

Case 1

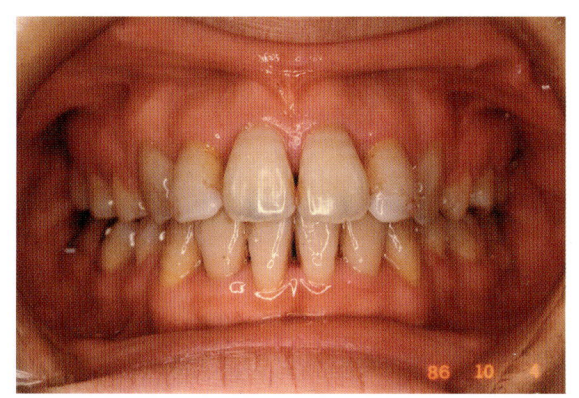

図 17-19

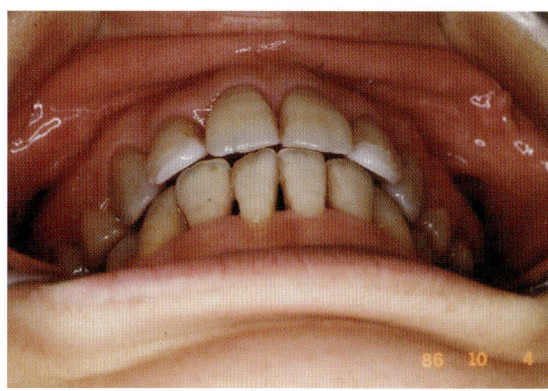

図 17-20

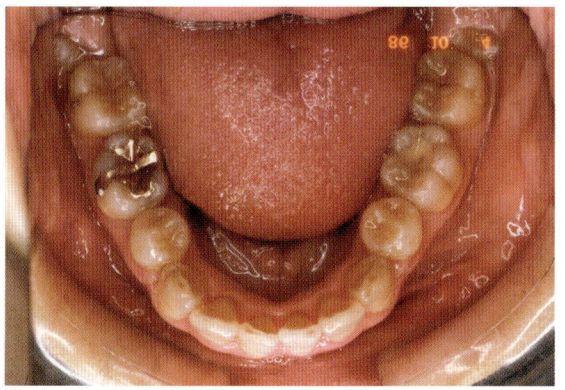

図 17-21

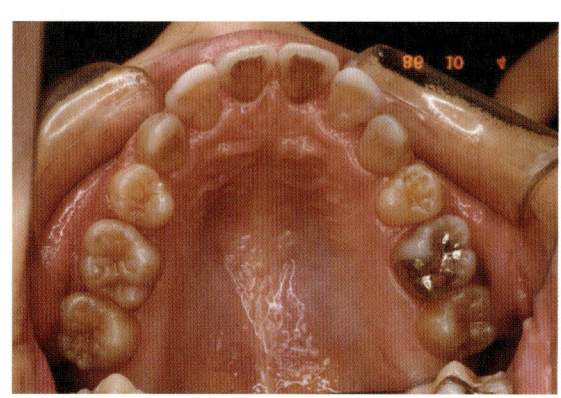

図 17-22

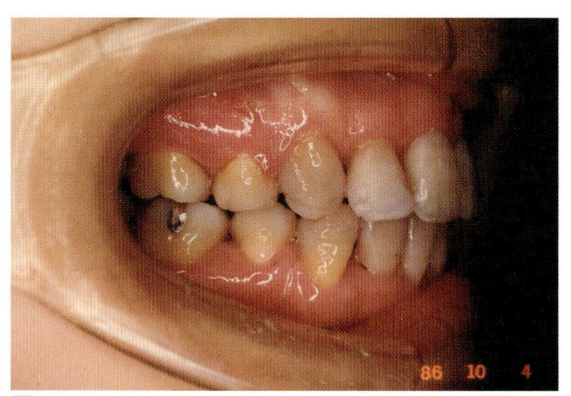

図 17-23

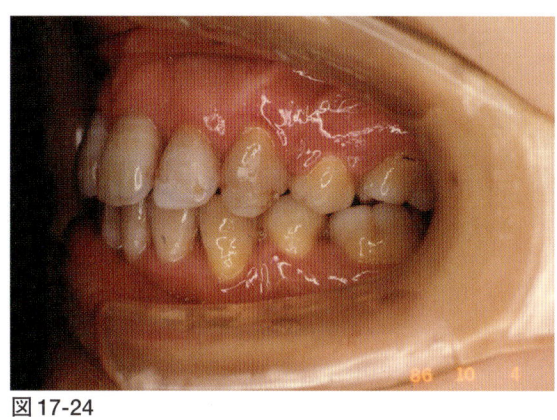

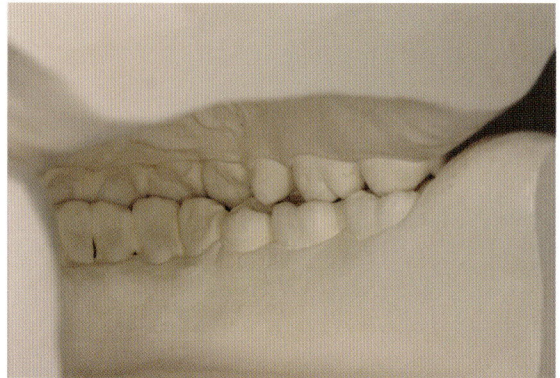

図 17-24

図 17-25

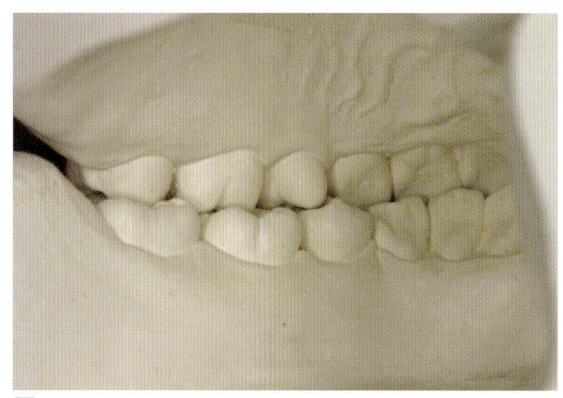

図 17-26

Ⅲ．矯正治療前後の比較と客観的評価──症例の難易度と正常咬合の完成度

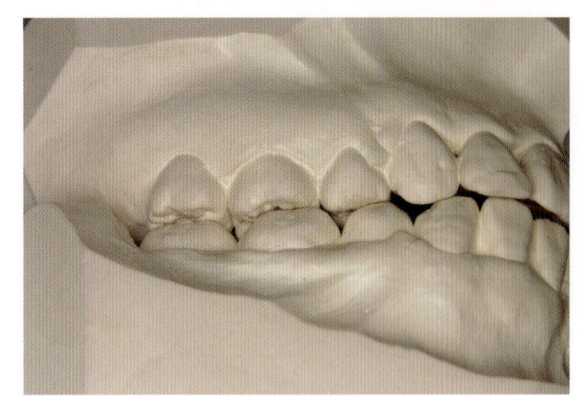

図 17-27

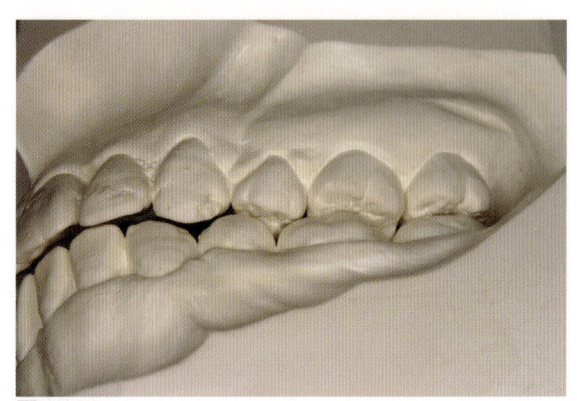

図 17-28

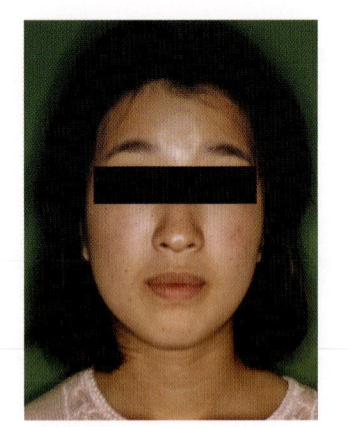

図 17-29

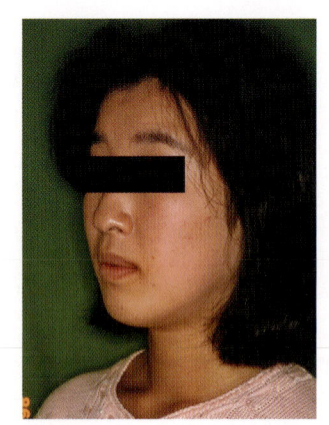

図 17-30

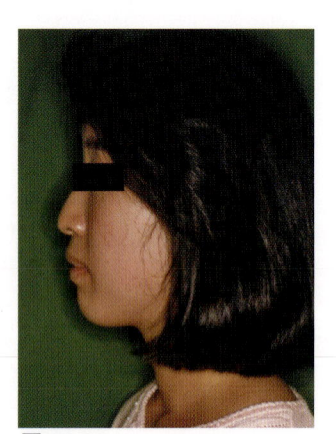

図 17-31

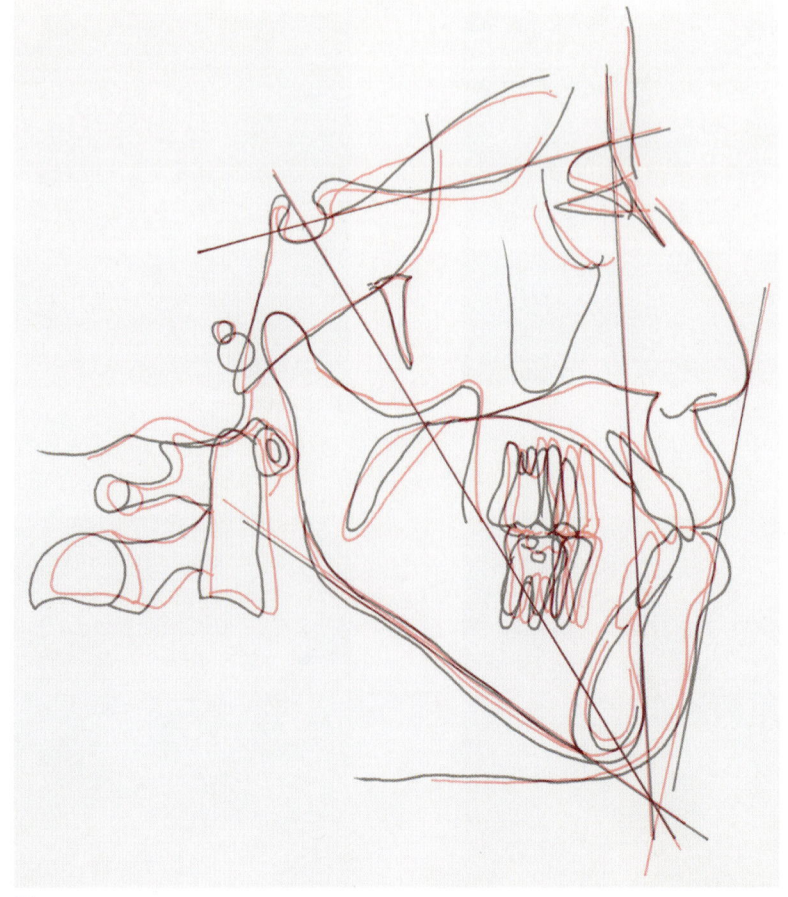

図 17-32

化した。計算上の小臼歯抜歯分(7mm)の空隙量：14－12＝＋2mmからretraction量は1mmであるが，実際には9mmのretraction量を獲得できた。これは下顎大臼歯のup-rightとspee curveの除去，歯列弓の整形などによる加算であると推測される(**図17-33～図17-35**)。

矯正治療後の評価，比較 (図17-36)

　治療後は，不正の程度が98.61％と評価され近似理想正常咬を達成したと考えられる。治療前は100％の理想正常咬合に比較して，71.94％の不正程度を呈した。治療前後を比較すると不正咬合の個々の歯牙不正，歯列弓形態などの様態の治療前を1としたときに治療後には1.28へ変化した。この変数は他の症例と比較したときに，不正から正常への変化が大きいほど大きな数値を示す咬合の変化指数となる。また理想正常咬合を100％としたときに，治療後に達成された咬合の改善率は98.89％であった。

　模型で表される不正咬合の程度を治療の難易度と簡単に関連づけて考えることができないのは[3:3]，静的な不正咬合の様相とcephalometric discrepancyや成長の変化による動的な時間変化，筋機能，下顎運動機能などを治療と関連させて多方向から捉え，総合的に判断する必要があると考察できる。

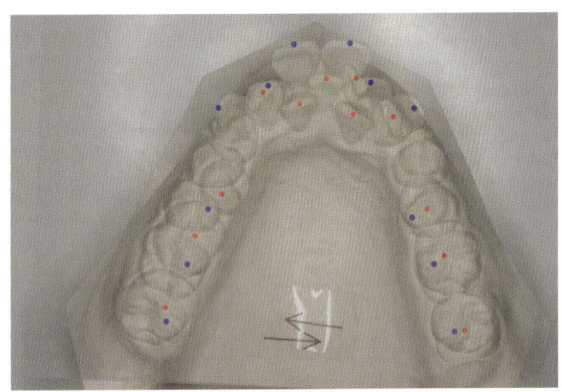

図17-33

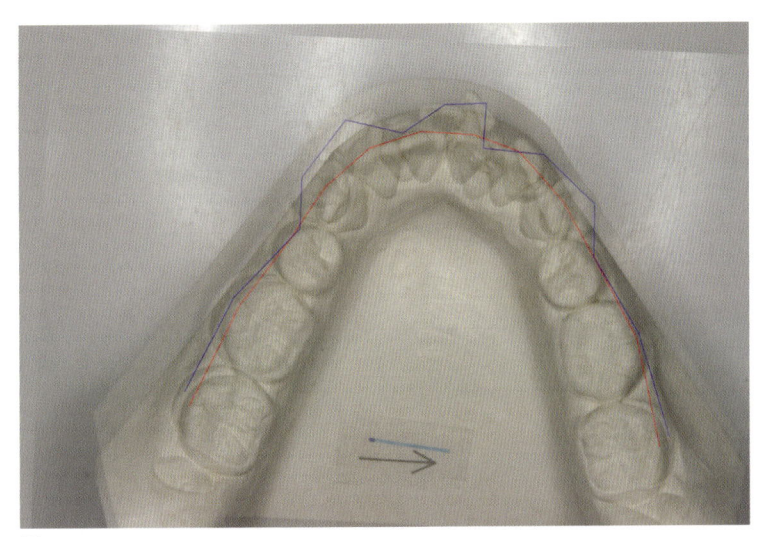

図17-34

III. 矯正治療前後の比較と客観的評価──症例の難易度と正常咬合の完成度

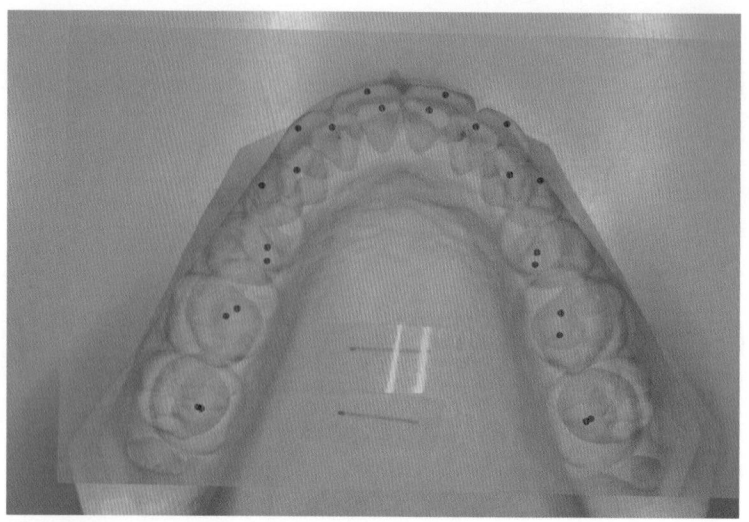

図 17-35

評価 5.4.3.2.1 減点法
name Case 1

		Before	After	differ.
1	Occlusal contact (buccal side)	4.0	5.0	1.0
2	Occlusal contact (lingual side)	4.5	4.5	0.0
	molar relation(Class) L,R	3,3	3,1	
	canine relation(Class) L,R	2,2	2,2	
3	Mid-line	4.8	5.0	0.2
4	Arch coordination	2.0	5.0	3.0
5	Over bite(anterior)	5.0	5.0	0.0
	Over bite(mm)	2	2	
6	Over jet(anterior)	4.0	5.0	1.0
7	Over jet(posterior)	4.5	5.0	0.5
	Over jet(mm)	5	3	
8	Ridge step (upper)	4.0	5.0	1.0
9	ALD(upper)	3.0	5.0	2.0
	ALD(upper) mm	−6	0	
10	Rotation (upper)	4.0	5.0	1.0
11	Space (upper)	5.0	5.0	0.0
12	Arch form,Symmetry(upper)	4.0	5.0	1.0
13	ridge step (lower)	4.0	4.5	0.5
14	ALD(lower)	2.0	5.0	3.0
	ALD(lower) mm	−12	0	
15	Rotation (lower)	4.0	5.0	1.0
16	Space (lower)	5.0	5.0	0.0
17	Arch form,Symmetry(lower)	3.0	5.0	2.0
18	Spee curve	3.0	5.0	2.0
	Others			
	Total	69.8[a]	89.0[b]	19.2

	mean[5-8]	SD	grade	U:L=1	mean U:L=1
anterior ratio L/U×100 %	79.78	77.20	1.65	1.56	1.25	1.30
over-all ratio L/U×100 %	94.22	91.30	1.91	1.53	1.06	1.10

治療前の評価%　((a−18)/4*18)*100	71.94
治療後の評価%　((b−18)/4*18)*100	98.61
治療後の改善率%　c/90*100	98.89
治療前後の変化　　b/a	1.28

Class 2	L1>mean L1
Class 1	L1=mean L1
Class 3	L1<mean L1

図 17-36. 矯正治療前後の比較と評価

Case 1

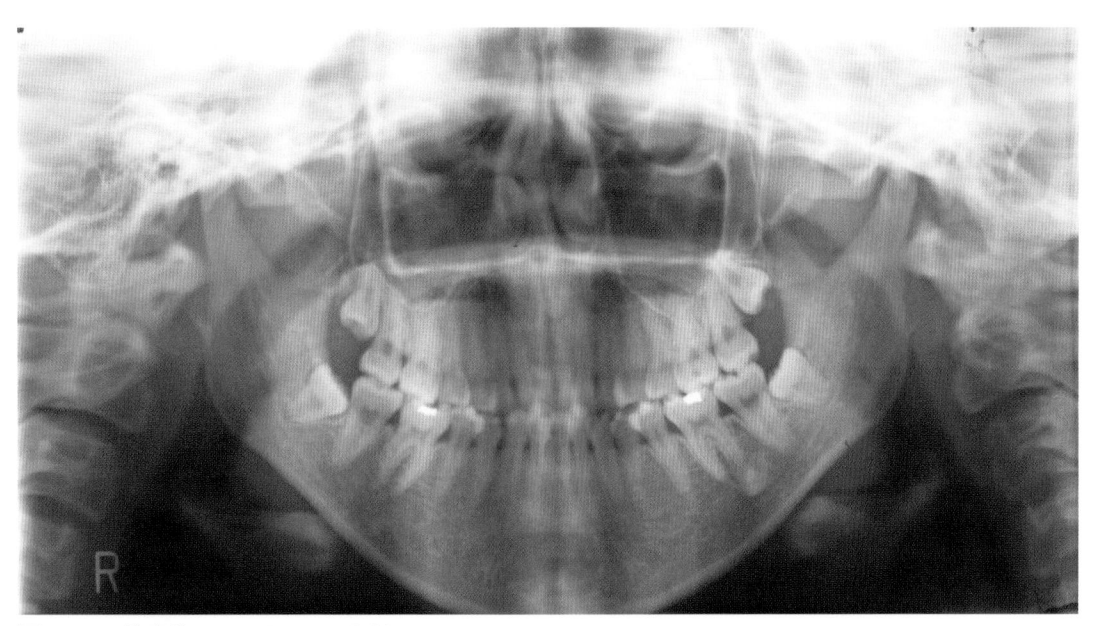

図17-37. 治療前　パノラマレントゲン

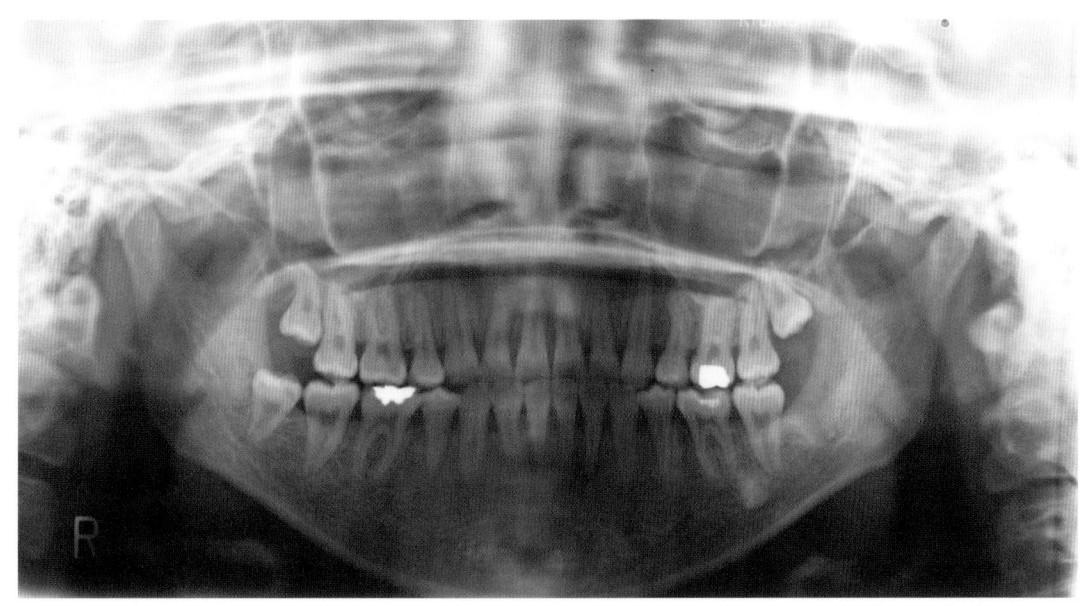

図17-38. 治療後　パノラマレントゲン

Ⅲ. 矯正治療前後の比較と客観的評価——症例の難易度と正常咬合の完成度

Case 2
骨格性の上顎前突でアーチレングス・ディスクレパンシーを伴う症例
——下顎骨の成長発育を伴う症例

男性，13歳0カ月，身長：160cm，父親の身長：168cm，親縁の身長：172cm。主訴は上顎前歯の突出，上下顎前歯の歯列不正，上顎左側犬歯の突出であった。

<u>口腔内所見</u>　（図18-01〜図18-09）

個々の歯牙の位置不正，下顎：前歯部の叢生，側切歯の舌側転位，大臼歯の舌側傾斜，両側第二大臼歯の近心捻転，上顎：左側側切歯の舌側転位，中切歯の遠心捻転，左側犬歯の唇側転位。大臼歯関係：2級，犬歯関係：2級（両側），ALD値，下顎：－13mm，上顎：－12mm，水平被蓋：8mm，垂直被蓋：5mm，正中は一致している。咬頭嵌合位：小臼歯部，大臼歯部の舌側咬頭の嵌合が不十分であり，大臼歯部の舌側傾斜による影響を認める（図18-08，図18-09）。下顎位のずれは生じていない。

上顎は左側の犬歯突出のため左側にdiscrepancyが偏位している（図18-03）。それゆえ，左側の上顎大臼歯は右側に比べて，より近心位にlossしており，下顎の大臼歯も同様な左右のdiscrepancyの不均衡により（図18-02）近心位にlossして2級関係にある。このため，正中が一致するも両側大臼歯は非対称な位置を呈する。

<u>歯列弓の形態</u>　（図18-02，図18-03）

下顎歯列弓の右側臼歯部の舌側傾斜による形態の歪み，左側犬歯の頬側転位による歪みを伴う上顎V字歯列弓。レントゲン所見（図18-10〜図18-12）から，両側下顎頭は矮小な形態を呈する。

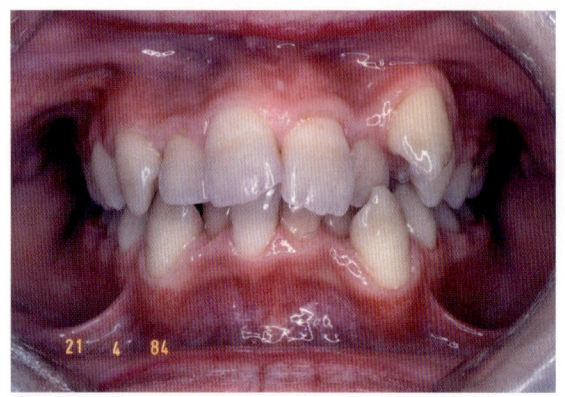

図18-01

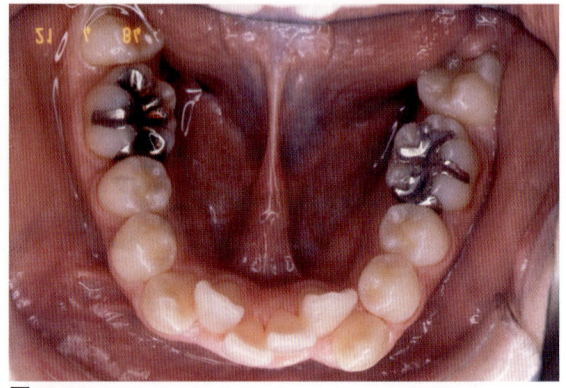

図18-02

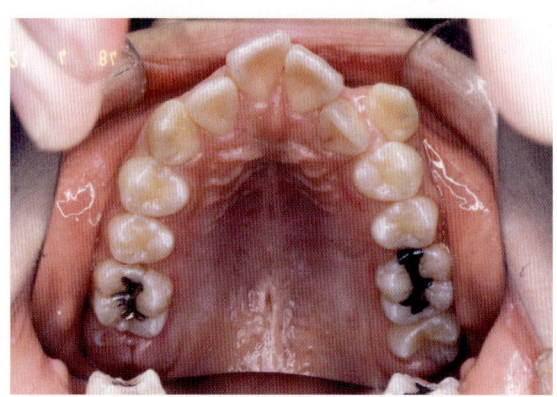

図18-03

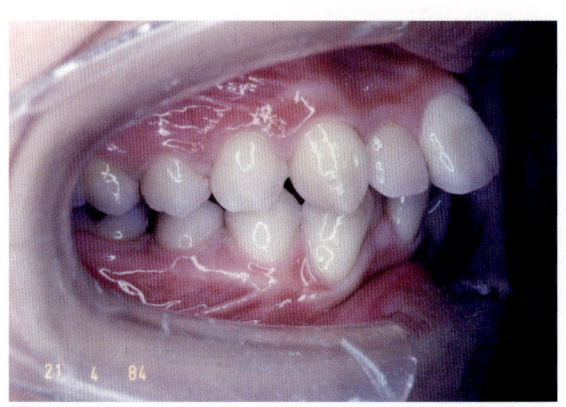

図18-04

Case 2

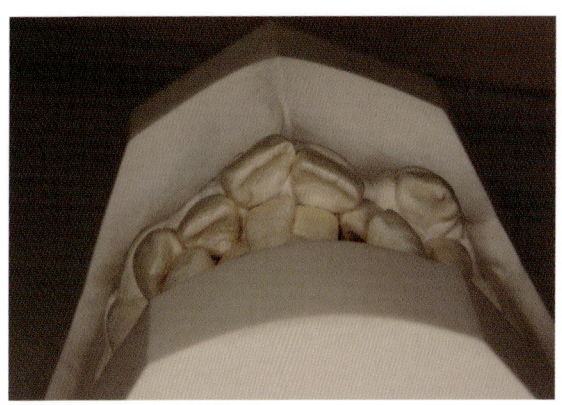

図18-05

図18-06

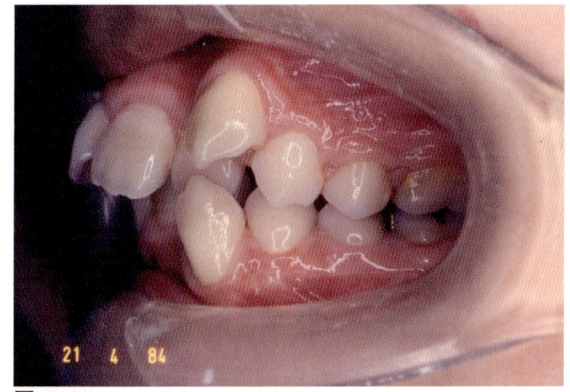

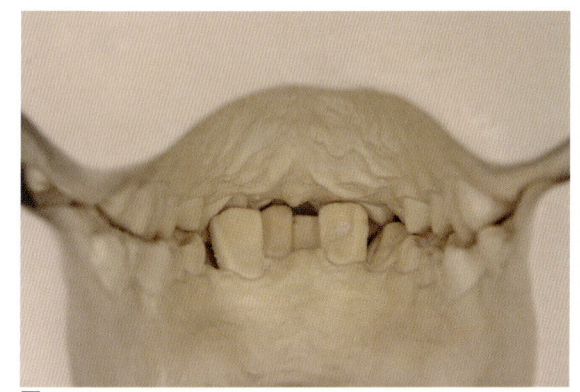

図18-07

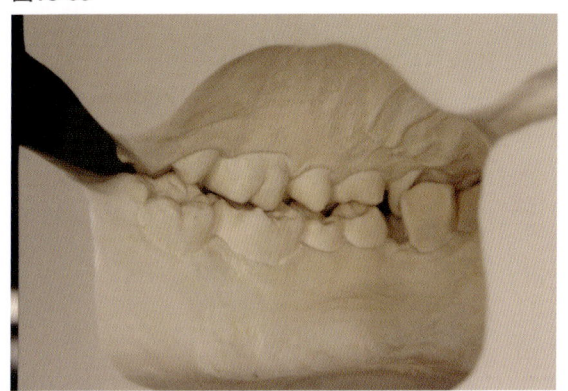

図18-08

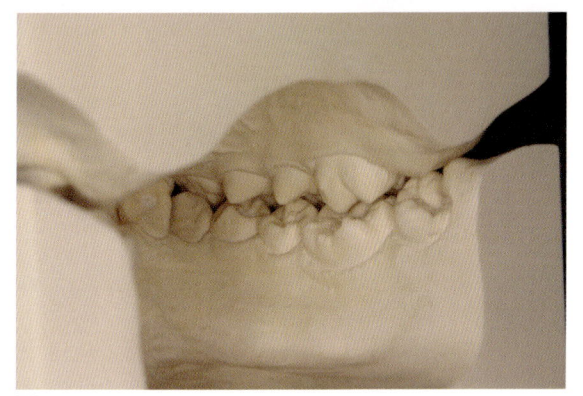

図18-09

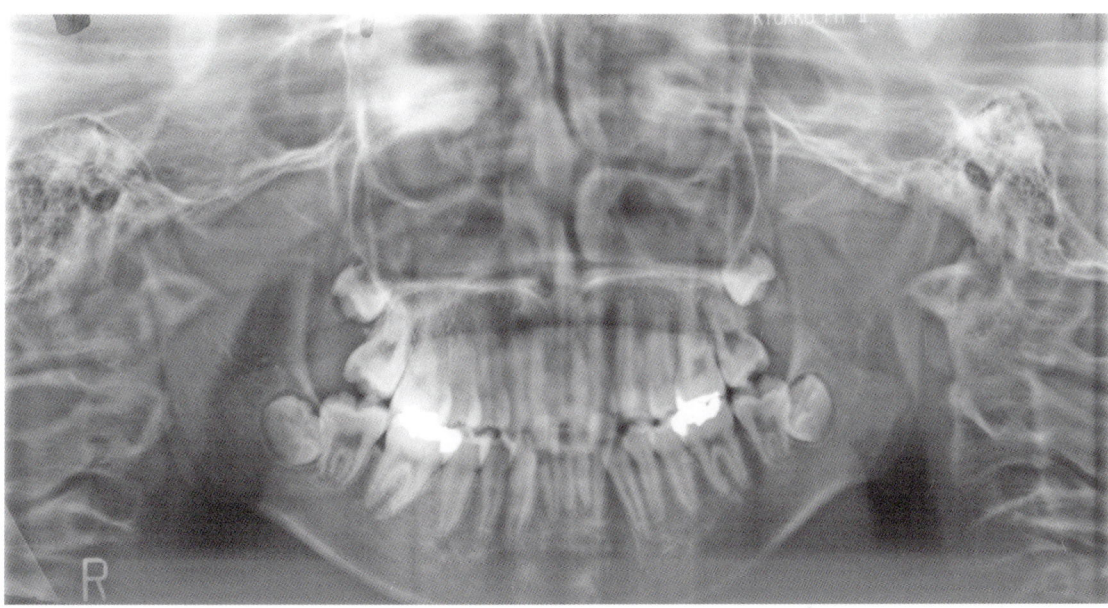

図18-10

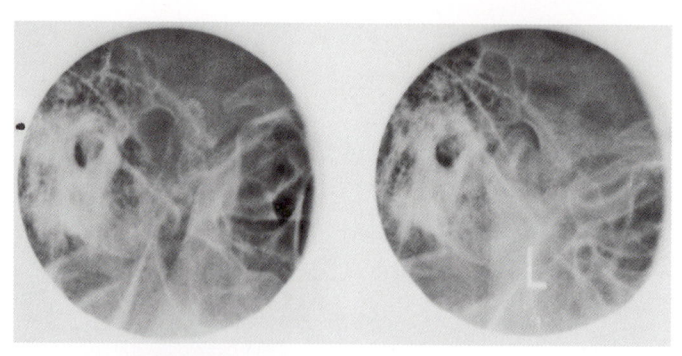

Ⅲ．矯正治療前後の比較と客観的評価──症例の難易度と正常咬合の完成度

図18-11．左側（開口位，咬合位）

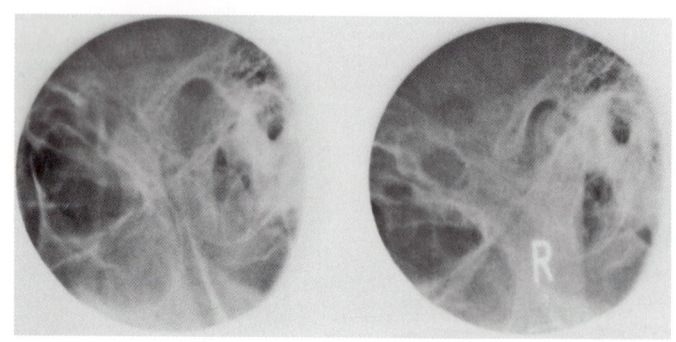

図18-12．右側（開口位，咬合位）

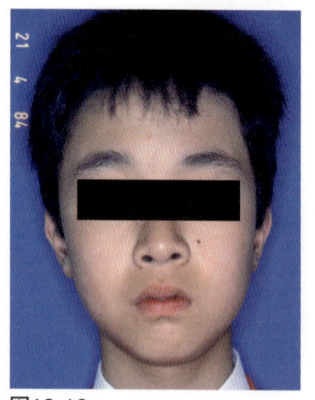

図18-13 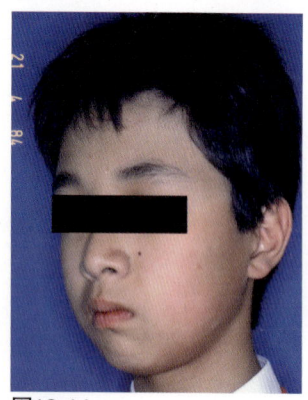　　　　　　図18-14 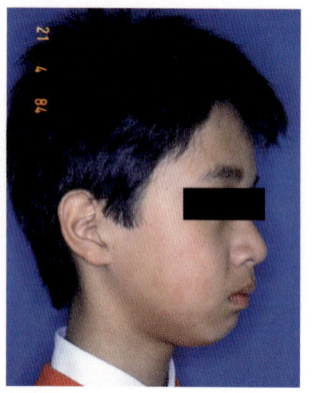　　　　　　図18-15

> 顔貌所見 　（図18-13～図18-15）

おとがい部の緊張，下顎の後退，口唇の閉鎖不全，上下唇の膨隆感，口唇の閉鎖時に上顎前歯部の突出を認める。

> その他の所見

口呼吸，8歳時までアデノイドの炎症を惹起していた。

> 模型分析 　（図18-16）

上下顎の歯冠牙幅径は＋2SD以上大きく平均値以上の歯牙が配列しており，歯列弓幅径は上下顎ともに－3SD以上小さい数値から，上下顎ともに著しい狭窄歯列弓を呈していた。その結果，臼歯部の水平被蓋は上下顎ともに臼歯部の舌側傾斜により正常な様相を呈して交叉咬合を免れている（**図18-07～図18-09**）。このため，前歯部の過蓋咬合は，臼歯部の舌側傾斜による顎間距離の短小も一因であると考えられる。**図18-17**は下顎歯列弓の治療前後の重ね合わせで，小臼歯から大臼歯部の拡大が図られており，治療後の**図18-31**，**図18-32**で示すように臼歯のtorque movementによって歯軸の改善を図り安定した咬合を獲得した。

Tooth size ratio：over-all ratioは，ほぼBoltonの平均値と同じであることから，上下顎ともに大きな歯冠幅

Male Adults
Name Case 2

Upper

SD	mean[2.2)		L	R	mean	grade
0.44	8.54	U1	9.5	9.5	9.5	2.18
0.43	7.07	U2	8.7	8.0	8.4	2.98
0.35	7.94	U3	8.9	9.0	9.0	2.89
0.48	7.4	U4	8.2	8.8	8.5	2.29
0.33	6.82	U5	7.5	7.7	7.6	2.36
0.54	10.58	U6	11.6	12.0	11.8	2.26
0.35	10.05	U7	0.0	0.0	0.0	-28.71
2.93	96.7	U material	54.4	55.0	109.4	4.33

SD	mean	coronal arch				grade
1.43	39.1	A width	34.0			-3.6
1.86	50.98	P width	44.9			-3.3
1.18	14	A length	18.0			3.4
2.08	32.18	P length	37.5			2.6

SD	mean	basal arch				grade
3.01	45.1	A width	32.9			-4.1
2.39	65.72	P width	63.5			-0.9

					mean	
sum U3-3		53.6			47.1	
sum U6-6		109.4			96.7	

	Bolton[5,8)					
	SD	mean				grade
Ant. ratio%	1.65	77.2	79.10			1.15
over-all ratio%	1.91	91.3	91.04			-0.14
post ratio%		100.2	99.05			#DIV/0!

	mean U:L=1			U:L=1	grade	L=1
Class 2	1.30	U<mean U		1.26		
Class 1	1.10	U=mean U		1.10		
Class 3		U>mean U		1.01		

Lower

SD	mean		L	R	mean	grade
0.42	5.43	L1	6.2	6.5	6.4	2.19
0.36	5.97	L2	7.0	6.9	7.0	2.72
0.35	7.03	L3	7.8	8.0	7.9	2.49
0.45	7.18	L4	8.2	8.2	8.2	2.27
0.41	7.15	L5	7.5	7.4	7.5	0.73
0.37	11.44	L6	13.5	12.4	13.0	4.08
0.39	10.75	L7	0.0	0.0	0.0	-27.56
3.75	88.24	L material	50.2	49.4	99.6	3.03

SD	mean	coronal arch			after	grade
1.21	31.08	A width	23.8		31.5	-6.0
1.72	44.65	P width	38.1		40.8	-3.8
1.28	9.65	A length	9.5		14.5	-0.1
1.69	28.63	P length	30		26.0	0.8

SD	mean	basal arch				grade
1.41	34.77	A width	28.0			-4.8
2.24	62.01	P width	60.7			-0.6

					mean	
sum U3-3		42.4			36.86	
sum U6-6		99.6			88.4	

Ext ratio	
U	92.40
L	83.20
%	90.04
U/L	1.11

図18-16. 模型分析表

III. 矯正治療前後の比較と客観的評価——症例の難易度と正常咬合の完成度

径にもかかわらず，上下顎の総和の比率は調和が取れており，大臼歯関係は治療後には I 級の臼歯関係を呈すると考えられる（図18-29，図18-30）。

セファロレントゲン所見　（図18-18，図18-19）

下顎の後退，下顎の時計方向への開大，上顎前歯の突出による骨格性の上顎前突。分析表（東京歯科大学矯正学教室所有）[2:2]から，Facial angle, Convexity, A-B plane, Y-axis, SNA, SNBから下顎の後退，Mandibular planeから，下顎の開大を示し，これらの数値から，下顎に骨格的要因のある上顎前突と判読できた。また，U1 to A-P planeから上顎前歯の突出を示すが，U1 to FH planeがやや小さい数値を取るのは，mechanical Porionの位置によるFH平面の影響と思われる。これは，L1 to FH planeの数値が平均から大きく偏移しているのに比べて，L1 to occlusal, L1 to mandibularの数値の偏移が小さいことからも推測できる。この分析表は，

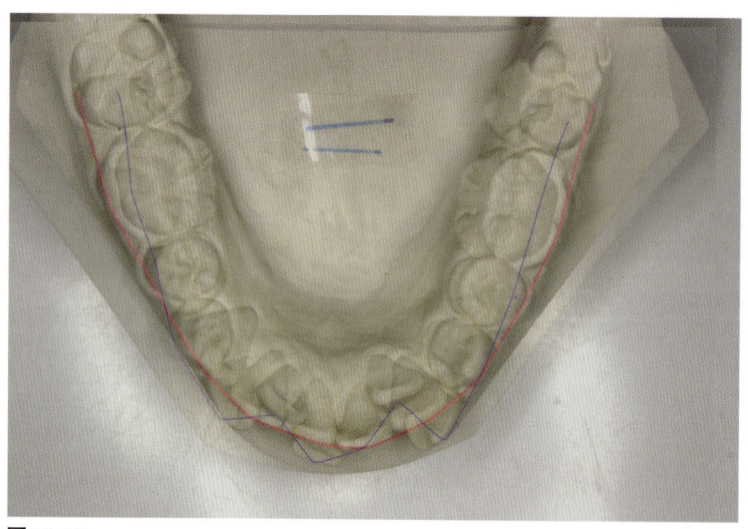

図18-17

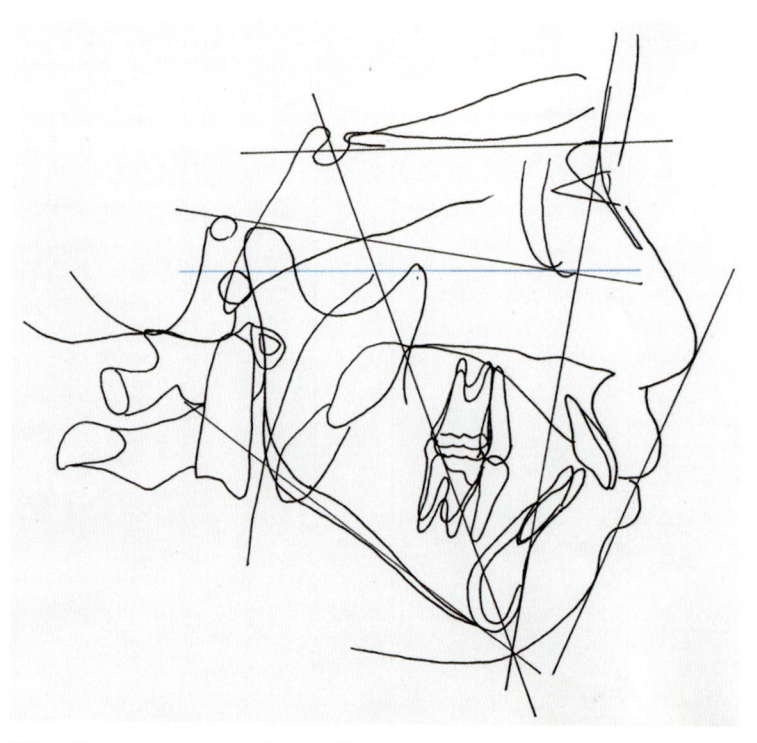

図18-18. セファロレントゲン（初診時，13y0m，H. 160cm）
FH平面は，anatomical Porionとmechanical Porion（青線）を基準とする

Male adult (東京歯科大学矯正学教室所有)[2:2]
Name. Case 2
age 13y0m
Data date

		Mean	S.D.	mecha	grade	anatom.	differ.	grade
1	Facial angle	86.1	3.3	80.0	-1.8	88.0	-8.0	0.6
2	Convexity	6.4	3.0	17.0	3.5			
3	A-B plane	-5.2	2.5	-11.0	-2.3			
4	Mandibular plane	24.8	5.9	38.0	2.2	30.0	8.0	0.9
5	Y-axis	64.0	3.1	71.0	2.3	63.0	8.0	-0.3
6	Occlusal plane	8.4	4.2	19.0	2.5	11.0	8.0	0.6
7	Interincisal	131.6	5.6	103.0	-5.1			
8	L-1 to Occlusal	21.3	5.3	29.0	1.5			
9	L-1 to Mandibular	97.1	4.9	100.0	0.6			
10	U-1 to A-P plane	7.8	2.5	13.0	2.1			
11	FH to SN plane	5.4	2.4	2.5	-1.2	10.5	-8.0	2.1
12	SNA	83.4	2.6	85.0	0.6			
13	SNB	80.0	2.5	77.5	-1.0			
14	SNA-SNB diff.	3.4	1.7	7.5	2.4			
15	U-1 to FH plane	110.8	5.6	119.0	1.5	127.0	-8.0	2.9
16	L-1 to FH plane	61.6	5.8	42.0	-3.4	50.0	-8.0	-2.0
17	Gonial angle	117.5	8.1	132.0	1.8			
18	Ramus angle	88.5	4.5	85.0	-0.8	77.0	8.0	-2.6

| triangle Tweed | 180.0 |
| triangle 7,15,16 | 180.0 |

図18-19．セファロ分析表（mechanical Porionを基準とするFH平面）

mechanical Porionを基準にしたFH平面であり，この症例のように基準点の大きな偏位を認めるためanatomical Porionとの違いについて考慮する必要がある[12:2]。以上より，上顎前歯の唇側傾斜を伴う下顎の後退による骨格性の上顎前突と診断した。

治療方針

　主訴である上下顎の大きなALD値と上顎前突を改善するため，上下顎の第一小臼歯の抜歯を必要とする。下顎の大臼歯部は著しく舌側傾斜して歯列弓幅径が狭く，とくに左側に歪んでいるので，対称型になるように注意して拡大する必要がある。また，左右の大臼歯の非対称な近遠心の位置関係の是正は，左右のdiscrepancyの違いから右側に比べ左側の大臼歯のより大きい遠心移動を試みるように注意を払う。歯列弓の拡大を包含しても4本抜歯だけでは，total discrepancyの解消は難しく，また臼歯関係は2級なので，上顎大臼歯の遠心移動と下顎大臼歯の近心lossにより1級関係へと是正される。しかしながら，ALDの是正には上下顎ともにmaximum anchorageが求められ，下顎大臼歯はlossを防ぐ必要がある。これらより，上下顎ともにmaximum anchorageで，さらに上顎の遠心移動を配慮するも，total discrepancyの解消は難しいと思われる。もし，本症例の年齢から下顎の相当量の成長が期待できれば，skeltal discrepancyの解消，臼歯関係の改善，強いover jetの改善も期待できるのだが，未知数である。

治療経過　（図18-20）

1. 資料採取
2. 下顎ワイヤー装着，Utility archをoverlay，下顎第一小臼歯の抜歯：Levelling，歯牙の位置不正の改善，

III. 矯正治療前後の比較と客観的評価──症例の難易度と正常咬合の完成度

Case 2

	date	process	means
1	1984.4.	資料採集	上下顎 44 ext.
2	1984.7	1.Lowe wire, 2.Head Gear set 3.Upper wire+UA 018*025 bracket bonding, band cementing U&L:016R Nt(Nickel titan wire)set+ utility arch over lay	個々の歯牙の位置不正の改善、spee curveの除去、over biteの改善,anchorageの確保
3	1985.1.	Lower:contraction UA(utility arch)+sectional arch	下顎前歯 retraction
4	1985.4.	Lower:016*022 Nt Upper:016*022 contraction UA+sectional arch	下顎arch formの整形 上顎前歯retraction
5	1985.8. 1985.9.	Upper:016*016(Co-Cr wire) Lower:016*022(Co-Cr wire),finish wire Lower7,7 bonding	上下顎arch formの整形、arch coordination
	1986.3.	Upper:016*022(Co-Cr),finishing wire	
6	1986.9.	治療終了、2y0m	finish
7	1989.7.	保定の経過診査 2y10m L.condyle click(+−)	retention

図18-20. 治療経過

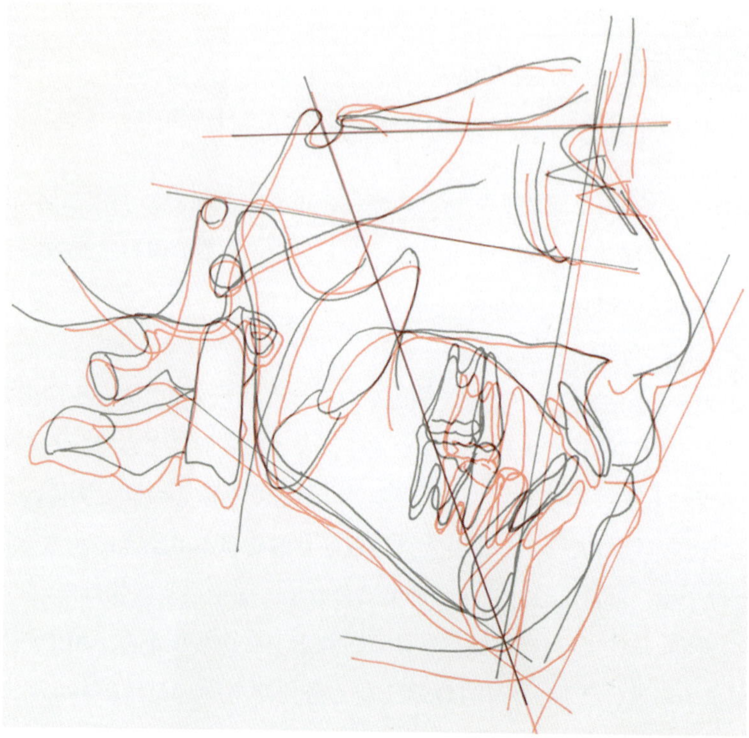

図18-21. 治療前後のセファロレントゲン重ね合わせ
　　　　治療前─黒線，治療後─赤線

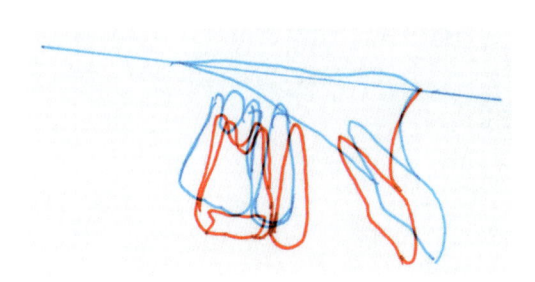

Case 2

図18-22 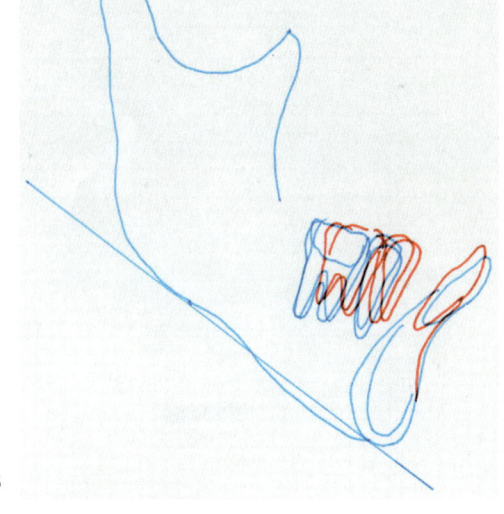   図18-23

歯列弓の整形，spee curveの平坦化，anchorageの確保。

3．上顎ヘッドギア，上顎両側第一小臼歯抜歯：上顎大臼歯の遠心移動，anchorageの確保。

4．上顎ワイヤー装着，セクショナルアーチ：levelling，歯牙の位置不正の改善，歯列弓の整形。

5．上顎Utility archをoverlay：Levelling，歯牙の位置不正の改善，歯列弓の整形，spee curveの平坦化，anchorageの確保。

6．上下顎contraction Utility arch，sectional archの装着：上下顎前歯の舌側移動。

7．下顎第二大臼歯ボンディング

8．上下顎016*022wire，finish wire

治療結果の考察

図18-24，治療前後の評価表から，治療前の不正程度は70.8点で，理想正常咬合100％と比較したとき，73.3％を示した。治療後には88.5点までに咬合状態が改善し，評価は97.9％までに向上し，治療後の改善率は98.33％を示しており，近似正常咬合を達成したと考えられる。右側下顎第一大臼歯の近心傾斜と右側犬歯遠心の空隙（図18-29），上下顎臼歯部でのarch coordinationの差異のため項目1，2，16は減点した。当該歯牙の辺縁隆線は近心傾斜にもかかわらず連続性を保っており，インレー形態による影響のためと考えられる（図18-29）。

セファロレントゲンの重ね合わせ図18-21～図18-23について頭蓋，顔面，下顎骨それぞれに成長を認める。特に下顎の著しい前下方への変化が，over jet，over biteの改善に寄与しており，臼歯関係の2級から1級への変化をみた。これらより，顎骨の成長変化によりskeltal discrepancyの著しい改善を認めた。これらは治療開始時に予測できない個成長であり，治療中の歯牙移動時に臼歯の近遠心関係の変化に対応した，注意深い観察を必要とする。もしこのような成長変化ではない，下顎が下方へと変化するようであれば，難しい対応となった。この症例のような成長変化は予測した結果ではなく，患者の下顎の成長が治療中に幸運をもたらした偶然の賜物であろう。そのため，当初の患者の身体成長と家族歴を深慮していれば，機能的な装置の使用が妥当であったと思われる。（本文p.61，「8)成長発育を伴う動的治療」を参照）

正常咬合の完成度　（図18-24）

不正咬合の程度は，理想正常咬合を100％とすると73.33％で治療後には97.92％までに近づき，治療による正常咬合への変化は1.25となり，改善率も98.33％を示した。前症例の不正咬合の程度は71.9％で改善率は

III. 矯正治療前後の比較と客観的評価 —— 症例の難易度と正常咬合の完成度

評価 5.4.3.2.1 減点法
name Case 2

		Before	After	differ.
1	Occlusal contact (buccal side)	5.0	4.5	-0.5
2	Occlusal contact (lingual side)	3.0	4.7	1.7
	molar relation(Class) L,R	2,2	1,3	
	canine relation(Class) L,R	2,2	2,2	
3	Mid-line	4.8	4.9	0.1
4	Arch coordination	3.0	5.0	2.0
5	Over bite(anterior)	4.0	5.0	1.0
	Over bite(mm)	5	2	
6	Over jet(anterior)	3.5	5.0	1.5
7	Over jet(posterior)	5.0	4.6	-0.4
	Over jet(mm)	7	2	
8	Ridge step (upper)	4.5	5.0	0.5
9	ALD(upper)	3.0	5.0	2.0
	ALD(upper) mm	-12	0	
10	Rotation (upper)	4.0	5.0	1.0
11	Space (upper)	5.0	5.0	0.0
12	Arch form,Symmetry(upper)	3.0	5.0	2.0
13	ridge step (lower)	4.5	5.0	0.5
14	ALD(lower)	3.0	5.0	2.0
	ALD(lower) mm	-14	0	
15	Rotation (lower)	4.0	5.0	1.0
16	Space (lower)	5.0	4.8	-0.2
17	Arch form,Symmetry(lower)	3.0	5.0	2.0
18	Spee curve	3.5	5.0	1.5
	U&L canine contact +,-			
	Canine facets			
	Profile			
	Total	70.8	88.5	17.7

Bolton5-8)		mean	SD	grade	U:Lower=1	mean U:Lower=1
anterior ratio L/U×100 %	79.10	77.20	1.65	1.15	1.26	1.30
over-all ratio L/U×100 %	91.04	91.30	1.91	-0.14	1.10	1.10

治療前の評価%	73.33
治療後の評価%	97.92
治療後の改善率%	98.33
治療前後の変化	1.25

Class 2	L1>mean L1
Class 1	L1=mean L1
Class 3	L1<mean L1

図18-24. 治療前後の比較と評価

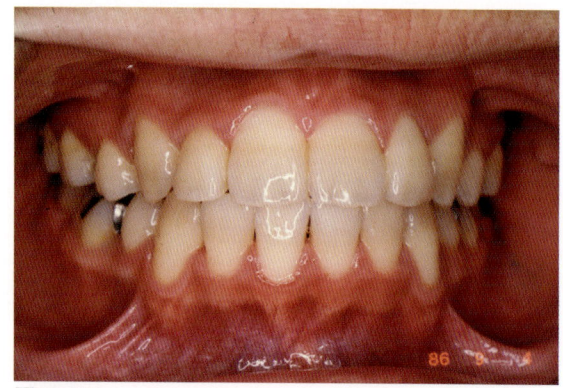

図18-25

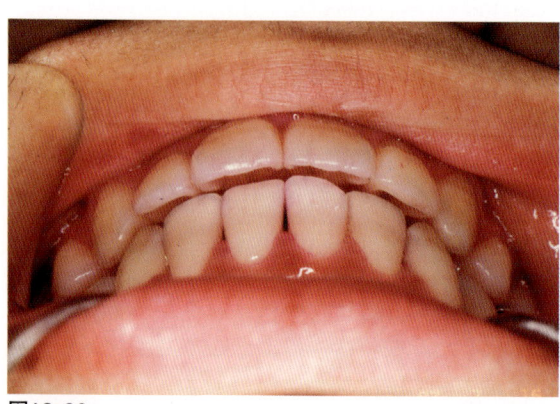

図18-26

Case 2

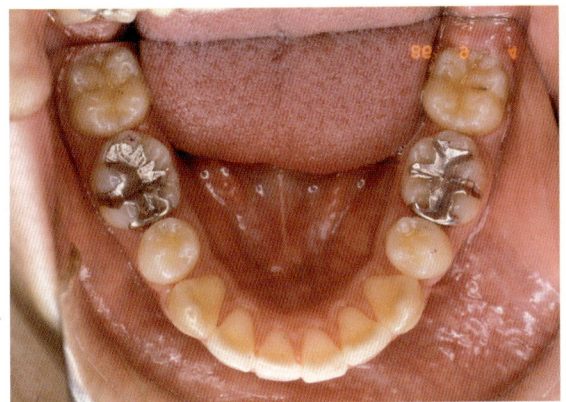

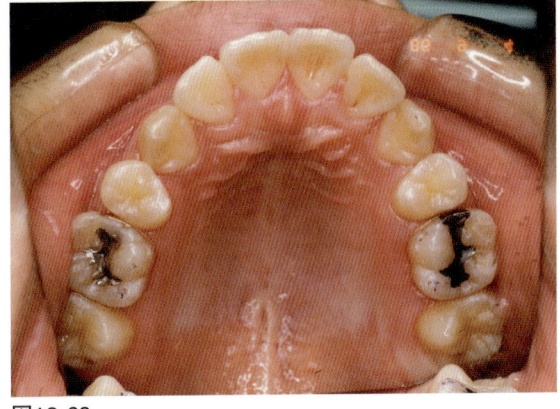

図18-27

図18-28

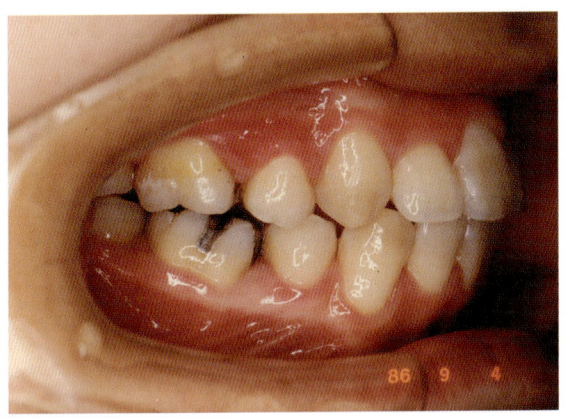

図18-29

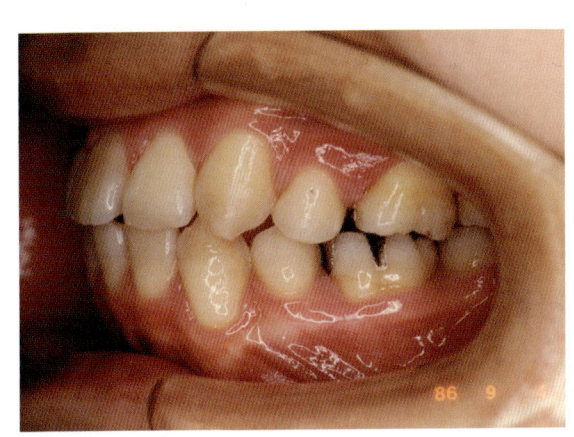

図18-30

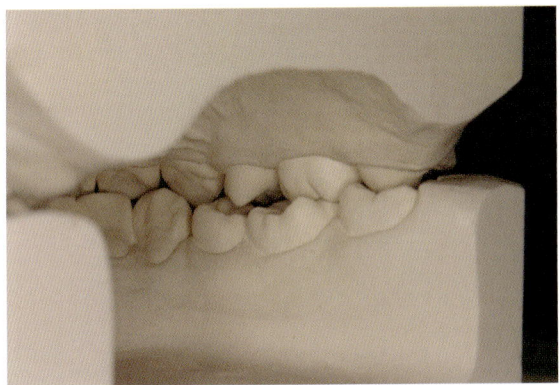

図18-31

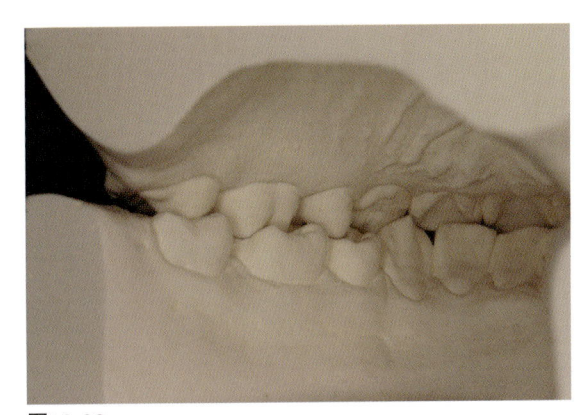

図18-32

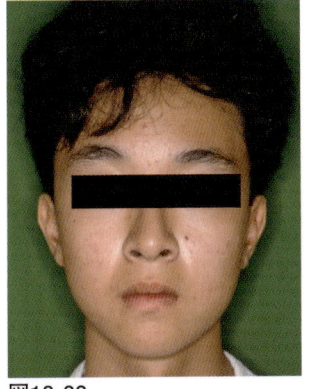

図18-33

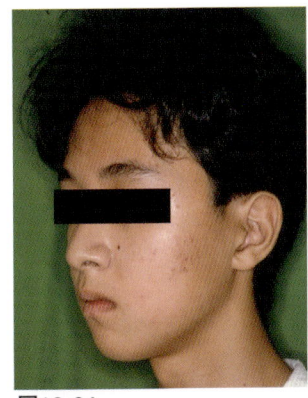

図18-34

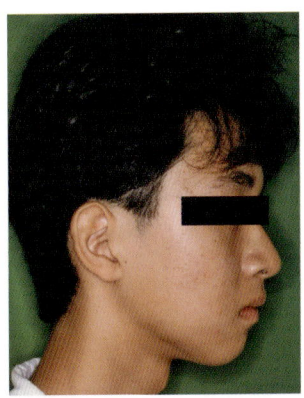

図18-35

87

Ⅲ. 矯正治療前後の比較と客観的評価——症例の難易度と正常咬合の完成度

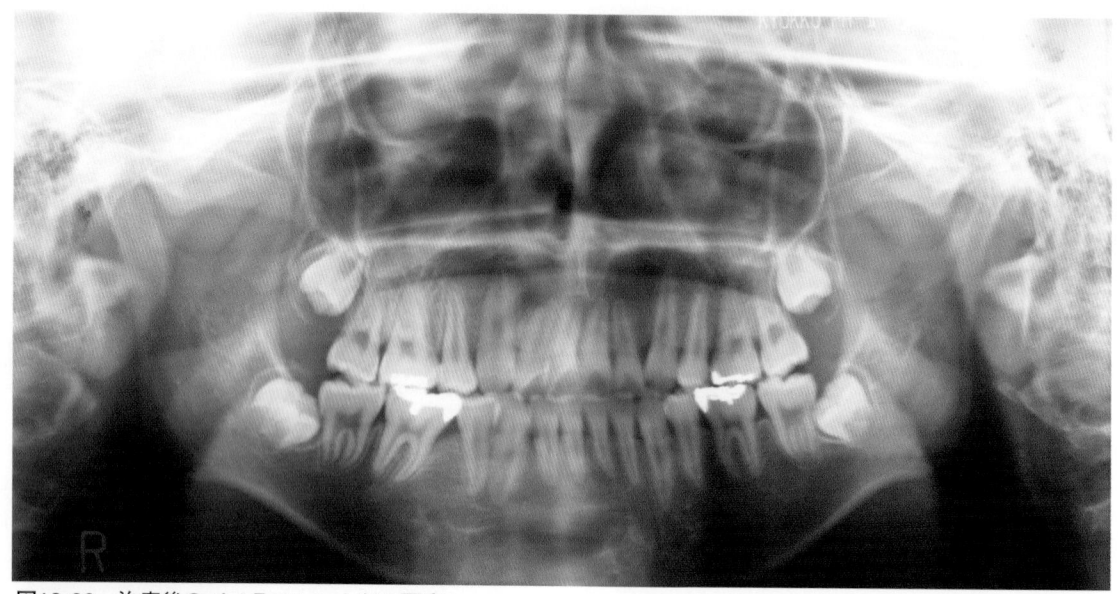

図18-36. 治療後のパノラマレントゲン写真

98.89%であり，変化は1.28なので，前症例のほうがより大きな不正であり，また改善率が高いので，症例の難易度が高く，本症例の正常咬合の完成度が劣っていたと考察される。しかしながら，症例の難易度は模型の比較だけで判断するのは危険であり，総合的に俯瞰する必要がある。

図18-25～図18-35は，治療後の口腔内および顔貌写真で，図18-36は治療後のオルソパントモを示す。

論文の要約

1. **The reliability of the Frankfort Horizontal in roentgenographic cephalometry** by Pancherz H. and Gokbuget, K.[12:2)]

セファロレントゲンにおけるFH基準平面の信頼性

フランクフルト平面での基準点Porionについてのanatomical Porion(Po-a)とmachine Porion(Po-m)の信頼性を調査した。対象は11歳と14歳時における各々の22人で，各セファロレントゲンを2回計測した結果，

1) Po-aの設定位置の誤差はPo-mよりも大きく，11歳時のセファロレントゲンのトレースでは14歳時に比べ2倍の誤差を生じた。

2) Po-mの位置はPo-aに比べ前方に2mm，下方へ9mm以上のずれを生じていた。3年にわたる調査から，Po-mはPo-aに比べ著しく下方へ偏移していた。

以上からPo-m点は偏移が大きいために，FH平面の基準点として不適当であり，基準点の変動による基準平面の変化は，セファロレントゲンの重ね合わせに不都合を生じる。

2. **Assessment of anteroposterior jaw relationship** by Hong-Po, C.[12:1)]

下顎の前後的位置関係の計測に関する研究

レントゲンセファロ分析で上顎に対する下顎の前後的な位置関係を，角度および距離計測で調べた。対象は20歳から29歳までの男女各40名で臨床的に許容できる正常咬合を有した。前後関係を示す計測項目は，ANB angle，Wits appraisal，AF-BF distance(フランクフルト平面にA点，B点から垂線を下ろした点間の距離)である。

(1) Wits appraisalは，咬合平面の傾斜の影響を受け距離の変動を呈した。

(2) ANB angleは，Nasionの前後的な位置変化による影響で角度の変動を示した。

Case 3
骨格性の上顎前突──齲蝕のため欠損歯を伴い，unusual extraction による成人症例

女性，21歳1カ月。主訴：八重歯，上顎前歯の歯列不正，口元の突出感。

口腔内所見 （図19-01〜図19-11）

上顎：右側犬歯の著しい低位，唇側転位，左側犬歯の唇側傾斜，捻転，右側側切歯の舌側転位，右側第一小臼歯の近心傾斜，歯列弓の左方偏移，歪み。下顎：両側第一大臼歯の欠如，左側第二大臼歯の齲蝕，右側第二小臼歯は歯冠形成途中（図19-01〜図19-03）。

咬合状態（図19-07〜図19-10）：水平被蓋3mm，垂直被蓋0mm，前歯部開咬，大臼歯関係は分類不可，小臼歯，犬歯関係は2級，ALD値は下顎：0mm，上顎：−12mm，下顎の多数歯にわたる欠損，とくに下顎の維

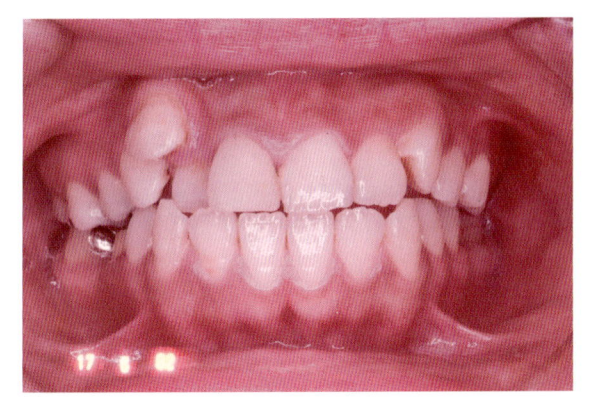

図19-01

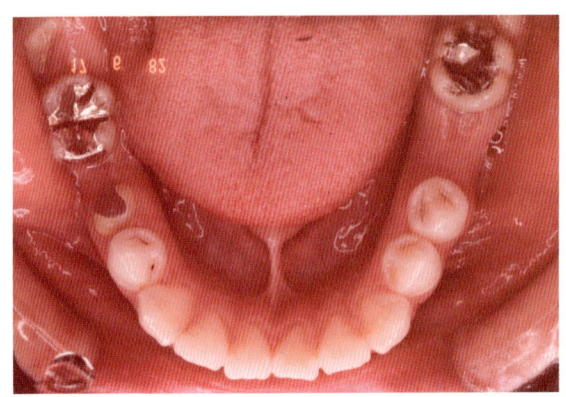

図19-02

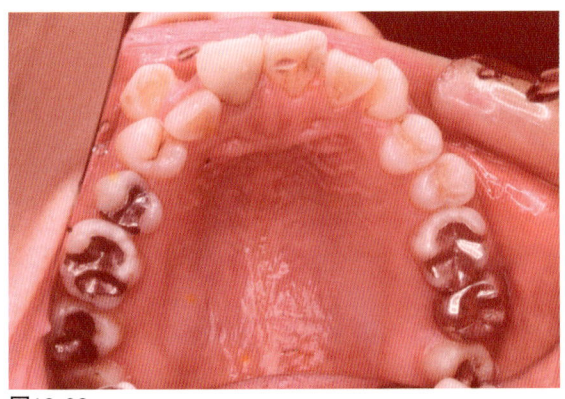

図19-03

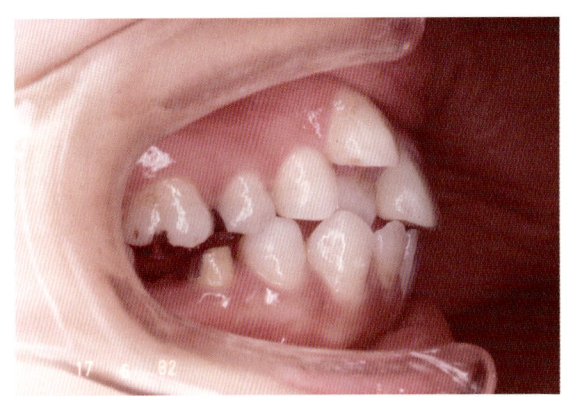

図19-04

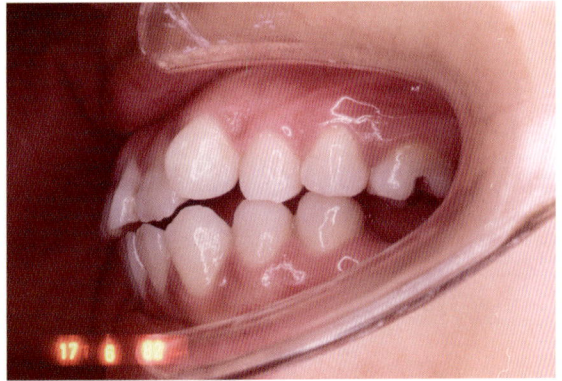

図19-05

89

Ⅲ．矯正治療前後の比較と客観的評価──症例の難易度と正常咬合の完成度

持歯牙の欠如のため，咬頭嵌合は不良を呈する。嚥下時の舌突出による舌習癖を伴う。図19-11は上下顎を重ね合わせて，咬合状態の様相を示し，下顎は青線，上顎は赤線で示した。

顔貌所見　（図19-12～図19-14）

　上下唇の前突感，おとがいの後退，口唇閉鎖時のおとがい部の緊張，E-ラインに対して下唇が9mm突出し，上下顎前突の様相を呈する。

模型分析　（図19-15）

　各歯牙の歯冠幅径は＋1SDから＋6SDまでで著しく大きい値を示した。over-all ratioは対象となる歯牙が欠

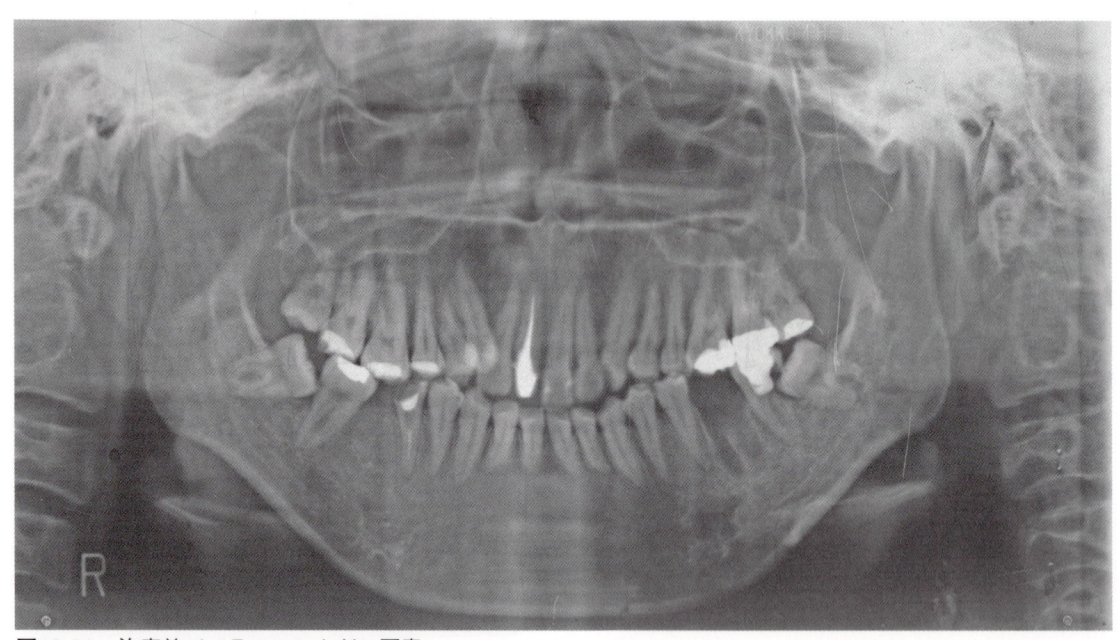

図19-06．治療前パノラマレントゲン写真

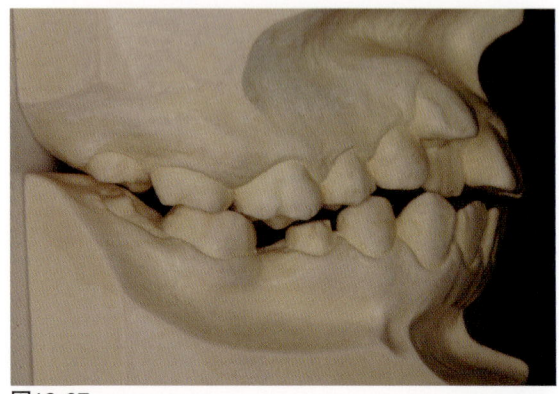

図19-07

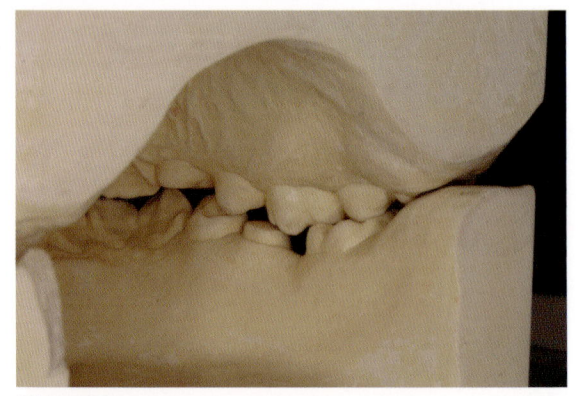

図19-08

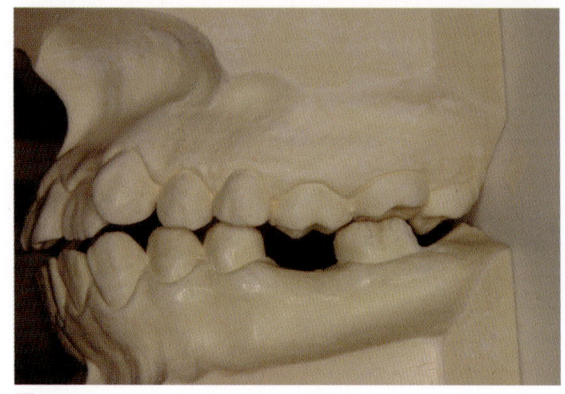

図19-09

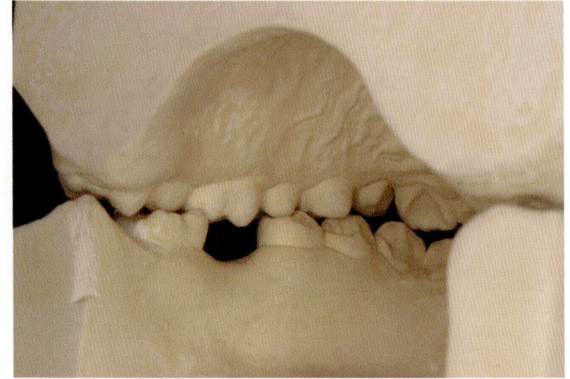

図19-10

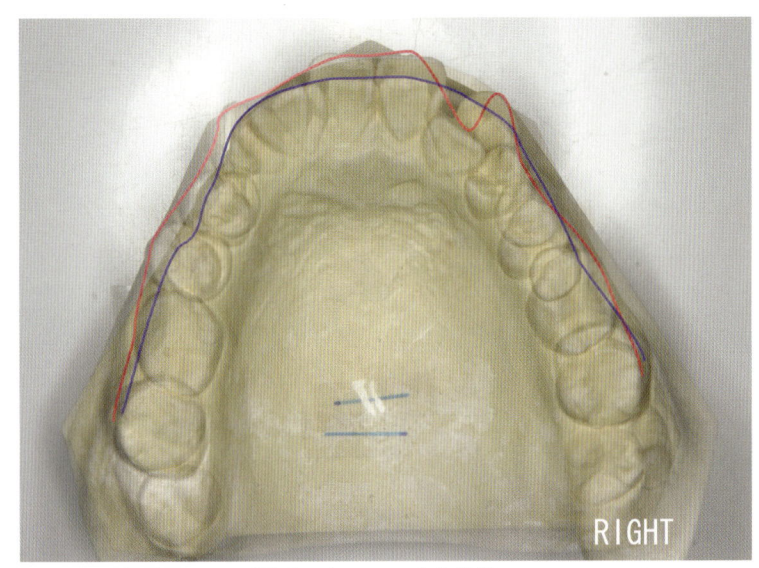

図19-11. 治療前　上下顎重ね合わせ，咬合状態

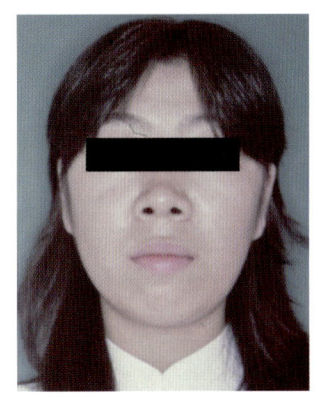

図19-12 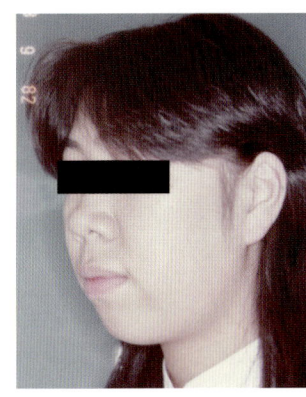　　　　　　図19-13 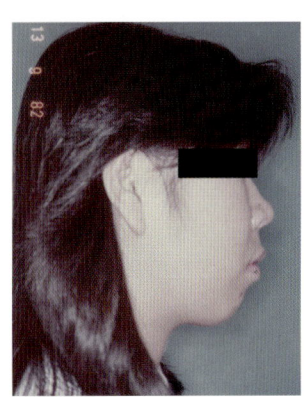　　　　　　図19-14

如しているため計測不能で，anterior ratioは平均値とほとんど一致していることから，molar relationは1級となる可能性を示している。下顎の第一大臼歯が欠如のため，矯正治療により第二大臼歯の近心移動による空隙の閉鎖を図り，表中に小臼歯抜歯後のoverall ratioを示したが，87.5％の仮定値から3級の近遠心関係で臼歯部の咬合を確立することになり，治療の各段階でこのrelationについて配慮しながら治療を進める必要がある。

セファロレントゲン所見　（図19-16，図19-17）

　SNB，Facial Angle，Mandibular plane，Y-axis，convexityの計測値の程度(extent)が大きいことから著しい下顎の後退，Y-axis，mandibular planeから下顎のclockwise rotationによる開大，Gonial angle，Me to Gonionから大きな下顎角と下顎下縁が短い下顎骨の形態不全，−1SDのSN length値からNasionがやや後退した位置，Ans to Meから下顔面高の増大，および歯牙系の分析値より上下顎前歯の唇側傾斜，上下顎前突を示した。以上を総合的に判断すると，下顎後退系の骨格性上顎前突で，骨格に相応した上下顎前歯の突出すなわち上下顎前突と診断できる。セファロレントゲン分析表の計測値は，巻末付図による個性正常咬合者の平均値を使用し，FH基準平面のPorionはanatomical Porionを基準点とした。

治療方針

　ALDは上顎について著しく−12mmを認め，この解消のために両側第一小臼歯の抜歯が必要である。また，右側犬歯の著しい唇側転位により，臼歯部は近心にlossし，強い2級関係を呈する(図19-07)。臼歯関係の是

III. 矯正治療前後の比較と客観的評価 ―― 症例の難易度と正常咬合の完成度

Female Adults
Name Case 3

Upper

SD	mean[2.2)]		L	R	mean	grade
0.47	8.28	U1	8.5	9.0	8.8	1.00
0.29	6.72	U2	8.5	7.9	8.2	5.10
0.21	7.52	U3	8.8	9.1	9.0	6.81
0.35	7.08	U4	7.2	7.7	7.5	1.06
0.34	6.8	U5	7.4	7.4	7.4	1.76
0.51	10.33	U6	11.1	11.1	11.1	1.51
0.43	9.54	U7	9.9	10.3	10.1	1.30
3.39	93.47	U material	51.5	52.2	103.7	3.02

SD	mean				grade
1.57	36.91	coronal arch A width	34.3		−1.7
2.25	48.34	P width	49.8		0.6
1.27	13.5	A length	12.0		−1.2
1.54	31.79	P length	30.0		−1.2

SD	mean				grade
2.64	41.84	basal arch A width			−15.8
2.36	62.46	P width			−26.5

sum U3-3 51.8
sum U6-6 103.7

Bolton[5.8)]
	SD	mean			U:L=1	grade
	1.65	77.2	Ant. ratio%	76.45	1.31	−0.46
	1.91	91.3	over-all ratio%	*	#VALUE!	#VALUE!
		100.2	post ratio%	55.30	1.81	#DIV/0!

mean U:L=1
1.30
1.10

Lower

SD	mean		L	R	mean	grade
0.28	5.38	L1	5.6	5.9	5.8	1.32
0.32	5.87	L2	6.2	6.5	6.4	1.50
0.23	6.48	L3	7.6	7.8	7.7	5.30
0.27	6.88	L4	7.4	7.7	7.6	2.48
0.32	6.99	L5	8.1		8.1	3.47
0.29	11.19	L6			#DIV/0!	#DIV/0!
0.57	10.2	L7	10.7	11.2	11.0	1.32
2.72	85.25	L material	34.9	27.9	62.8	−8.25

SD	mean				grade	after	retain
1.12	29.83	coronal arch A width	32.0	1.9	27.0	27.5
2.26	42.48	P width	46.0	1.6	37.0	37.6
1.09	9.45	A length	10.5	1.0	11.0	
1.41	27.21	P length	27.0	−0.1	23.0	

SD	mean				grade
2.42	32.59	basal arch A width		−13.5
2.77	58.14	P width		−21.0

sum L3-3 39.6
sum L6-6 62.8

Ext ratio	
88.80	U
77.70	L
87.50	%
1.14	U/L

Class 2 U<mean U L=1
Class 1 U=mean U
Class 3 U>mean U

図19-15. 模型分析表

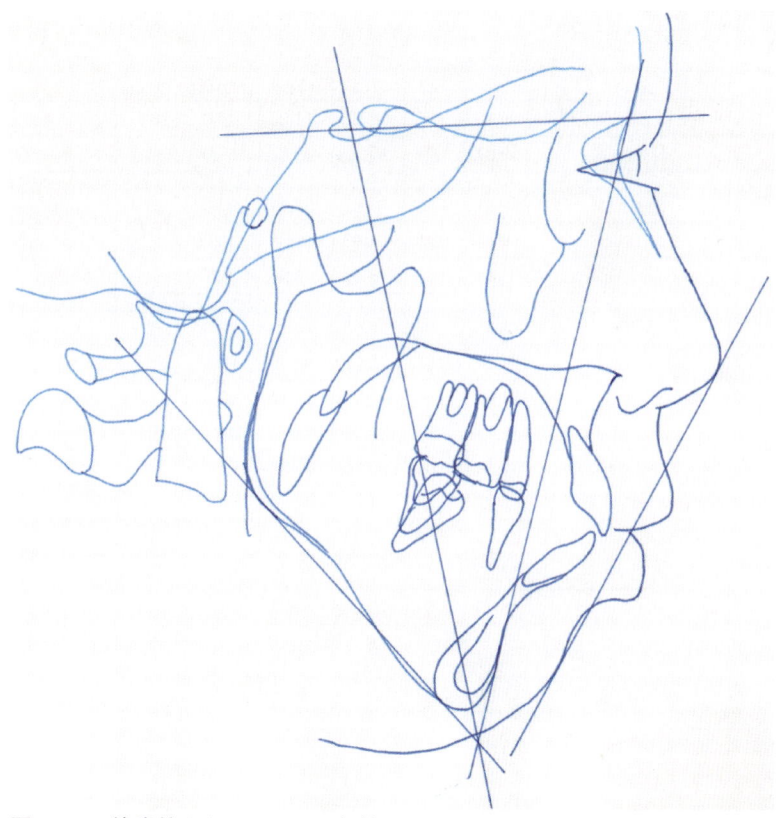

図19-16．治療前のセファロレントゲン

正のため，右側第一大臼歯の遠心移動は難しいため，第二大臼歯の抜歯後第一大臼歯の遠心移動による1級関係への改善を考えた．下顎は齲蝕による多数歯の欠損を呈し，下顎の両側第一大臼歯の欠如，右側第二小臼歯支台歯形態での放置，下顎左側第二大臼歯の保存不可能な根分岐部の透過像を認めた（図19-02，図19-06）．歯牙の抜歯と欠損部の空隙について矯正治療により閉鎖をはかると，通常とは異なる上下顎の対咬関係を矯正治療後に求める結果となる．最終的な咬頭嵌合位は，un-usually extractionによる適正な咬合関係を獲得できるための，特異な歯牙配列を考察する必要がある．右側の下顎で咬合に参加できる大臼歯は下顎第二，三大臼歯で，上顎の第一大臼歯は下顎の第一小臼歯と図19-18に示される歯式の対咬関係となる．そのため，上顎はALD解消のために上顎両側第一小臼歯の抜歯，下顎は空隙閉鎖のため右側第二大臼歯の近心lossと第三大臼歯の咬合への参加，左側では第三大臼歯の近心lossと第一，二小臼歯の遠心移動を考慮する．さらに，cephalometric discrepancyから，軟組織上に認められる著しい前突感を解決するためには，上下顎前歯の舌側移動のために上顎ではmaximum anchorage，下顎では大臼歯の著しい近心lossと同時に下顎前歯を舌側移動する力系を考察する必要がある．

抜歯部位は，（図19-18）

1. 上顎両側第一小臼歯

上顎のアーチレングス・ディスクレパンシーとして多くの（−）mm量を解消する．

2. 上顎右側第二大臼歯

右側の強い2級関係を是正するために第一大臼歯の遠心移動を容易にする．

3. 下顎右側第二小臼歯

齲蝕により，歯冠補綴のための歯冠形成中

4. 下顎左側第二大臼歯

齲蝕により保存不可能，根分岐部に透影像あり．

III. 矯正治療前後の比較と客観的評価——症例の難易度と正常咬合の完成度

Female Normal Occlusion   mean age:19.2y   n=15   profile=3.87

			mean	SD	−1SD	+1SD	Before	extent
cranial	1	FH to SN plane	9.13	2.50	6.63	11.63	11.0	0.7
	2	SN length	69.07	1.94	67.13	71.01	67.0	−1.1
max.	3	SNA	82.87	2.00	80.87	84.87	81.0	−0.9
	4	Convexity	8.07	3.99	4.08	12.06	16.0	2.0
	5	Mc line to A	1.37	2.53	−1.16	3.90	2.0	0.2
mand.	6	SNB	78.83	2.00	76.83	80.83	73.0	−2.9
	7	Facial angle	87.87	2.61	85.26	90.48	84.0	−1.5
	8	Mandibular plane	26.07	4.30	21.77	30.37	40.0	3.2
	9	Gonial angle	122.13	7.03	115.10	129.16	131.0	1.3
	10	Y-axis	62.20	3.00	59.20	65.20	70.0	2.6
	11	Ramus angle	82.07	7.23	74.84	89.30	89.0	1.0
	12	Me to Gonion	74.40	3.76	70.64	78.16	71.0	−0.9
	13	Go to Condyle	62.93	3.83	59.10	66.76	65.5	0.7
	14	Mc line to Pog	−5.03	5.01	−10.04	−0.02	−14.0	−1.8
intermax	15	SNA-SNB diff.	4.17	2.02	2.15	6.19	8.0	1.9
	16	A-B plane	−6.60	2.80	−3.80	−9.40	−10.0	1.2
vertical	17	N to Ans	56.47	2.13	54.34	58.60	60.0	1.7
	18	Ans to Menton	71.20	3.57	67.63	74.77	88.0	4.7
dental	19	Occlusal plane	10.33	2.61	7.72	12.94	15.5	2.0
	20	Interincisal	125.13	9.98	115.15	135.11	105.0	−2.0
	21	L1 to A-Pog	3.80	2.15	1.65	5.95	10.0	2.9
	22	L-1 to FH plane	59.67	8.95	50.72	68.62	42.0	−2.0
	23	L-1 to Mandibulra	95.80	6.59	89.21	102.39	98.0	0.3
	24	L-1 to Occlusal	21.20	6.56	14.64	27.76	31.0	1.5
	25	U-1 to FH plane	113.07	7.20	105.87	120.27	117.0	0.5
	26	U-1 to A-P plane	7.07	1.83	5.24	8.90	13.0	3.2
soft	27	L.lip to E-plane	1.00	2.09	−1.09	3.09	9.0	3.8
	28	U.lip to E-plane	−0.43	1.71	−2.14	1.28	5.0	3.2
	29	Naso-labial angle	93.27	10.98	82.29	104.25	119.5	2.4
	30	Labiomental Sulucus	127.87	12.92	114.95	140.79	140.0	0.9

by Arakawa orthdontic office in Jan. 2006   Name Case 3

triangle tweed	180.0
triangle 20,22,25	180.0

図19-17. セファロ分析表

矯正治療のための抜歯:
①上顎両側第一小臼歯の抜歯——上顎のアーチレングス・ディスクレパンシーとして多くの(−)mm量を解消する。
②上顎右側第二大臼歯の抜歯——右側の強い2級関係を是正するために，第一大臼歯の遠心転位を容易にする。
③下顎右側第二小臼歯——齲蝕により，歯冠補綴のための歯冠形成中。
④下顎左側第二大臼歯——齲蝕により保存不可能，根分岐部に透影像あり。
以上の抜歯により，最終的な咬頭嵌合位は次の歯式に示すようになる。

```
8 6 5 3 2 1 | 1 2 3 5 6 7
8 7 4 3 2 1 | 1 2 3 4 5 8
```

図19-18

Case 3

Case 3

	date	process	means
1	1982.6.	資料採集、	上顎右側第2大臼歯の抜歯
2	1982.7.	018*025 bracket bonding, band cementing Upper&Lower:016R Nt(Nickel titan wire) set Head Gear set	上顎両側第2小臼歯の抜歯、個々の歯牙の位置不正の改善、下顎左側第2大臼歯の抜歯,上顎ancorageの確保
3	1982.9.	Lower:016R wire+ UA(utility arch)	下顎大臼歯up-right,
4	1982.11.	Upper:016R Co-cr wire Lower:016*016 Co-cr wire	下顎右側第2小臼歯抜歯、上下顎arch formの整形、下顎大臼歯のloss,小臼歯遠心移動
5	1983.3	Upper:J-hook+coil spring	上顎右側第1大臼歯 遠心移動
6	1983.7	Upper:contraction arch+sectional arch	anterior retraction
7	1983.12.	Lower:016*022 Co-cr wire	Lower ideal arch
8	1984.5.	Upper:016*16 Co-cr wire	Upper finish wire
9	1984.7.	Retain 2y1m	

図19-19. 治療経過

評価 5.4.3.2.1 減点法
name Case 3

		Before	After	differ.
1	Occlusal contact (buccal side)	2.0	4.5	2.5
2	Occlusal contact (lingual side)	2.0	4.0	2.0
	molar relation(Class) L,R		3,3	
	canine relation(Class) L,R	2,2	2,1	
3	Mid-line	5.0	5.0	0.0
4	Arch coordination	2.5	5.0	2.5
5	Over bite(anterior)	4.5	4.8	0.3
	Over bite(mm)	0	2	
6	Over jet(anterior)	4.7	5.0	0.3
7	Over jet(posterior)	3.0	5.0	2.0
	Over jet(mm)	3.5	2	
8	Ridge step (upper)	3.0	5.0	2.0
9	ALD(upper)	2.0	5.0	3.0
	ALD(upper) mm	−12	0	
10	Rotation (upper)	4.0	5.0	1.0
11	Space (upper)	5.0	5.0	0.0
12	Arch form,Symmetry(upper)	3.0	5.0	2.0
13	ridge step (lower)	5.0	4.5	−0.5
14	ALD(lower)	2.0	5.0	3.0
	ALD(lower) mm	+20	0	
15	Rotation (lower)	4.5	5.0	0.5
16	Space (lower)	2.0	4.5	2.5
17	Arch form,Symmetry(lower)	4.7	5.0	0.3
18	Spee curve	5.0	5.0	0.0
	Others			
	Total	59.4	82.3	22.9

Bolton[5-8]	mean	SD	grade	U:Lower=1	mean U:Lower=1
anterior ratio L/U×100 %	76.45	77.20	1.65	−0.45	1.31	1.30
over-all ratio L/U×100 %	60.56	91.30	1.91	−16.09	1.65	1.10

治療前の評価%	57.50
治療後の評価%	89.31
治療後の改善率%	91.44
治療前後の変化	1.39

Class 2	L1>mean L1
Class 1	L1=mean L1
Class 3	L1<mean L1

図19-20. 治療前後の評価，比較

III．矯正治療前後の比較と客観的評価──症例の難易度と正常咬合の完成度

治療経過　（図19-19）

1. 1982年6月　資料採取
2. 7月　下顎wire set 016R Nt.，上顎右側第二大臼歯，下顎左側第二大臼歯の抜歯，Head Gear set
3. 8月　上顎両側第二小臼歯抜歯，上顎wire set 016R Nt.
4. 11月　下顎右側第二小臼歯抜歯
5. 1893年2月　上下顎016*016 Nt wire
6. 3月　上顎右側第一大臼歯遠心移動，J-hook
7. 6月　上下顎右側第三大臼歯band set
8. 7月　上顎contraction Utility arch
9. 12月　下顎016*022 Co-cr wire，Class 2 elastics
10. 1984年5月　上顎前歯部，歯牙形態の修正，上顎016*16 Co-cr wire
11. 7月　Retain

治療後の評価　（図19-20）

　右側咬頭嵌合位について，下顎第三大臼歯と上顎第二大臼歯の咬頭と窩の咬合位の獲得が不十分であった（図19-25，図19-27）。下顎第三大臼歯の近心傾斜，torque不足による舌側傾斜のため，位置の改善された上顎第三大臼歯と十分な咬頭嵌合位が認められない。そのため，治療前後の比較を点数による客観的な評価で表すと，矯正治療による改善の程度を明確に表現できる。治療前の低い点数を表す項目は，頰舌側観の咬頭嵌合，上下のarch coordination，over jet，隣接する歯牙の上顎のALD，辺縁隆線の移行の不良，下顎の欠如歯による著しい空隙などに認めた。これらは治療後にそれぞれの項目で改善され，総点数は59.4から82.3へ変化した。改善率は91.44％を示し，治療前を1とすると，治療後は1.39となった。そのため，前2症例

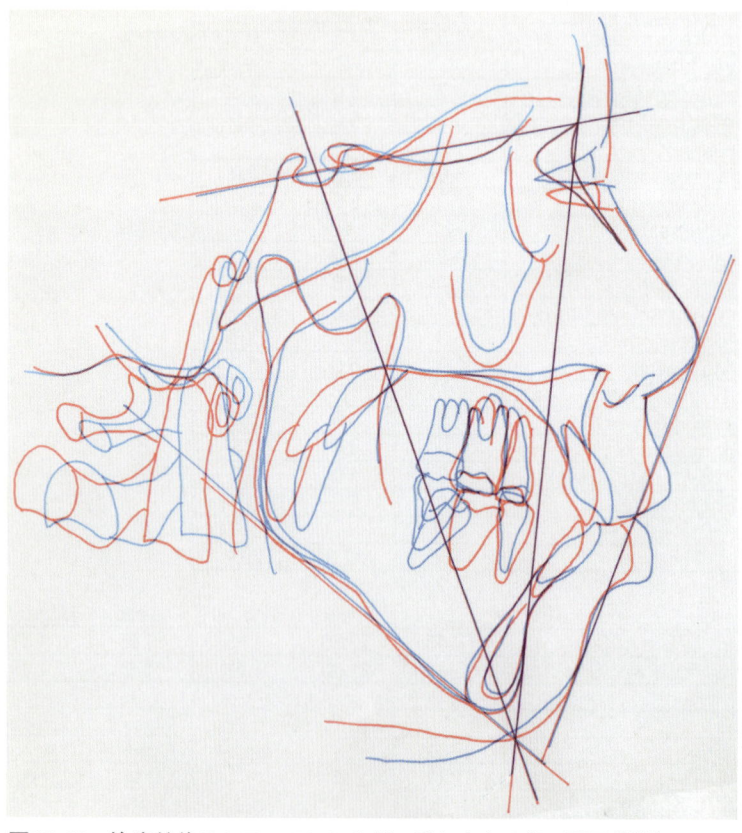

図19-21．治療前後のセファロレントゲン重ね合わせ（SN平面基準）
　　　　　治療前—青線，治療後—赤線

Case 3

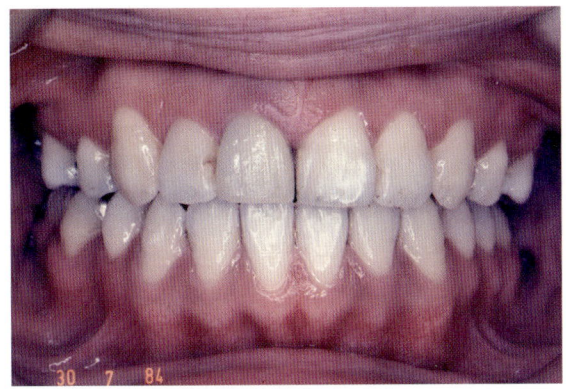

図19-22. 動的治療終了時

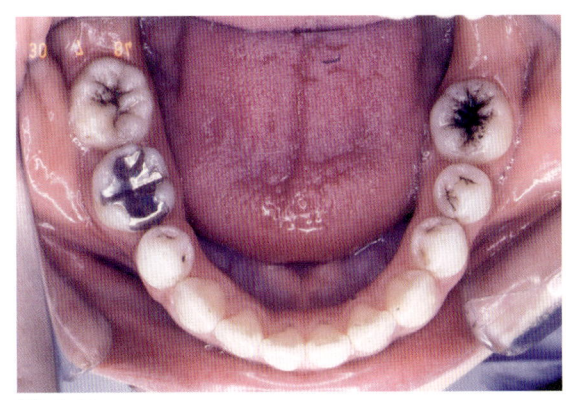

図19-23

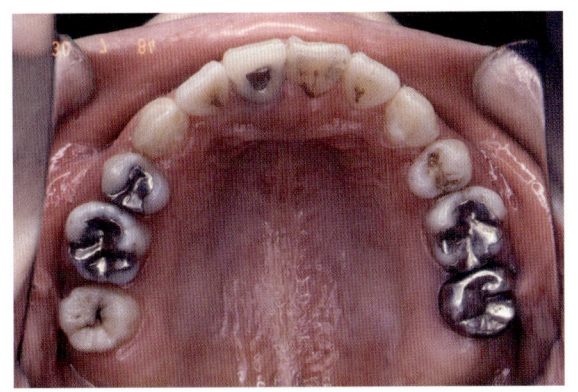

図19-24

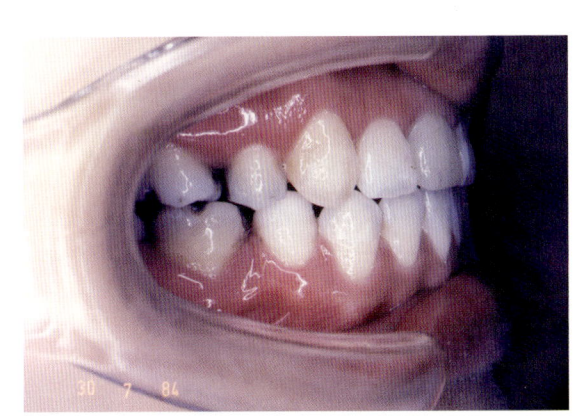

図19-25

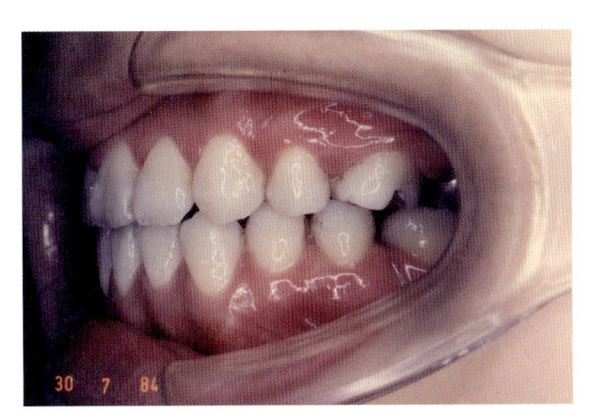

図19-26

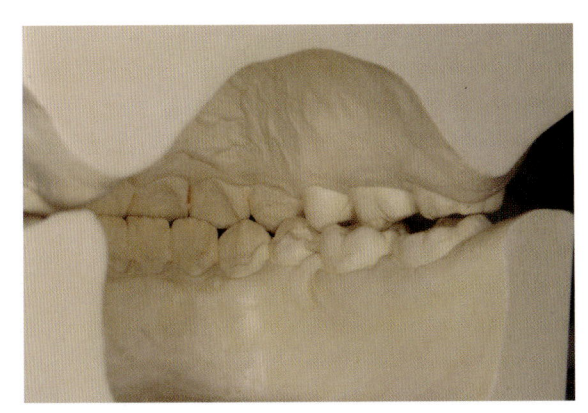

図19-27

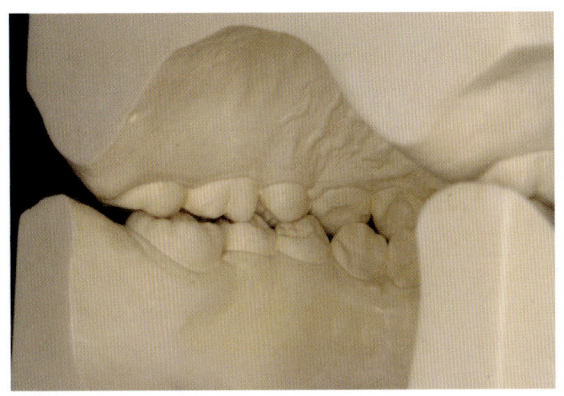

図19-28

Ⅲ．矯正治療前後の比較と客観的評価——症例の難易度と正常咬合の完成度

（case1；1.28，case2；1.25）と比較して改善の程度が高い数値で示され治療による変化が大きいことを示した。治療後の総計は前2症例（case1；89.0，case2；88.5）と比べ，低いため改善率も低い割合であった（case1：98.89％，case2：98.33％）。しかしながら，治療前の不正咬合の程度は前2症例と比べてより強く（57.50％，case1：71.94％，case2：73.33％），この症例の難易度が高いことが客観的に考察できる。

> **セファロ所見から**　　（図19-21）

　　治療前後の重ね合わせから，Y-axisに変化がなく，治療による下顎の開大などの影響を認めなかった。上顎左側大臼歯はmaximum anchorageにより治療前の位置で維持され，左側下顎第三大臼歯は欠如した下顎第一大臼歯，および保存不可能なために抜歯した第二大臼歯の著しい空隙を閉鎖するため，大きな近心へのlossとup-rightさせることにより，上顎第一，第二大臼歯との変則的な咬合を確保した（**図19-25〜図19-28**）。また，右側の上顎第一大臼歯は遠心移動し，下顎右側第二大臼歯は，欠如した第一大臼歯と支台歯形成途中のため抜歯した第二小臼歯の空隙閉鎖のため，著しく近心lossし上顎大臼歯と良好な咬合を確立した。上下顎前歯の舌側傾斜により側貌軟組織の改善，すなわちcephalometric discrepancyの解消を認めたのは，下顎大臼歯のlossと同時に左右第一小臼歯の遠心移動による空隙確保によったと考えられる。この症例のような左右異なった力系による歯牙移動は複雑である。セファロ所見は単に二次元的な側貌観なので，左右の歯牙の重ね合わせだけからでは，このような変化を読み取るのは困難であり，治療結果からこのような経過を推測するのみである。

図19-29　　　　図19-30　　　　図19-31

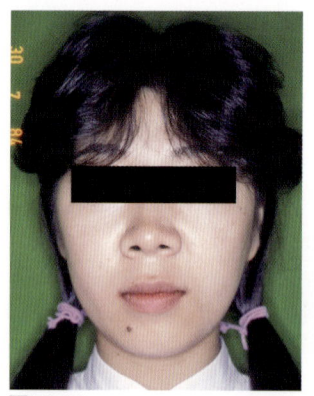

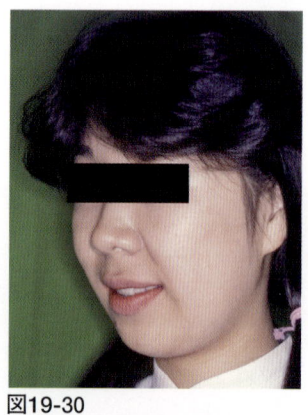

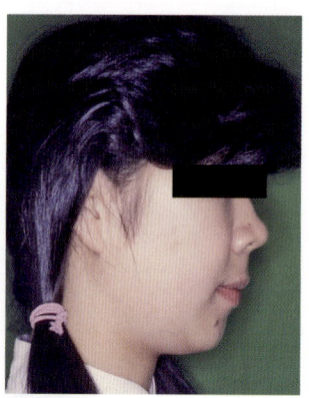

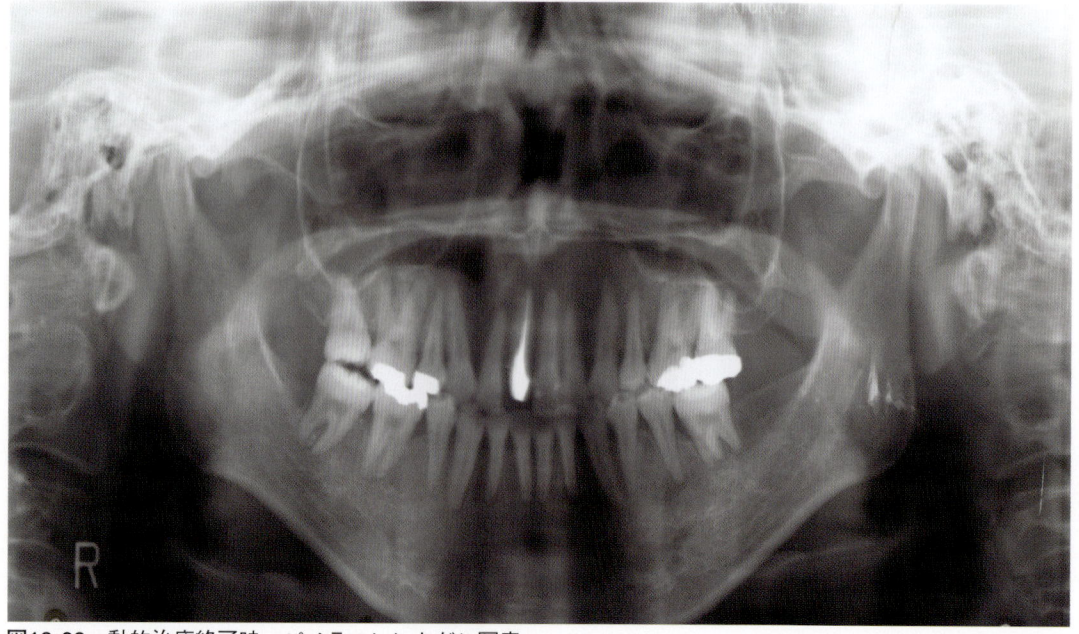

図19-32．動的治療終了時　パノラマレントゲン写真

Case 3

治療後および保定

　図19-22〜図19-31は治療後の口腔内，顔貌写真，図19-32はオルソパントモレントゲン写真を示す。図19-33から図19-40は治療後20年を経過した保定時の写真である。保定後の評価は，同様な数値による客観的な方法で明確となるであろう。

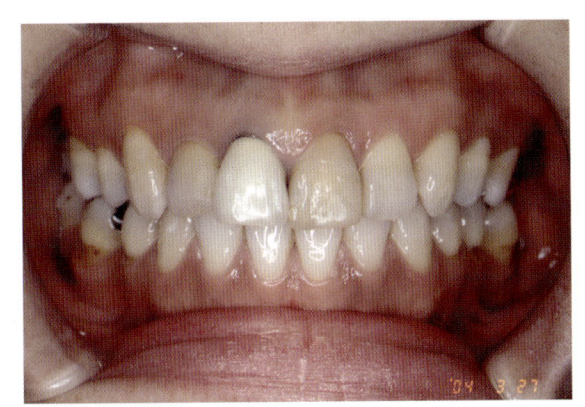

図19-33．保定，19y8m

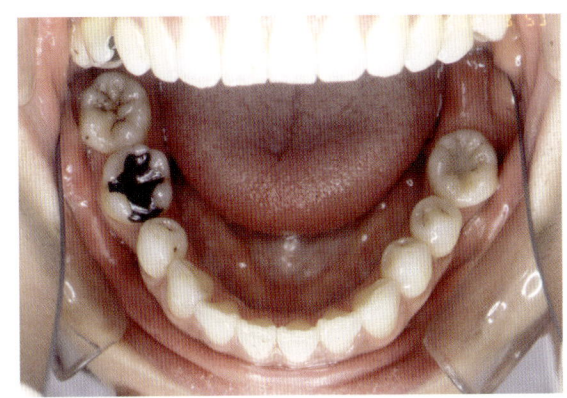

図19-34

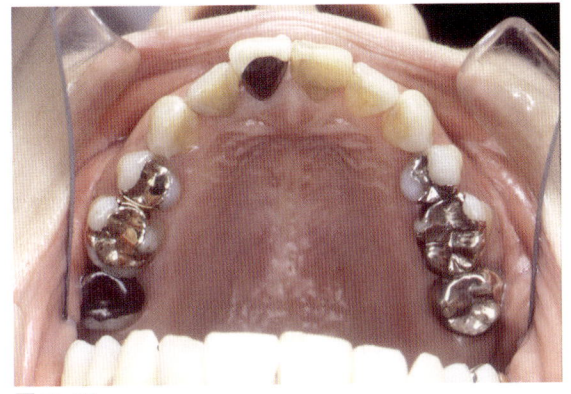

図19-35

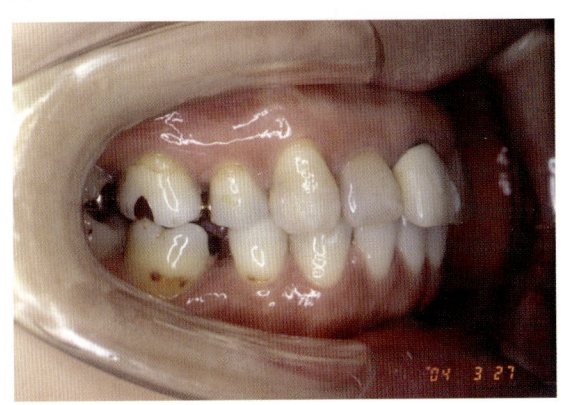

図19-36

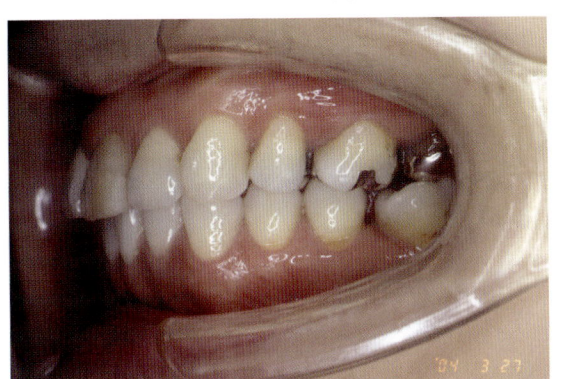

図19-37

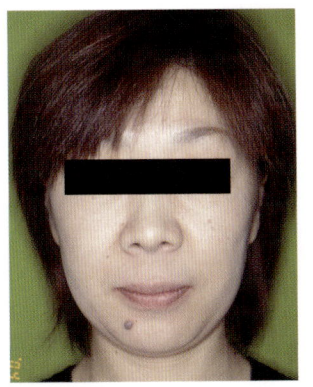

図19-38

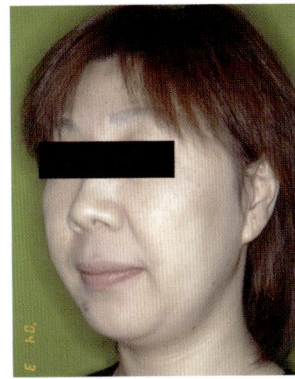

図19-39

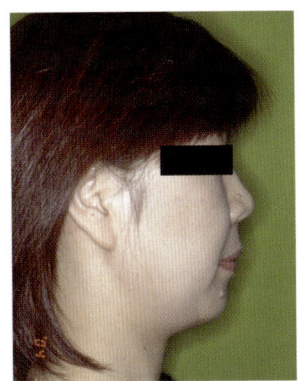

図19-40

Ⅲ．矯正治療前後の比較と客観的評価──症例の難易度と正常咬合の完成度

Case 4
骨格性の過蓋咬合──著しいlow angle の mandibular planeを伴う症例

　女性，13歳8カ月，身長149.5cm，母親の身長158cm，血縁に主たる不正咬合者なし。主訴：噛み合わせが深い，かかりつけの歯科医の指摘により，本人の自覚はない。

> 口腔内所見 （図20-01～図20-10）

　著しい過蓋咬合（over bite）12mm，水平被蓋（over jet）5mm，上下顎の強いspee curve（図20-12～図20-14），下顎前歯部に軽度の捻転，上顎は短径歯列弓で，上下顎の咬合時の模型の重ね合わせより，犬歯から第二小臼歯部での歯列弓幅径に著しい差異を認め，これより両側小臼歯部は鋏状咬合を呈する（図20-11）。下顎はspee curve，上顎はreverse spee curveを呈するため，それぞれの咬合平面（切歯と大臼歯を結ぶ線，下顎は赤縁，上顎は青線）は前歯部への移行に従い著しい顎間距離を呈する（図20-12～図20-14）。

> 模型分析 （図20-15）

　上下顎の歯冠幅径は，ほとんどの歯牙で平均値と比較して小さなSD値（grade）を示し，上下顎の歯冠幅径の比率であるover all ratioは平均値よりも大きな数値であり，上顎のすべての歯牙の幅径が下顎のすべての歯牙の幅径に比べて小さいことから，治療後の大臼歯の近遠関係は2級関係になるような比率の構成であると推測される。また，大臼歯部の歯列弓幅径は上下顎ともに小さいが，犬歯部遠心部の歯列弓幅径（anterior width）は上顎に比較して下顎の犬歯遠心部，小臼歯で著しく小さく，鞍状歯列弓の傾向を呈した（図20-02）。模型分析表（図20-15）から小臼歯部の鋏状咬合は，上顎小臼歯の唇側転位と下顎小臼歯から犬歯にいたる歯列の狭窄によるもので，さらに上下顎の大臼歯も舌側傾斜していると考えられる。歯槽基底幅径は臼歯部に

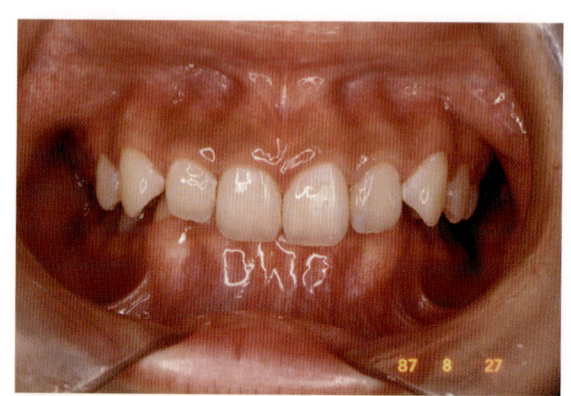

図20-01

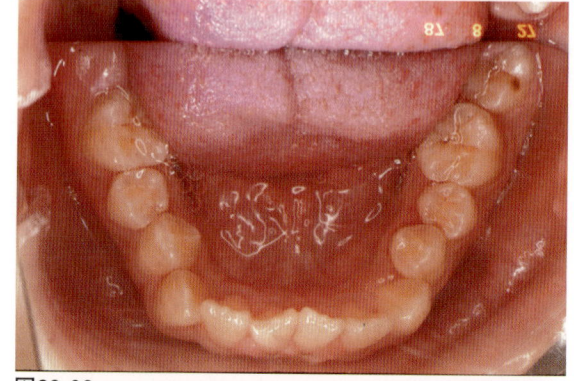

図20-02

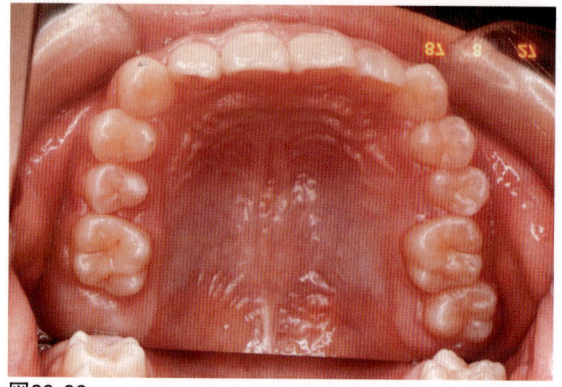

図20-03

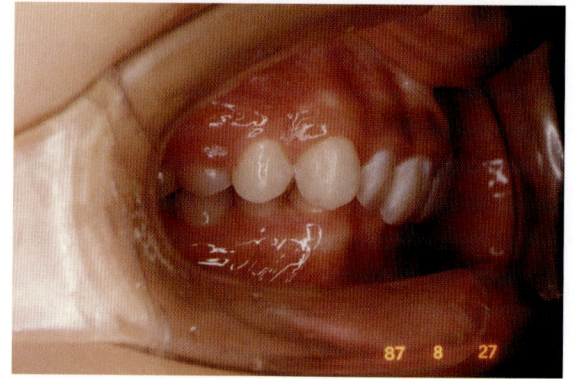

図20-04

Case 4

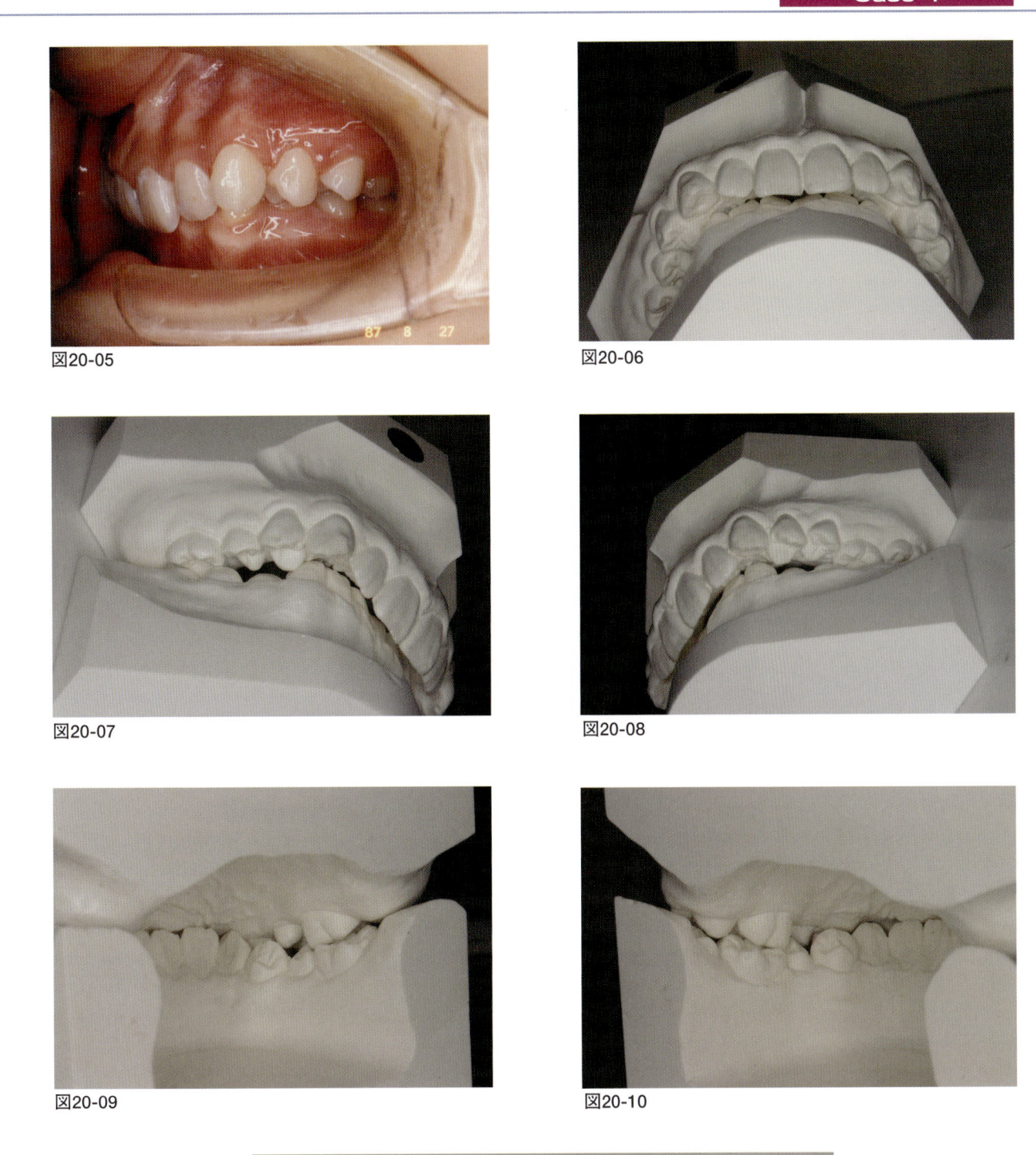

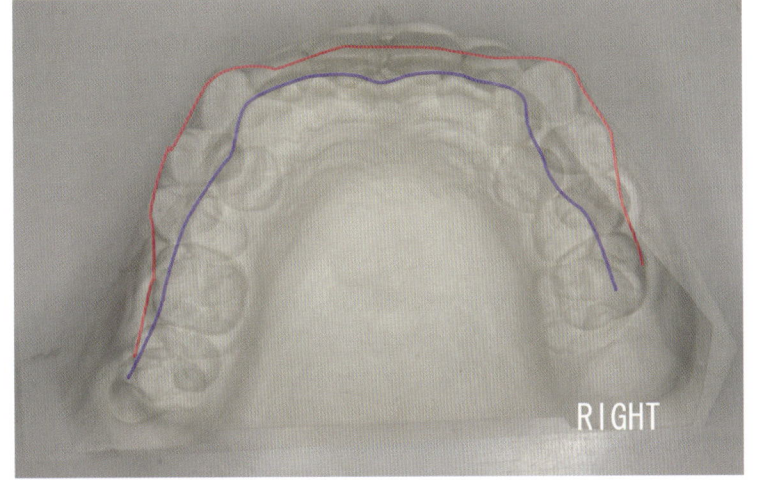

図20-05

図20-06

図20-07

図20-08

図20-09

図20-10

図20-11. 上下顎の重ね合わせ，咬合状態。上顎―赤線，下顎―青線

III. 矯正治療前後の比較と客観的評価——症例の難易度と正常咬合の完成度

図20-12

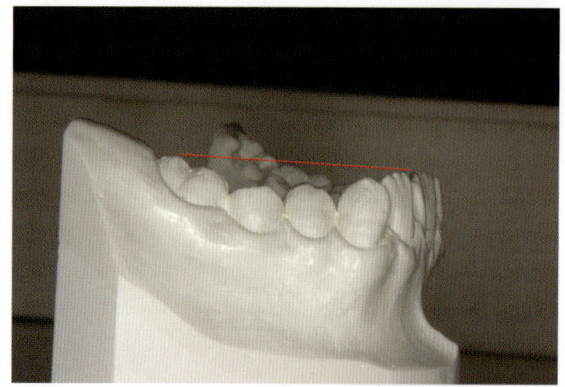

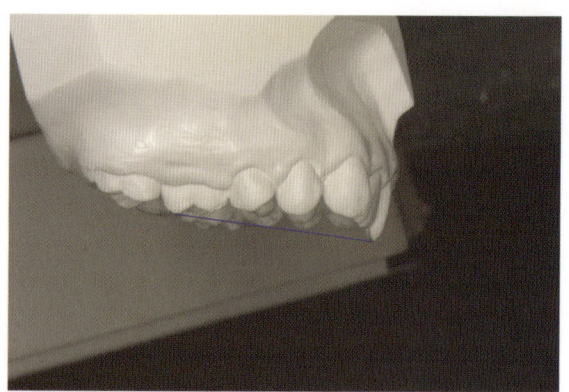

図20-13

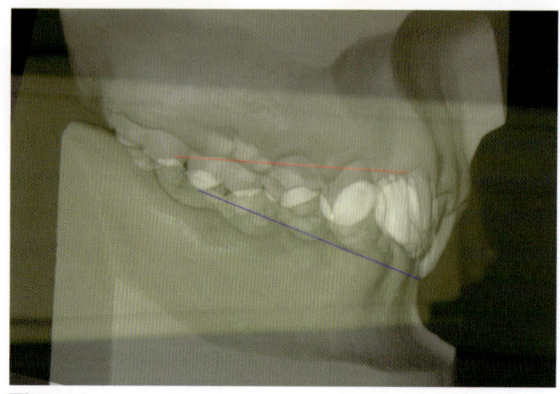

図20-14

おいて上顎に比べて下顎でより小さく，犬歯の歯槽基底は上顎でより小さな値を示した(上顎：−2.6SD，下顎：−0.9SD)。そのため，上顎の犬歯は狭い歯槽基底上で唇側に傾斜して植立し，anterior widthについて上下顎の歯槽基底の幅径の差 (4.5mm)は歯列弓の幅径の差 (14.9mm)ほど大きくなく，不調和は少ないことを示した。この結果，小臼歯部の鋏状咬合は歯性の不調和によると考察される。

顔貌所見　（図20-16〜図20-18）

上下唇の突出，おとがい部の軽度の緊張感，下顎の反時計方向への回転と下顔面部の短小，および大きな顎角を呈する典型的なbrachy face typeの下顔面を呈する。

セファロレントゲン所見　（図20-19〜図20-22）

治療時は，13歳で身長が149.5cm，母親と比較していまだ成長する可能性があり，セファロ分析は当該年齢の平均値を使用する必要がある。しかしながら，該当する計測値は約5歳から12歳までの論文[13：1, 9-13]を多く認めるので，当該年齢の分析にはプロフィログラムが適当な資料[13：13]であった。プロフィログラムの重ね合わせについて(図20-19)，mandibular plane，gonial angleの図形上の比較から，下顎角が小さく，反時計方向を呈する特異な下顎骨形態と著しく短い下顔面高から骨格性の過蓋咬合を呈した。このようなプロフィログラム図形による主観的な所見と，数値による客観的な比較のため，すでに成長要素のない成人のセファロ分析表(図20-22)との照らし合わせをした。年齢によって変動する下顎の成長に関する計測値を配慮するとき，主観によった上記の項目に対応する計測値，Ramus angle，Me to Gonion，Go to condyleなどの項目は平均値を外れる数値を呈した。これらの計測値は成人用のセファロ分析表の結果であるが，総合的に判断すると，脳頭蓋(nasion)に対して上下顎共により大きな後退(SN length，SNA，SNB，Facial angle，convexity，A-B plane)を示し，強い下顎の反時計方向への回転と後退，短い下顔面高などから骨格性の上顎前突を伴う過蓋咬合と判断した。また歯牙要素については上下顎前歯が骨格の位置不正に適応して著しい舌側傾斜を認め過蓋咬合の要因となった。

Case 4

Female Adults
Name Case 4

Upper

SD		mean[2,2]	L	R	mean	grade
0.47	U1	8.28	7.9	7.7	7.8	-1.02
0.29	U2	6.72	6.6	5.8	6.2	-1.79
0.21	U3	7.52	7.2	7.5	7.4	-0.81
0.35	U4	7.08	6.9	6.2	6.6	-1.51
0.34	U5	6.8	6.1	6.1	6.1	-2.06
0.51	U6	10.33	9.3	9.6	9.5	-1.73
0.43	U7	9.54		9.0	9.0	-1.26
3.39	U material	93.47	44.0	42.9	86.9	-1.94

SD	coronal arch	mean	L	R	grade
1.57	A width	36.91	37.3		0.2
2.25	P width	48.34	42.5		-2.6
1.27	A length	13.5	8.0		-4.3
1.54	P length	31.79	25.0		-4.4

SD	basal arch	mean	L	R	grade
2.64	A width	41.84	34.9		-2.6
2.36	P width	62.46	60		-1.0

				mean	
	sum U3-3		42.7	45.04	
	sum U6-6		86.9	93.46	

	SD	mean		U:L=1	grade
Bolton[5,8] Ant. ratio%	1.65	77.2	80.56	1.24	2.04
over-all ratio%	1.91	91.3	93.56	1.07	1.18
post ratio%		100.2	106.11	0.94	#DIV/0!

			U:L=1	
Class 2	U<mean U			
Class 1	U=mean U		L=1	
Class 3	U>mean U			

mean U:L=1
1.30
1.10

Lower

SD		mean	L	R	mean	grade
0.28	L1	5.38	4.8	5.6	5.2	-0.64
0.32	L2	5.87	5.7	5.6	5.7	-0.69
0.23	L3	6.48	6.3	6.4	6.4	-0.57
0.27	L4	6.88	7.1	6.9	7.0	0.44
0.32	L5	6.99	6.4	6.8	6.6	-1.22
0.29	L6	11.19	10.0	9.7	9.9	-4.62
0.57	L7	10.2			#DIV/0!	#DIV/0!
2.72	L material	85.25	40.3	41.0	81.3	-1.45

SD	coronal arch	mean	L	R	grade		after	retain
1.12	A width	29.83	22.4	-6.6			27.0	27.5
2.26	P width	42.48	38.3	-1.8			37.0	37.6
1.09	A length	9.45	5.0	-4.1			11.0	
1.41	P length	27.21	21.5	-4.0			23.0	

SD	basal arch	mean	L	R	grade
2.42	A width	32.59	30.4	-0.9	
2.77	P width	58.14	52.9	-1.9	

			mean	
	sum L3-3	34.4	35.46	
	sum L6-6	81.3	85.58	

Ext ratio	
U	73.80
L	67.30
%	91.19
U/L	1.10

spee curve	Upper L.	Upper R.	Lower L.	Lower R.
t.material	44.0	42.90	40.30	41.00
linear	38.10	38.20	34.00	33.50
linear/matel	0.87	0.89	0.84	0.82

after Tx. U44 Ext. L_No-ext

spee curve	Upper L.	Upper R.	Lower L.	Lower R.
t.material	37.1	36.70	40.30	41.00
linear	36.60	36.10	38.20	38.50
linear/matel	0.99	0.98	0.95	0.94

図20-15. 模型分析表

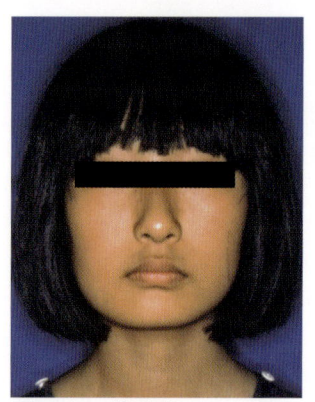

III．矯正治療前後の比較と客観的評価 ── 症例の難易度と正常咬合の完成度

図20-16．治療前 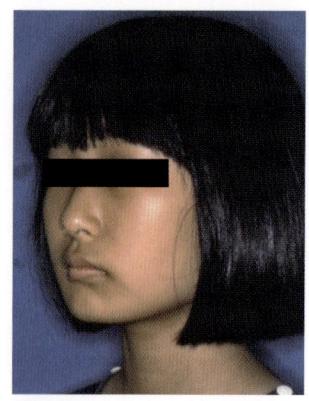　　図20-17 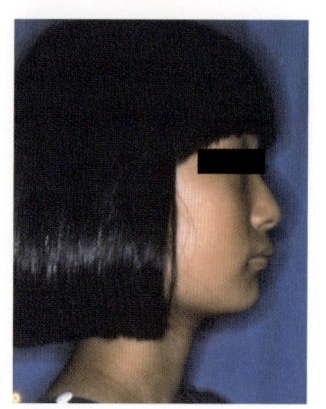　　図20-18

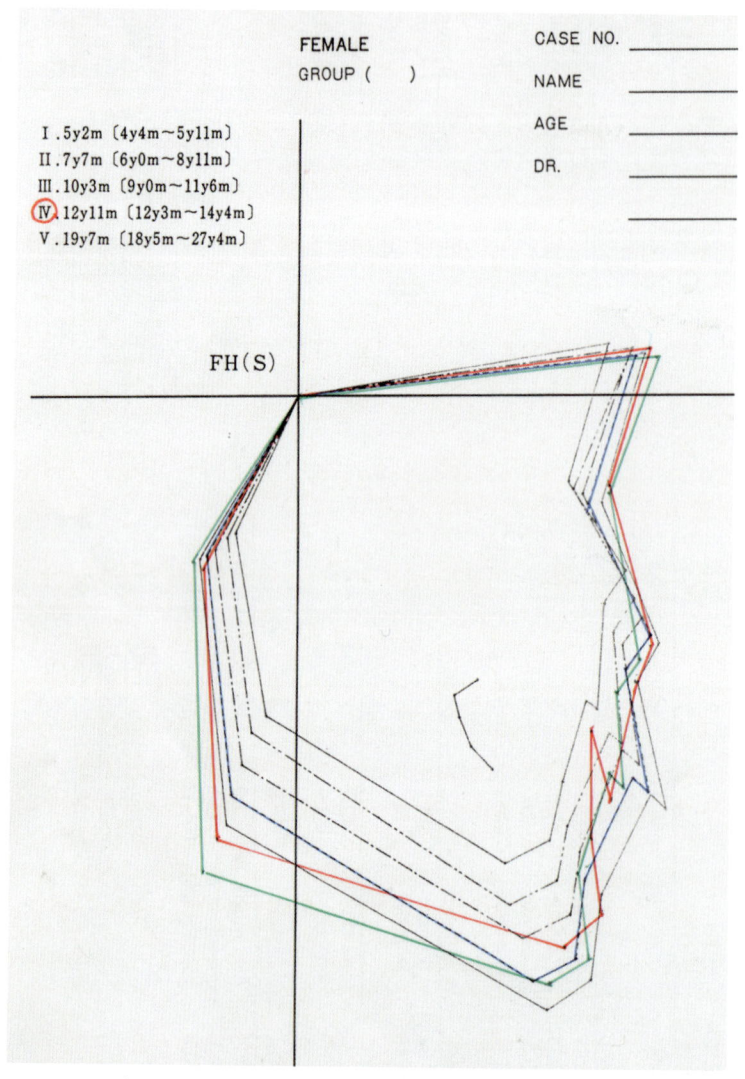

図20-19．プロフィログラム（治療前─赤線，治療後─緑線，標準値─青線）

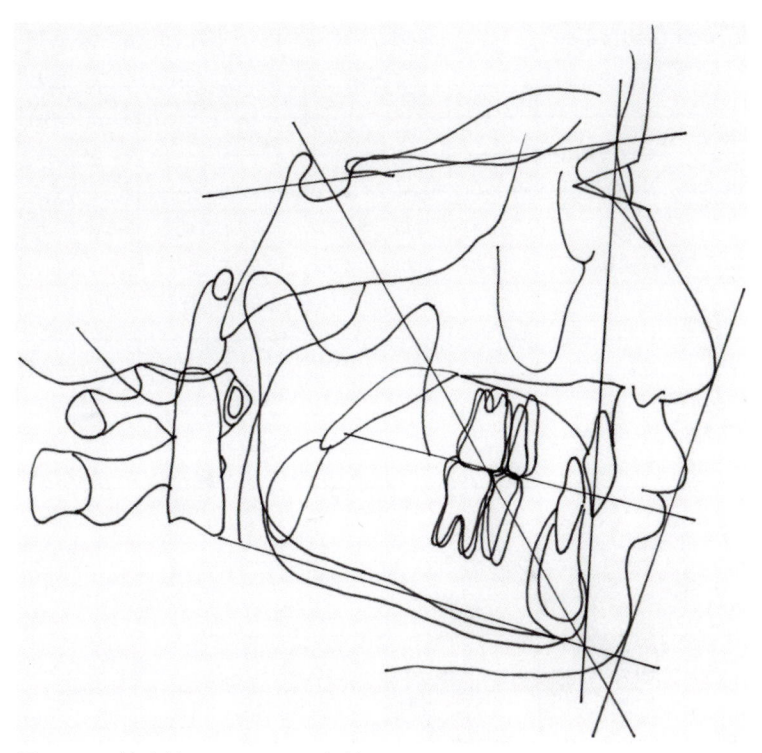

図20-20．治療前セファロレントゲン，13y8m

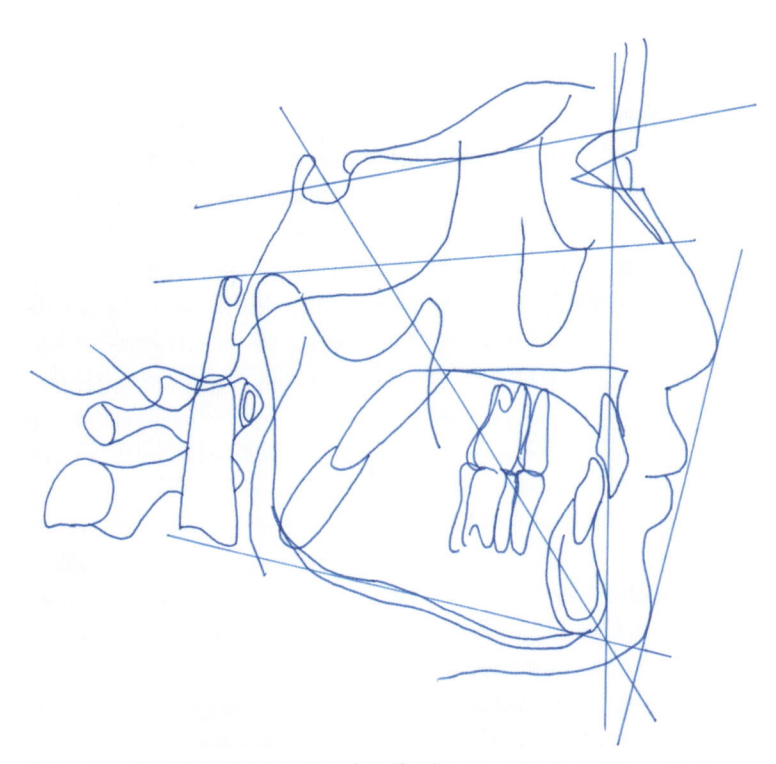

図20-21．動的治療前（咬合挙上床の使用）セファロレントゲン，15y1m

III. 矯正治療前後の比較と客観的評価──症例の難易度と正常咬合の完成度

Female Normal Occlusion　　mean age:19.2y　　n=15　　profile=3.87

			mean	SD	−1SD	+1SD	Before	extent	after
cranial	1	FH to SN plane	9.13	2.50	6.63	11.63	5.0	−1.7	5.0
	2	SN length	69.07	1.94	67.13	71.01	69.0	0.0	69.5
max.	3	SNA	82.87	2.00	80.87	84.87	80.5	−1.2	79.5
	4	Convexity	8.07	3.99	4.08	12.06	5.5	−0.6	−1.0
	5	Mc line to A	1.37	2.53	−1.16	3.90	−5.0	−2.5	−7.5
mand.	6	SNB	78.83	2.00	76.83	80.83	76.0	−1.4	76.5
	7	Facial angle	87.87	2.61	85.26	90.48	83.5	−1.7	83.5
	8	Mandibular plane	26.07	4.30	21.77	30.37	19.0	−1.6	18.0
	9	Gonial angle	122.13	7.03	115.10	129.16	110.0	−1.7	108.0
	10	Y-axis	62.20	3.00	59.20	65.20	65.5	1.1	64.0
	11	Ramus angle	82.07	7.23	74.84	89.30	89.0	1.0	90.0
	12	Me to Gonion	74.40	3.76	70.64	78.16	71.5	−0.8	72.0
	13	Go to Condyle	62.93	3.83	59.10	66.76	63.5	0.1	71.0
	14	Mc line to Pog	−5.03	5.01	−10.04	−0.02	−12.0	−1.4	−13.0
intermax	15	SNA-SNB diff.	4.17	2.02	2.15	6.19	4.5	0.2	3.0
	16	A-B plane	−6.60	2.80	−3.80	−9.40	−11.0	1.6	−6.0
vertical	17	N to Ans	56.47	2.13	54.34	58.60	56.0	−0.2	56.5
	18	Ans to Menton	71.20	3.57	67.63	74.77	59.0	−3.4	62.5
dental	19	Occlusal plane	10.33	2.61	7.72	12.94	16.0	2.2	5.0
	20	Interincisal	125.13	9.98	115.15	135.11	173.0	4.8	130.0
	21	L1 to A-Pog	3.80	2.15	1.65	5.95	−7.0	−5.0	−4.0
	22	L-1 to FH plane	59.67	8.95	50.72	68.62	78.0	2.0	60.0
	23	L-1 to Mandibulra	95.80	6.59	89.21	102.39	83.0	−1.9	102.0
	24	L-1 to Occlusal	21.20	6.56	14.64	27.76	−4.0	−3.8	23.0
	25	U-1 to FH plane	113.07	7.20	105.87	120.27	85.0	−3.9	110.0
	26	U-1 to A-P plane	7.07	1.83	5.24	8.90	−1.0	−4.4	3.5
soft	27	L.lip to E-plane	1.00	2.09	−1.09	3.09	0.0	−0.5	−4.0
	28	U.lip to E-plane	−0.43	1.71	−2.14	1.28	1.0	0.8	−3.5
	29	Naso-labial angle	93.27	10.98	82.29	104.25	78.0	−1.4	114.0
	30	Labiomental Sulucus	127.87	12.92	114.95	140.79	102.0	−2.0	145.0

by Arakawa orthdontic office in Jan. 2006　　Name Case 4

triangle tweed	180.0
triangle 20,22,25	180.0

after

triangle tweed	180.0
triangle 20,22,25	180.0

図20-22. セファロ分析表　治療前後の比較

Case 4

	date	process	means
1	1987.8.	資料採集、bite opening plate set	bite opening with growth
2	1988.10	Hg set	anchorage in U66
3	1989.1	U wire 016R NT	levelling
4	1989.3	U overlaied with UA	depression
5	1989.6	L 2×4 wire, advanced UA 016*022 Co-cr	L1 advance+depression
6	1989.10	U full brackets, 014R NT	levelling
7	1990.8	L full brackets, 014R NT, U44Ext, U&L UA	levelling & depresssion
8	1991.4	U Anterior retraction	anterior retraction
9	1992.9	Finish	
10	1997.6	Retain observation	

図20-23. 治療経過

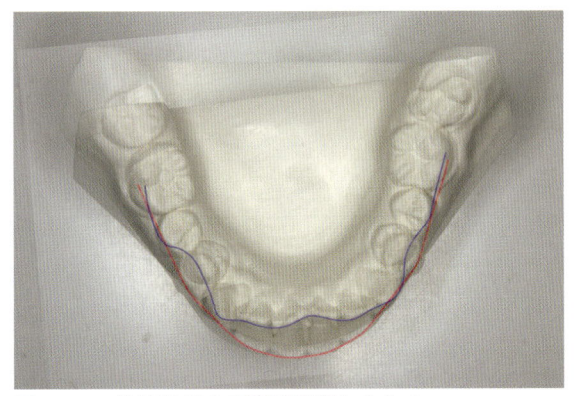

図20-24. 治療前後の下顎模型重ね合わせ

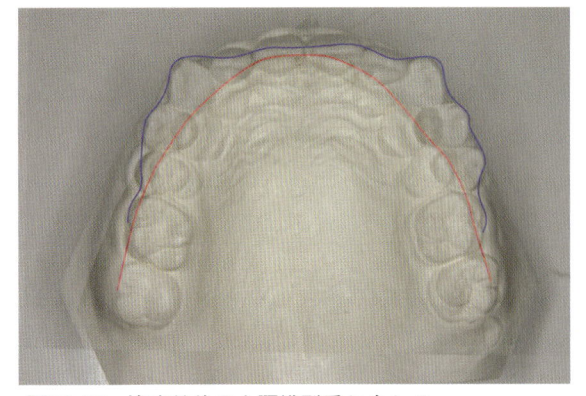

図20-25. 治療前後の上顎模型重ね合わせ

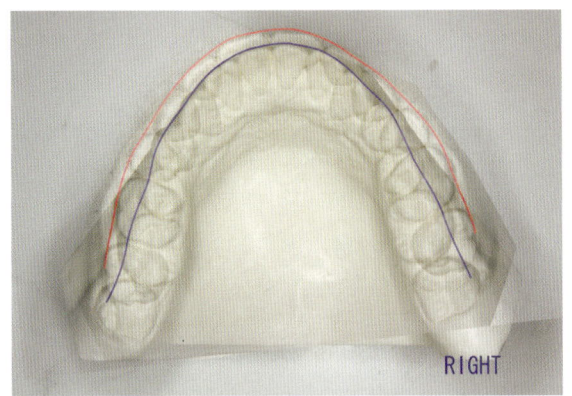

図20-26. 治療後の上下顎模型重ね合わせ，咬合状態

III．矯正治療前後の比較と客観的評価──症例の難易度と正常咬合の完成度

評価 5.4.3.2.1 減点法
name Case 4

		Before	After	differ.
1	Occlusal contact (buccal side)	2.0	5.0	3.0
2	Occlusal contact (lingual side)	2.0	5.0	3.0
	molar relation(Class) L,R	2,2	2,2	
	canine relation(Class) L,R	2,2	2,2	
3	Mid-line	4.5	4.7	0.2
4	Arch coordination	2.0	5.0	3.0
5	Over bite(anterior)	2.0	5.0	3.0
	Over bite(mm)	12	2	
6	Over jet(anterior)	4.0	5.0	1.0
7	Over jet(posterior)	2.0	5.0	3.0
	Over jet(mm)	5	2	
8	Ridge step (upper)	4.0	4.5	0.5
9	ALD(upper)	4.5	5.0	0.5
	ALD(upper) mm	4	0	
10	Rotation (upper)	4.5	5.0	0.5
11	Space (upper)	5.0	5.0	0.0
12	Arch form,Symmetry(upper)	3.0	5.0	2.0
13	ridge step (lower)	4.0	4.2	0.2
14	ALD(lower)	4.3	5.0	0.7
	ALD(lower) mm	6	0	
15	Rotation (lower)	4.0	4.0	0.0
16	Space (lower)	5.0	5.0	0.0
17	Arch form,Symmetry(lower)	4.0	4.8	0.8
18	Spee curve	3.0	5.0	2.0
	U&L canine contact +,−			
	Canine facets			
	Profile			
	Total	63.8	87.2	

Bolton[5-8]		mean	SD	grade	U:Lower=1	mean U:Lower=1
anterior ratio L/U×100 %	80.56	77.20	1.65	2.04	1.24	1.30
over-all ratio L/U×100 %	93.56	91.30	1.91	1.18	1.07	1.10

治療前の評価%	63.61
治療後の評価%	96.11
治療後の改善率%	96.89
治療前後の変化	1.37

Class 2	L1<mean L1
Class 1	L1=mean L1
Class 3	L1>mean L1

図20-27．矯正治療前後の評価，比較

治療方針

骨格性の過蓋咬合，下顎後退による上顎前突の改善は，成長による変化を期待して機能的な矯正装置を使用し，その後過蓋咬合，水平被蓋の成長による機転を経過観察し，成長が安定した時点で再度動的治療のための治療方針を計画することとした。

治療前後の比較

●模型による比較（図20-24～図20-27）

本症例は下顎歯列の狭窄による臼歯部の著しい咬合不全と過蓋咬合を特徴とする。そのため，治療前後の評価表（図20-27）における項目1，2，4，5，7で低い点数を示した。総点数は前症例（Case 3）59.4点と比較して高く不正の程度が低い評価であるのは，前症例の方が個々の歯牙の不正に伴う強いALD値と下顎に大きな空隙を認めたことにより差異が生じたと考えられる。Case 3とCase 4の難易度の判定について，両症例ともに著しい咬頭嵌合の不正を呈しているが，上下顎のarch coordinationの不調和は，Case 3と比べて本症例の方が強く認められる。不正の程度を主観で安易に比較するのは難しく，全体的な評価を数値として表わす客観

的な評価の判断をする一助となった。治療後の正常咬合の完成程度は本症例において高い改善率(96.89％，case 3：91.44％)を認め，治療前後の変化は数値の比較でより明確になった。これは両症例とも通常の抜歯症例とは異なる，un-usually extractionにより生じた不安定な臼歯の咬合状態の改善を評価する咬頭嵌合，咬合接触の程度(項目1.2)の改善によるものであった。

●セファロレントゲンの重ね合わせによる比較

1)治療前と動的治療前(図20-28)：治療前(13歳8カ月)から15歳1カ月までの咬合挙上床の使用により下顎の下方への成長を認め，下顎の成長に伴う上顎大臼歯の挺出により過蓋咬合はやや改善した(図20-29〜図20-36)。身長の変化は149.5cmから153cmへと伸長し期待された下顎の変化を認めた(図20-01〜図20-05と比較，参照)。

2)動的治療前と動的治療途中の抜歯時(図20-34)：動的治療の途中で非抜歯から抜歯へと治療計画を変更した。下顎は歯列弓の拡大，およびspee curveの除去によりALDを減少することができた。しかしながら上顎については大臼歯の近遠心関係が2級，上顎前歯の唇側傾斜および水平被蓋の改善ができないため上顎第一小臼歯の抜歯による解決を図った。この段階における過蓋咬合の改善は，治療前と比較して上下顎前歯の圧下と唇側傾斜によるspee curveの平坦化，下顎の成長，上下顎大臼歯の挺出によった(図20-35，図20-36)。

3)治療前と動的治療の終了(図20-37)：上顎前歯の圧下，上顎大臼歯の近心lossと挺出，下顎前歯の唇側傾斜と圧下，下顎大臼歯の挺出，下顎の成長，Y-axisの保持，これらの相互的に調和の取れた治療機転により不正咬合の改善がなされ軟組織上での上下唇の変化を認めた。

治療経過 (図20-23)：

1987. 8：資料採集
1987.10：咬合挙上床の装着
1988.10：ヘッドギアの装着
1989. 1：上顎wire 016R NT

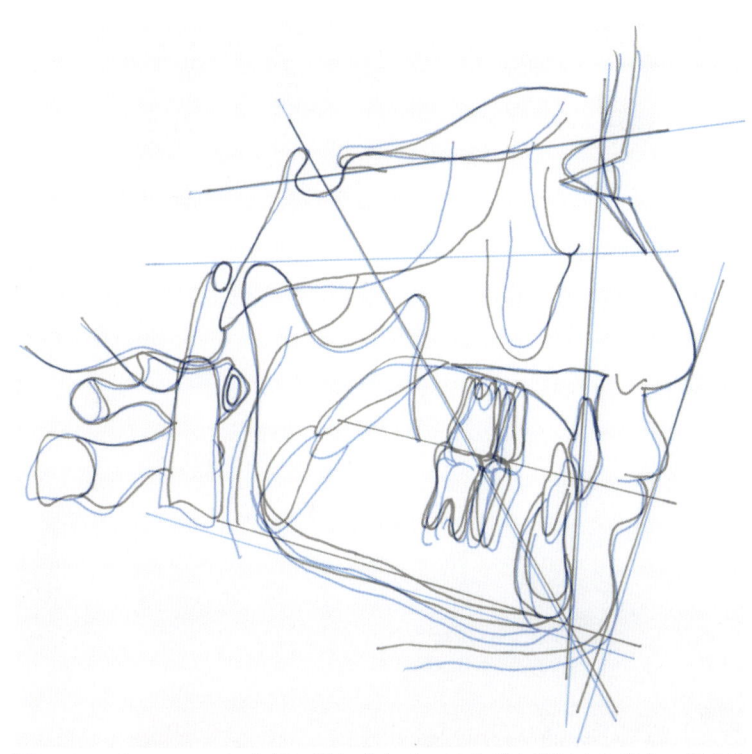

図20-28．セファロレントゲン重ね合わせ，咬合挙上床による変化，初診時(13y8m)—黒線，動的治療前(15y1m)—青線

Ⅲ. 矯正治療前後の比較と客観的評価──症例の難易度と正常咬合の完成度

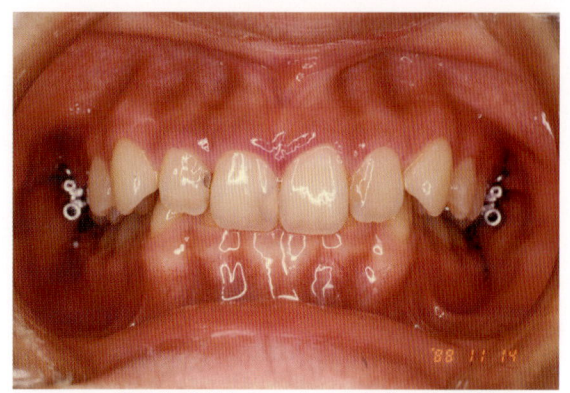

図20-29. 動的治療前（15y1m），咬合挙上床の使用

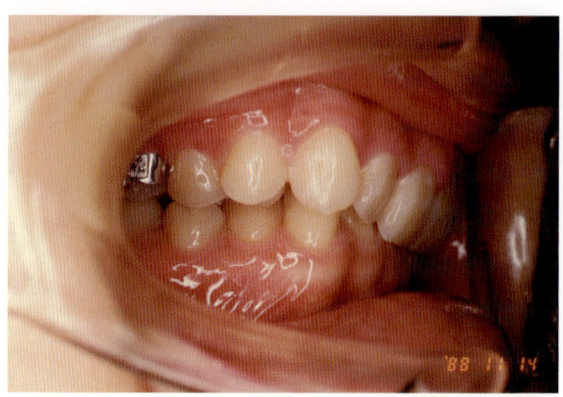

図20-30

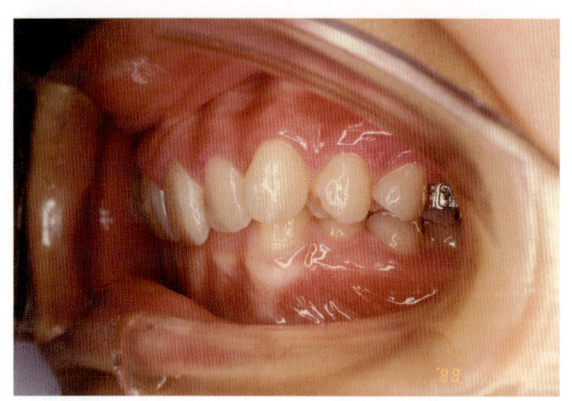

図20-31

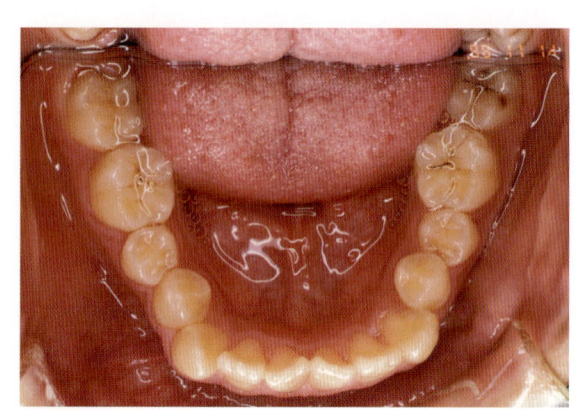

図20-32

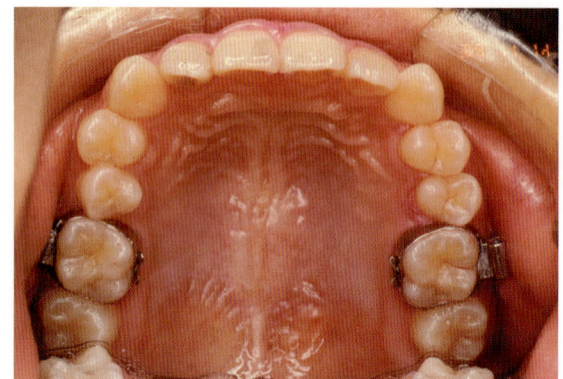

図20-33

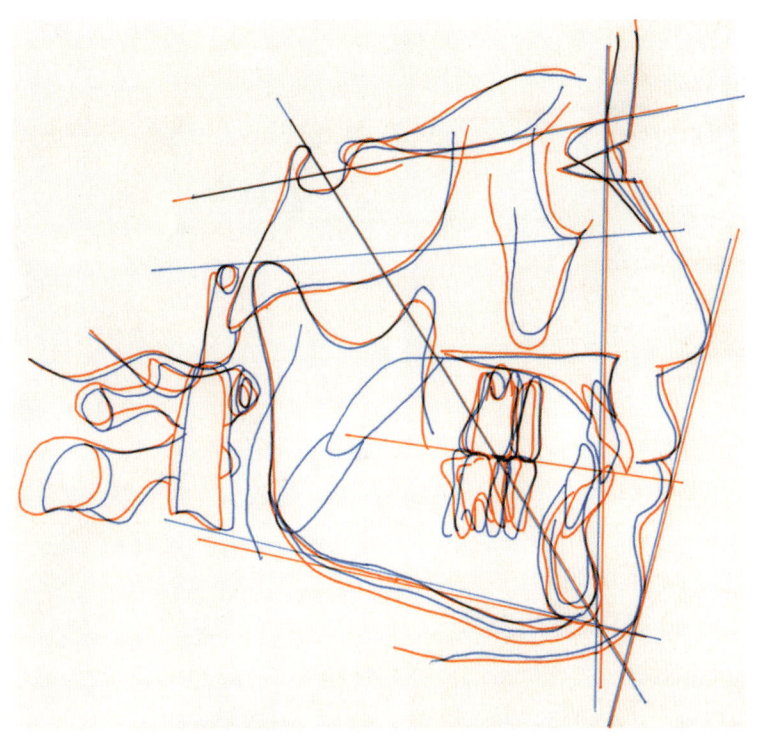

図20-34. セファロレントゲン重ね合わせ，動的治療前（15y1m）―青線，動的治療中（抜歯前）―赤線

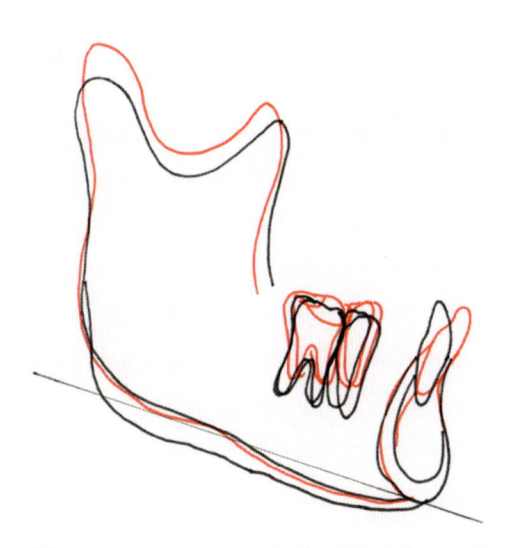

図20-35. セファロレントゲン重ね合わせ，初診時（13y8m）―黒線，動的治療中（抜歯前）―赤線

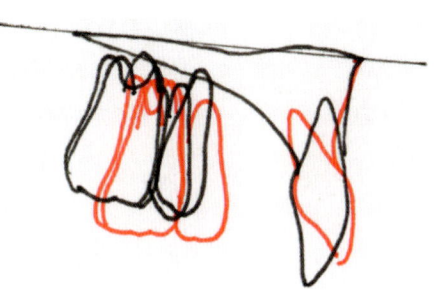

図20-36

III. 矯正治療前後の比較と客観的評価──症例の難易度と正常咬合の完成度

1990. 8：上下顎wire装着，上顎第一小臼歯の抜歯
1992. 9：動的治療終了
1997. 6：保定の定期観察

治療の考察

骨格性の過蓋咬合の改善は，成長時期に合致した下顎の下方成長の期待，上下顎大臼歯の挺出であり，歯性の過蓋咬合の改善は上下顎前歯の圧下，大臼歯部の挺出にある。骨格性と歯性の両者の反応に適応した効果を求めるためには，治療の開始時期に注意する必要があり，治療方針の決定のための重要な判断である。開始時の13歳8カ月から，咬合挙上床の使用を終了した15歳1カ月までに，身長の増加とともに下顎骨の下方への成長を認めた。その後，動的治療時に上下顎歯列のlevellingを図ることにより，下顎前歯の唇側傾斜および上下顎前歯の圧下から過蓋咬合の改善を達成した。この際，下顎は歯列の拡大，上顎は歯列の狭小を図る必要があり，下顎に対しては拡大床(図20-38)を装着した。しかしながら，確実な治療成果を得るためには，下顎にBi-helixを装着し，上顎では第一小臼歯をこの時点で抜歯して空隙を確保したほうが，容易にlevellingを図ることができ賢明であった。

過蓋咬合の改善はspee curveの平坦化にあり，上下顎のutility archを使用することにより達成した。順序は上顎のreverse curveを改善し，上顎前歯の圧下により過蓋咬合がやや改善した時点で，下顎の前歯が露呈しbracketの装着が可能になる。小臼歯部は典型的な鋏状咬合を呈するために，下顎にbracketの装着ができないため前歯と大臼歯部のみによる2×4でワイヤーを装着した。このため，前歯の圧下によるreactionとして下顎第一大臼歯の著しい遠心傾斜を呈した。その結果，改善のために小臼歯部にbracketを装着しsectinal archとしてanchorageの確保に努めた。しかしながら，これ以前に上顎第一小臼歯の抜歯をして上下顎のarch coordinationを図るほうが，得策であったと考えられる。

治療後について上顎前歯，特に右側中切歯の根尖部に歯根吸収を認めた。治療前のレントゲン像から中切歯は根尖が著しく細長い形状を呈しており，歯根吸収を防ぐための対処法についての課題が残った(図20-39〜図20-42)。図20-45〜図20-52は治療後，および図20-53，図20-54は治療後のspee curveの様相を示す。

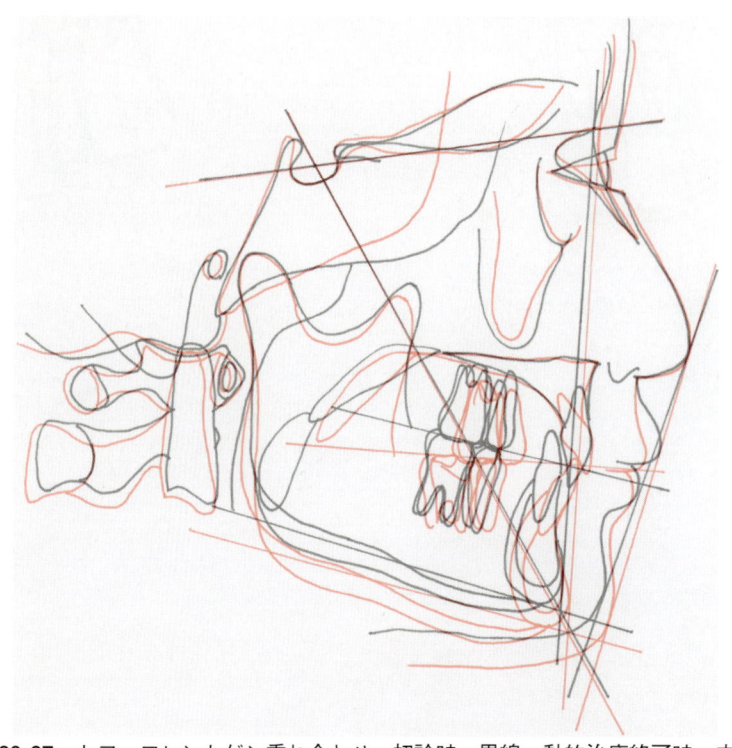

図20-37．セファロレントゲン重ね合わせ，初診時—黒線，動的治療終了時—赤線

Case 4

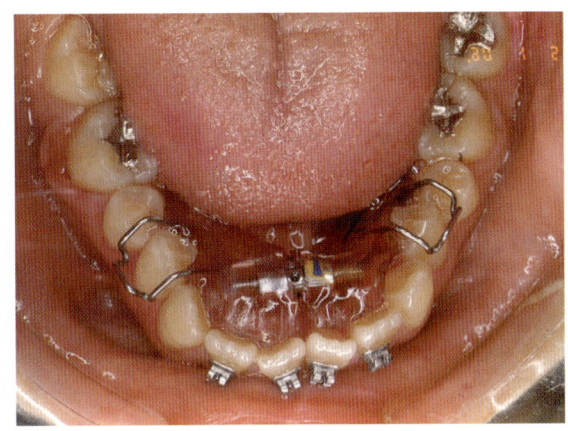

図20-38

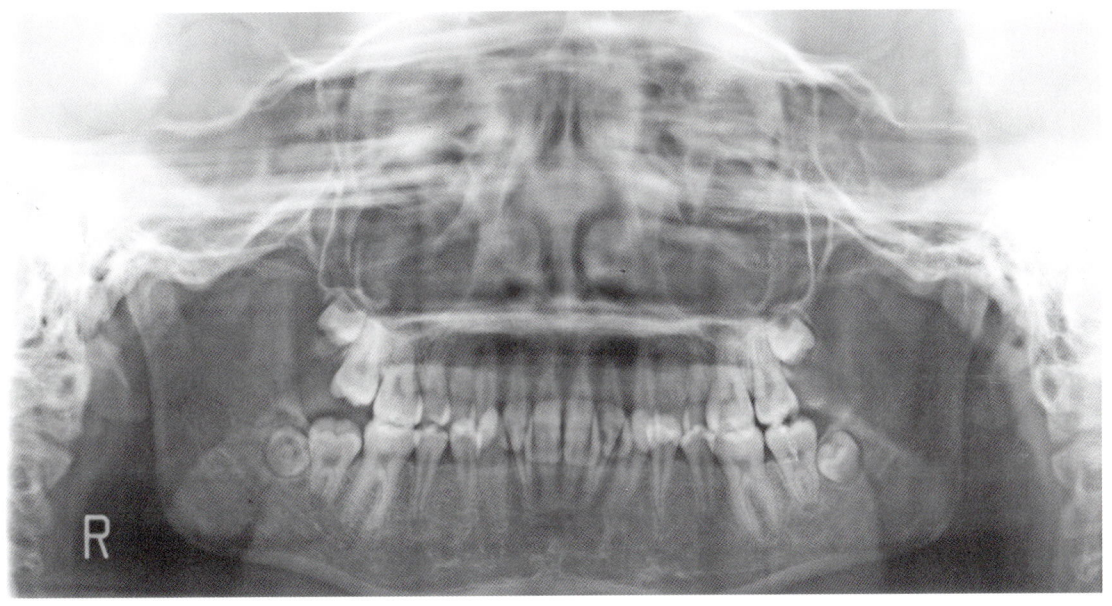

図20-39. 治療前パノラマレントゲン写真

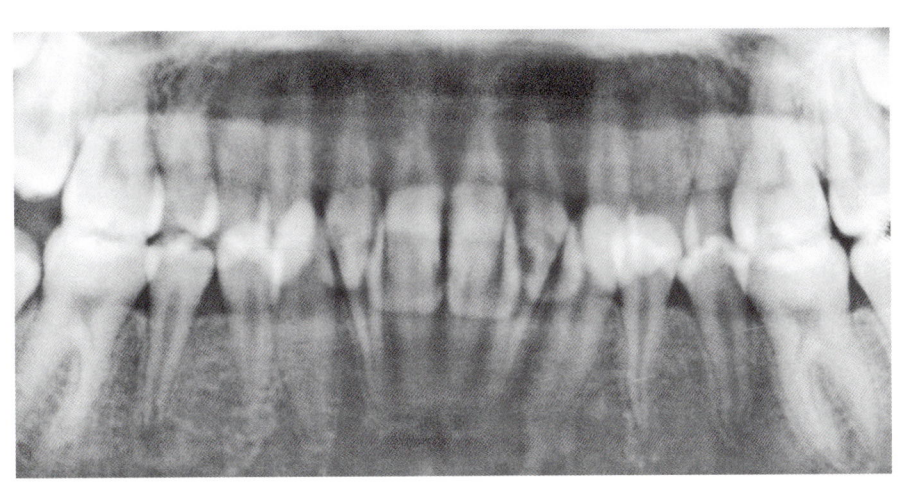

図20-40. 前歯部の拡大像

III. 矯正治療前後の比較と客観的評価 ── 症例の難易度と正常咬合の完成度

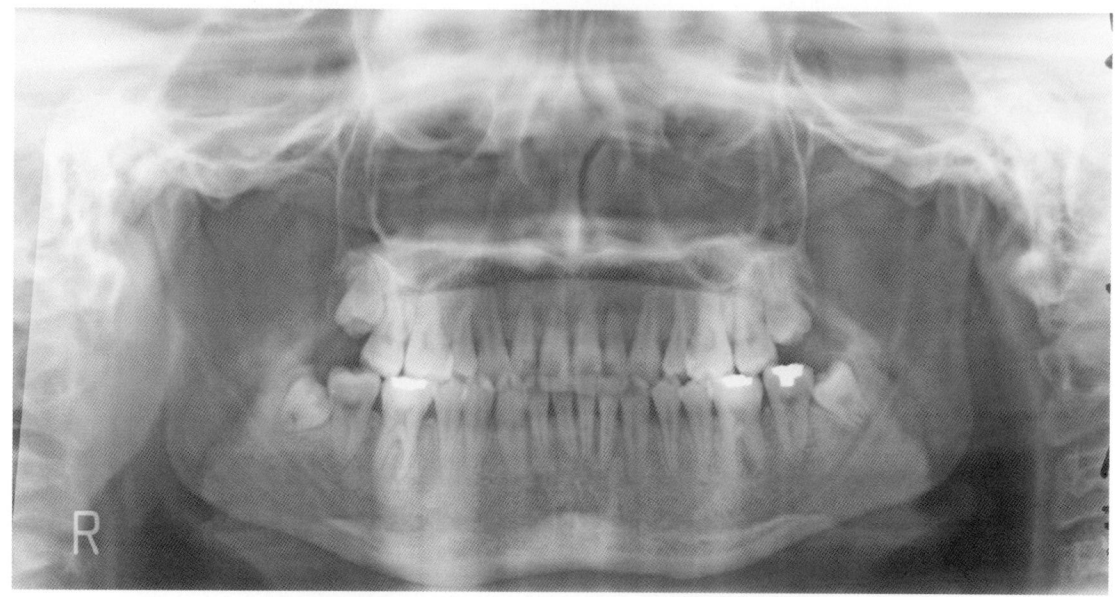

図20-41. 治療後パノラマレントゲン写真

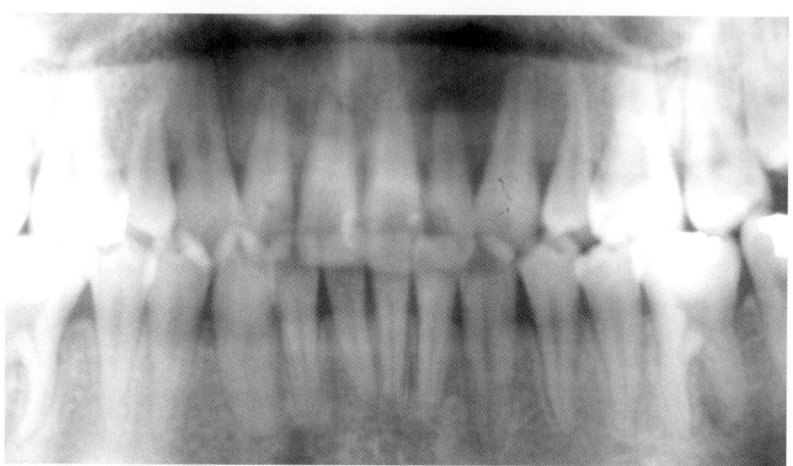

図20-42. 前歯部の拡大像

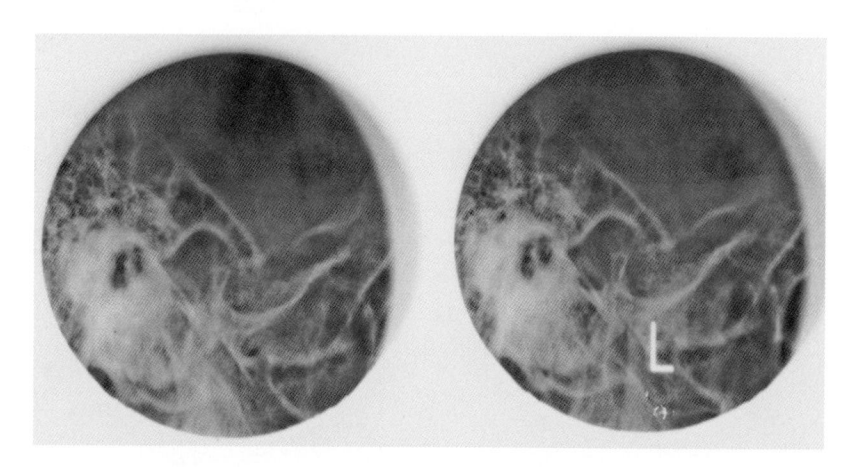

図20-43. 左側顎関節レントゲン写真（咬合位，開口位）

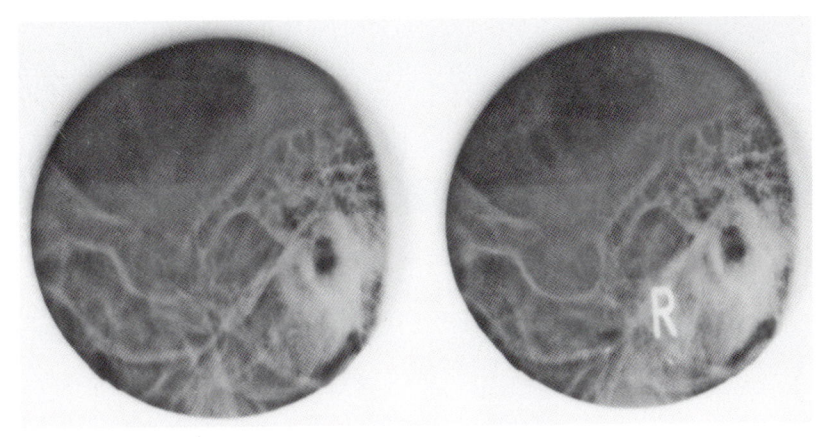

図20-44. 右側顎関節レントゲン写真（開口位，咬合位）

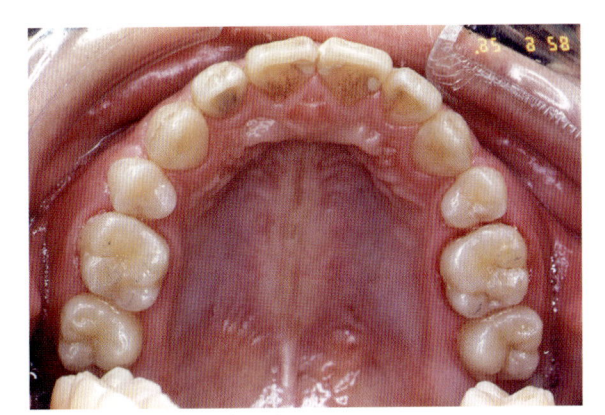

図20-45. 動的治療終了時

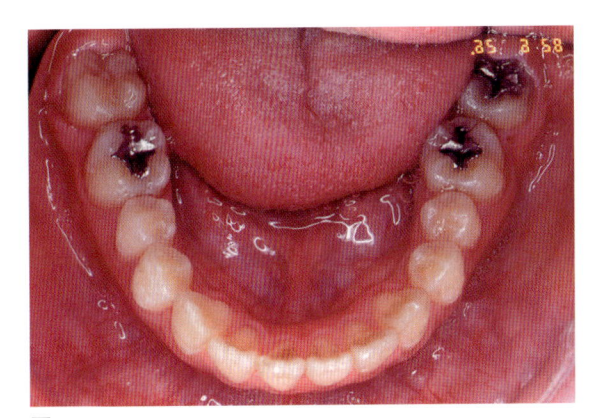

図20-46

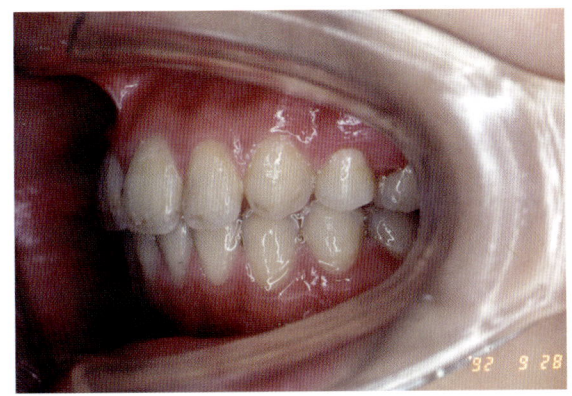

図20-47

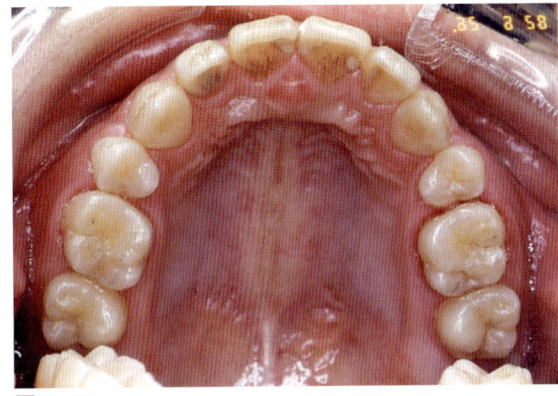

図20-48

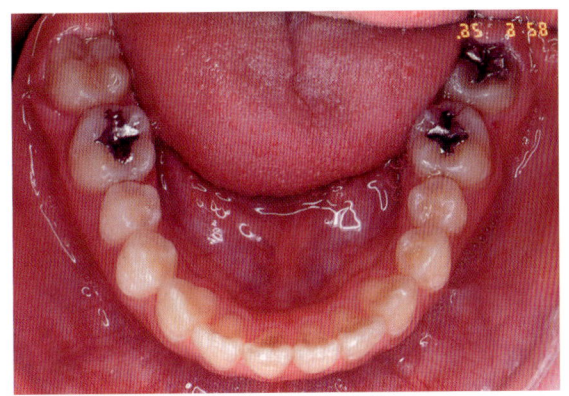

図20-49

Ⅲ．矯正治療前後の比較と客観的評価——症例の難易度と正常咬合の完成度

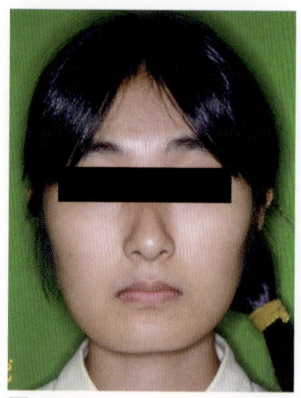

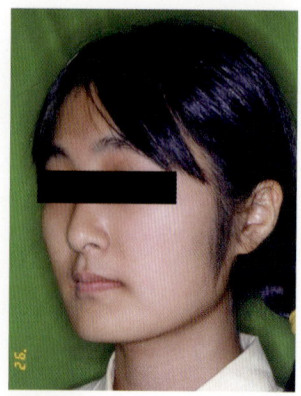

図20-50

図20-51

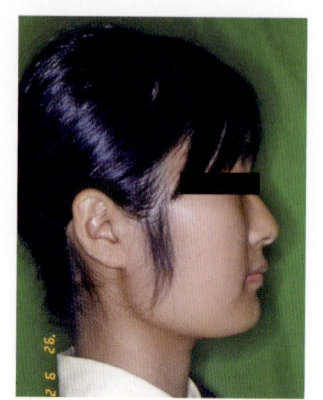

図20-52

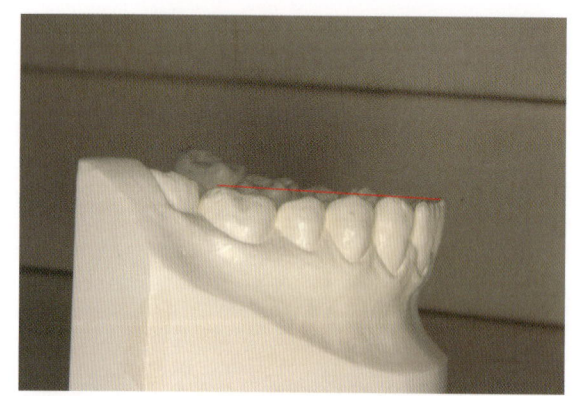

図20-53．動的治療終了時のSpee curve

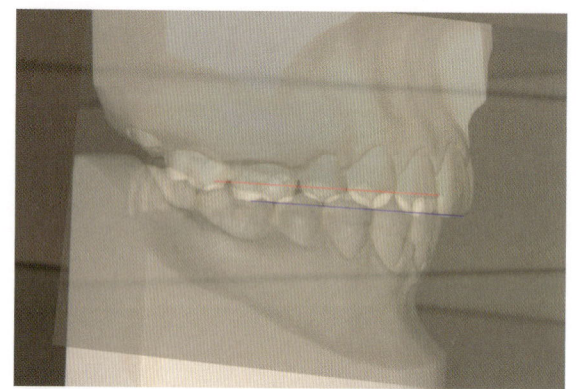

図20-54

Case 5
著しい開咬で上顎に強いALD(アーチレングス・ディスクレパンシー)を伴う症例

主訴：上下の歯がかみ合わない。

一般所見

女子，11歳11カ月，身長141.8cm，母親の身長154cm，母親，祖母ともに開咬，乳歯列時には開咬を呈していた。

口腔内所見　(図21-01〜図21-06)

垂直被蓋(over bite)−3mm，水平被蓋(over jet)0mm，上顎；ALD値−24mm，犬歯の唇側転位，両側第一小臼歯の舌側転位，第一大臼歯の近心捻転と舌側転位，歯列弓の狭窄。下顎；ALD値−3mm，両側第一大

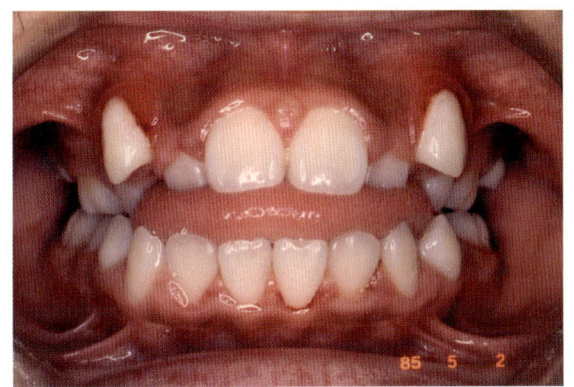

図21-01

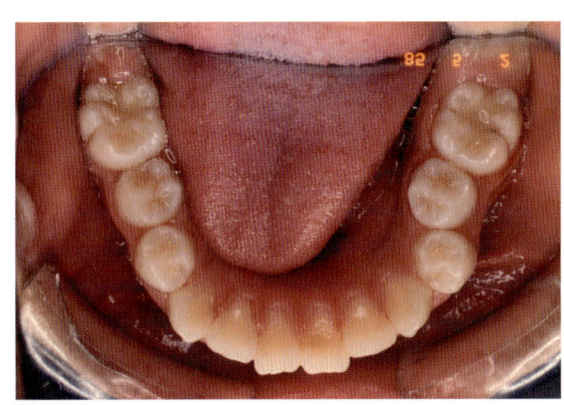

図21-02

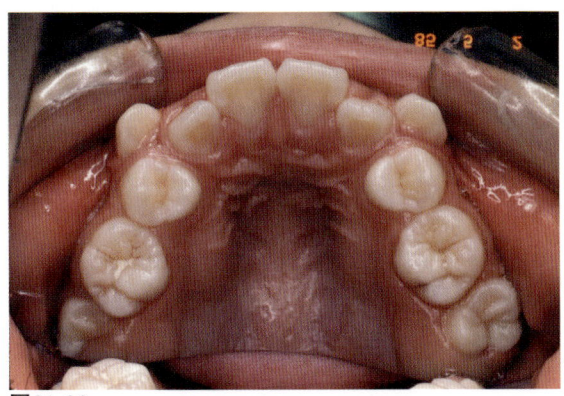

図21-03

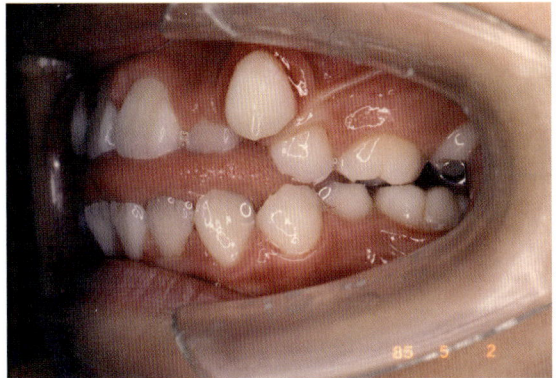

図21-04

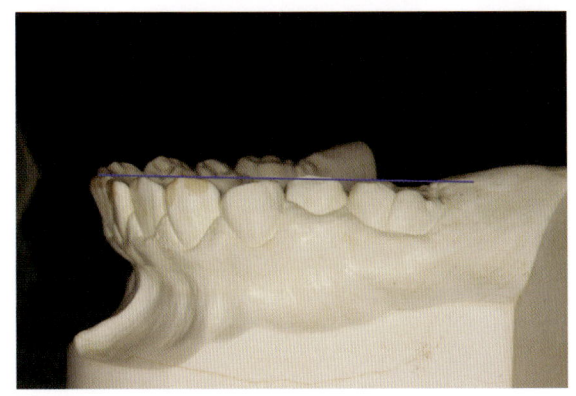

図21-05

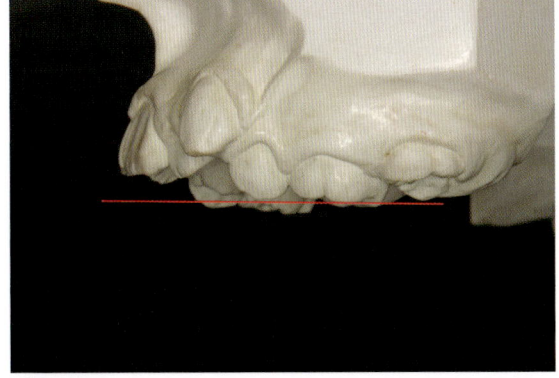

図21-06

Ⅲ．矯正治療前後の比較と客観的評価──症例の難易度と正常咬合の完成度

臼歯の遠心傾斜，左側第二小臼歯の舌側転位。両側臼歯部の交叉咬合，上下顎の著しい咬頭嵌合の不全，安静時での舌の著しい突出，異常嚥下癖。

パノラマレントゲン写真所見　（図21-07）

上顎両側第二小臼歯の埋伏，下顎両側第二大臼歯の著しい近心傾斜，下顎両側第一大臼歯の遠心傾斜，下顎頭の矮小形。

顔貌所見　（図21-08〜図21-10）

口唇の突出，おとがいの後退，おとがい部の緊張。

模型分析　（図21-11）

上下顎の歯冠幅径は平均値と比較して＋1から＋4SDの範囲で大きいが，上顎歯列弓は狭く，下顎の歯列弓幅径は平均値を示した。上下顎の歯冠幅径の比率については，上顎の両側第二小臼歯が埋伏のため，萌出している第一小臼歯を参考にして仮の幅径数値を代入すると，over-all ratioは平均値と比べて大きな数値を示すことから，治療終了時の大臼歯の近遠心関係は3級になるであろうと推測される。

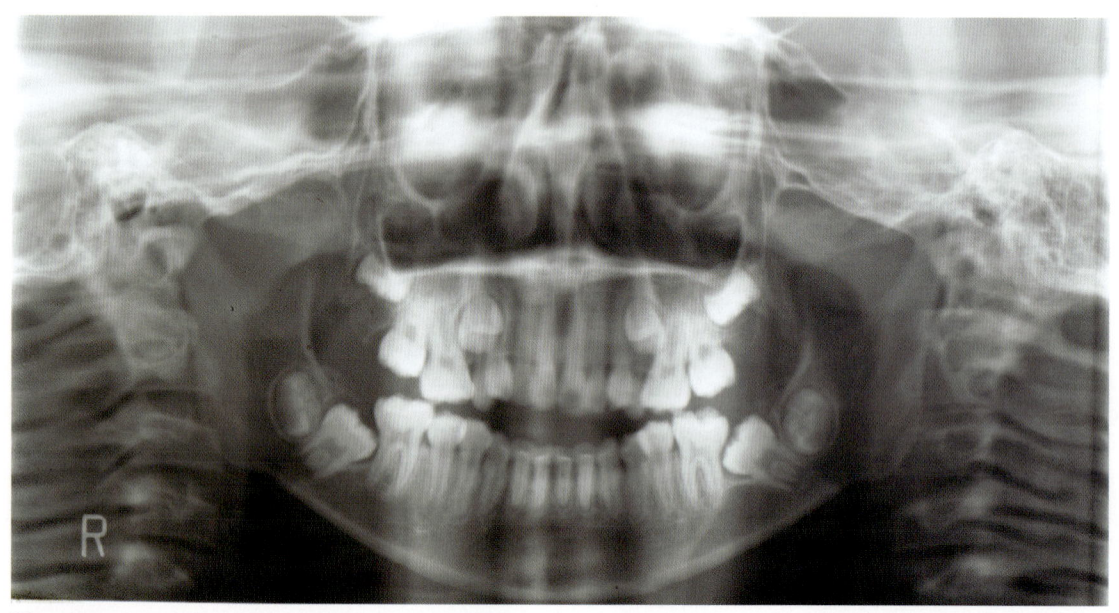

図21-07

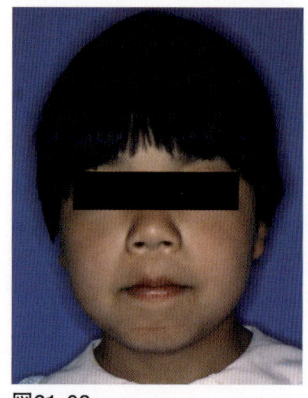

図21-08 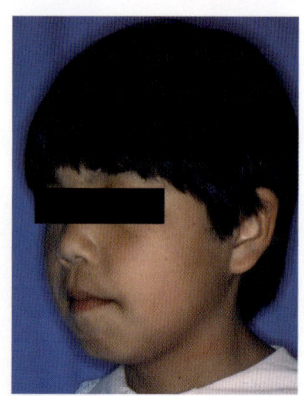　　　図21-09 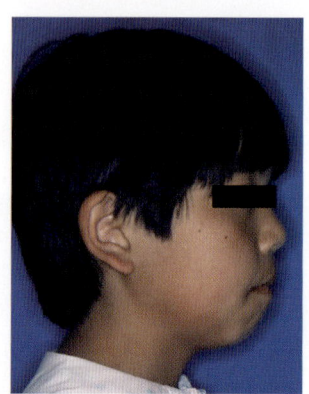　　　図21-10

Case 5

Female Adults
Name Case 5

Upper

SD		mean[2.2]		L	R	mean	grade
0.47	U1	8.28		9.2	9.2	9.2	1.96
0.29	U2	6.72		6.9	6.9	6.9	0.62
0.21	U3	7.52		8.2	8.0	8.1	2.76
0.35	U4	7.08		8.9	8.5	8.7	4.63
0.34	U5	6.8				#DIV/0!	#DIV/0!
0.51	U6	10.33		11.2	11.1	11.2	1.61
0.43	U7	9.54				#DIV/0!	#DIV/0!
3.39	U material	93.47		44.4	43.7	88.1	-1.58

SD		mean		L	R		grade
1.57	A width	36.91	coronal arch	33.7			-2.0
2.25	P width	48.34		39.9			-3.8
1.27	A length	13.5		12.0			-1.2
1.54	P length	31.79		27.0			-3.1

SD		mean		L	R		grade
2.64	A width	41.84	basal arch	34.8			-2.7
2.36	P width	62.46		55.6			-2.9

			mean
sum U3-3	48.4	45.04	
sum U6-6	88.1	93.46	

	SD	mean					grade
Bolton[5:8] Ant. ratio%	1.65	77.2				78.31	0.67
over-all ratio%	1.91	91.3				86.54	-2.49
post ratio%		100.2				134.51	#DIV/0!

	Class 2	U<mean U	U:L=1	L=1
	Class 1	U=mean U	1.28	
	Class 3	U>mean U	1.16	
			0.74	

mean U:L=1
1.30
1.10

Lower

SD		mean		L	R	mean	grade
0.28	L1	5.38		5.8	5.6	5.7	1.14
0.32	L2	5.87		6.6	6.5	6.6	2.13
0.23	L3	6.48		6.8	6.6	6.7	0.96
0.27	L4	6.88		7.9	7.0	7.5	2.11
0.32	L5	6.99		8.1	8.0	8.1	3.31
0.29	L6	11.19		11.1	11.3	11.2	0.03
0.57	L7	10.2				#DIV/0!	#DIV/0!
2.72	L material	85.25		46.3	45.0	91.3	2.22

SD		mean	coronal arch	L	R		grade	after	retain
1.12	A width	29.83		32.0	1.9				
2.26	P width	42.48		44.4	0.8				
1.09	A length	9.45		10.0	0.5				
1.41	P length	27.21		31.0	2.7				

SD		mean	basal arch	L	R		grade
2.42	A width	32.59		32.5	0.0		
2.77	P width	58.14		58.5	0.1		

		mean
sum L3-3	37.9	35.46
sum L6-6	91.3	85.58

Ext ratio		
U	*	
L	*	
%	#VALUE!	
U/L	#VALUE!	

図21-11. 模型分析表

119

Ⅲ．矯正治療前後の比較と客観的評価──症例の難易度と正常咬合の完成度

プロフィログラム所見

　初診時年齢と身長計測および両親との比較から，いまだ成長する可能性があり，成人のセファロレントゲン分析値を適用するのは難しいと考えられる。そのため，当該年齢での顎骨の位置関係を調べるために，プロフィログラムによる重ね合わせから（図21-12），本年齢では，下顎がやや後退した骨格性の2級と判断した。第1期治療の開始から成長の変化を追跡し，成長の安定した時点でセファロレントゲンの再撮影により第2期治療のための診断をすることにした。

治療方針

　強い舌の突出癖，異常嚥下癖の改善のためMyofunctional therapyによる舌の機能訓練および生理的な嚥下の習得を試みる。患者の協力に因るがover bite改善をみた後，再診断によって上下顎のALD，側貌軟組織の突出の要因である上下顎前歯の唇側傾斜の改善のため抜歯を計画し，その後2nd phaseへと移行する予定とした。

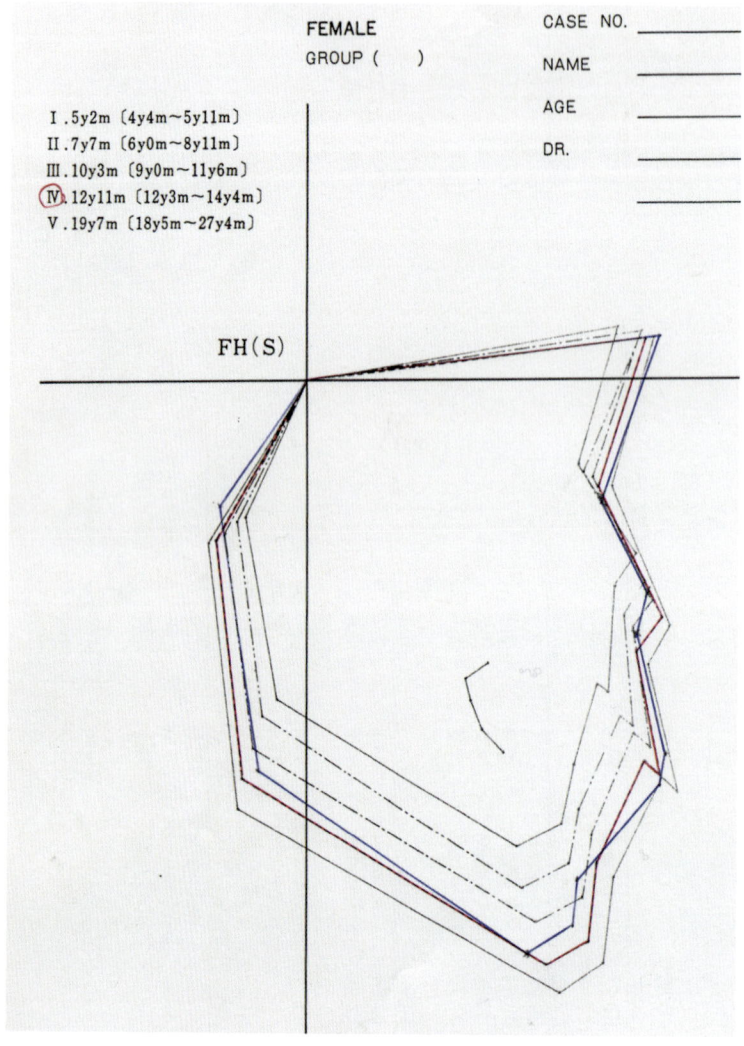

図21-12．プロフィログラム，治療前─青線，標準値─赤線

Case 5

セファロレントゲン分析 （図21-13，図21-14）

　第2期矯正治療前の16歳3カ月，身長152.5cmの時点でレントゲン撮影した。上下顎に対して脳頭蓋(Nasion)の前方位，上下顎骨の後退(SN length，SNA，Y-axis，Facial angle，SNB，A-B plane，convexity)下顎角の開大，短い上顎面高，長い下顎面高，上下顎前歯の突出から，下顎の軽度の後退を伴う骨格性の開咬，歯性の上下顎前突と診断した。また，下顎骨体長(Me to Go)が著しい短形にもかかわらず，強い下顎後退型の2級を呈してないのは，下顎骨の特異な形態と上顎骨の後退による位置関係に起因していると思われる。

Female Normal Occlusion　　mean age:19.2y　　n=15　　profile=3.87

			mean	SD	−1SD	+1SD	Before	extent
cranial	1	FH to SN plane	9.13	2.50	6.63	11.63	11.0	0.7
	2	SN length	69.07	1.94	67.13	71.01	70.5	0.7
max.	3	SNA	82.87	2.00	80.87	84.87	79.5	−1.7
	4	Convexity	8.07	3.99	4.08	12.06	7.5	−0.1
	5	Mc line to A	1.37	2.53	−1.16	3.90	0.0	−0.5
mand.	6	SNB	78.83	2.00	76.83	80.83	76.0	−1.4
	7	Facial angle	87.87	2.61	85.26	90.48	87.0	−0.3
	8	Mandibular plane	26.07	4.30	21.77	30.37	29.0	0.7
	9	Gonial angle	122.13	7.03	115.10	129.16	132.5	1.5
	10	Y-axis	62.20	3.00	59.20	65.20	62.0	−0.1
	11	Ramus angle	82.07	7.23	74.84	89.30	76.0	−0.8
	12	Me to Gonion	74.40	3.76	70.64	78.16	65.0	−2.5
	13	Go to Condyle	62.93	3.83	59.10	66.76	61.0	−0.5
	14	Mc line to Pog	−5.03	5.01	−10.04	−0.02	−7.0	−0.4
intermax	15	SNA-SNB diff.	4.17	2.02	2.15	6.19	3.5	−0.3
	16	A-B plane	−6.60	2.80	−3.80	−9.40	−4.5	−0.8
vertical	17	N to Ans	56.47	2.13	54.34	58.60	49.0	−3.5
	18	Ans to Menton	71.20	3.57	67.63	74.77	76.5	1.5
dental	19	Occlusal plane	10.33	2.61	7.72	12.94	5.0	−2.0
	20	Interincisal	125.13	9.98	115.15	135.11	115.0	−1.0
	21	L1 to A-Pog	3.80	2.15	1.65	5.95	9.0	2.4
	22	L-1 to FH plane	59.67	8.95	50.72	68.62	49.0	−1.2
	23	L-1 to Mandibulra	95.80	6.59	89.21	102.39	102.0	0.9
	24	L-1 to Occlusal	21.20	6.56	14.64	27.76	36.0	2.3
	25	U-1 to FH plane	113.07	7.20	105.87	120.27	114.0	0.1
	26	U-1 to A-P plane	7.07	1.83	5.24	8.90	9.5	1.3
soft	27	L.lip to E-plane	1.00	2.09	−1.09	3.09	4.0	1.4
	28	U.lip to E-plane	−0.43	1.71	−2.14	1.28	0.0	0.3
	29	Naso-labial angle	93.27	10.98	82.29	104.25	111.0	1.6
	30	Labiomental Sulucus	127.87	12.92	114.95	140.79	158.0	2.3

by Arakawa orthdontic office in Jan. 2006　　Name Case 5　　16y3m
　　　　　　　　　　　　　　　　　　　　　　　　　　　　　　H.152.5cm

triangle tweed	180.0
triangle 20,22,25	180.0

after
triangle tweed	0.0
triangle 20,22,25	360.0

図21-13．セファロ分析表

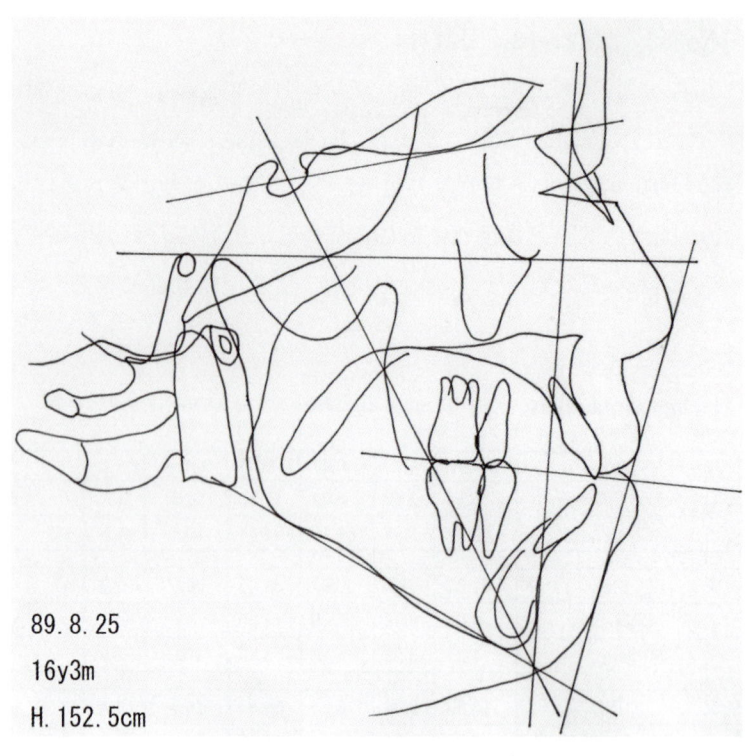

III．矯正治療前後の比較と客観的評価——症例の難易度と正常咬合の完成度

図21-14．動的治療前，セファロレントゲン

2期治療の治療方針

両側上顎第二小臼歯の埋伏による1歯分に相当する大きなALD値を解消するためには（図21-03），通常の第一小臼歯の抜歯だけでは不足しており，さらに第一大臼歯の抜歯空隙を必要とする。最初に上顎両側第一大臼歯の抜歯後，埋伏した第二小臼歯の萌出空隙の確保を図り（図21-30），これから萌出する第二大臼歯と下顎第一大臼歯の近遠心関係を正常に保つように留意する。下顎は，埋伏した第二大臼歯の著しい近心傾斜の影響と考えられる，下顎第一大臼歯の遠心傾斜の改善のために，第二大臼歯の抜歯による第一大臼歯の遠心傾斜の改善を期待する（図21-05，図21-07）。これより，下顎第二大臼歯の抜歯後，上下顎の臼歯関係に注意しながら，第三大臼歯の萌出を観察する。上顎第二，第三大臼歯と下顎第一，第三大臼歯の良好な対向関係を導くためには，早期に第一大臼歯の抜歯を遂行する必要がある。これらの萌出誘導には長期間の経過観察を必要とし，また，舌の機能不全の改善，顎骨の成長変化などにも注意を払い，これらの対応にも多くの時間経過を要することになる。そのため，ワイヤーによる第2期の動的治療の開始は，この経過次第となり流動的であり，上顎第二大臼歯に関する上下顎の近遠心関係を維持するためのanchorageの確保にも考慮する必要がある。

セファロレントゲンの重ね合わせ

第1期治療でMFTを用いた舌の機能不全の改善を主とする治療から，上下顎前歯の挺出による開咬の改善を認めた。上顎第一大臼歯の抜歯と下顎の成長による影響のため上顎第二大臼歯の挺出と著しい近心転位，下顎の成長とともに下顎第一大臼歯の挺出を生じた（図21-16，図21-17）。下顎の成長は，Y-axisを保持しながらの前下方への変化で，開咬の悪化する機転である下顎の下方への回転を防ぐことができた（図21-15）。ワイヤーによる動的治療前後の重ね合わせ（図21-18〜図21-20）から，下顎の前下方への成長，上顎大臼歯の挺出と近心loss，上顎前歯のわずかな舌側傾斜と挺出，下顎前歯の著しい舌側傾斜と挺出，下顎大臼歯のup-rightと近心lossを示し，これらの総合的な結果として軽度のY-axisの開大と垂直被蓋，水平被蓋の改善を認めた。

Case 5

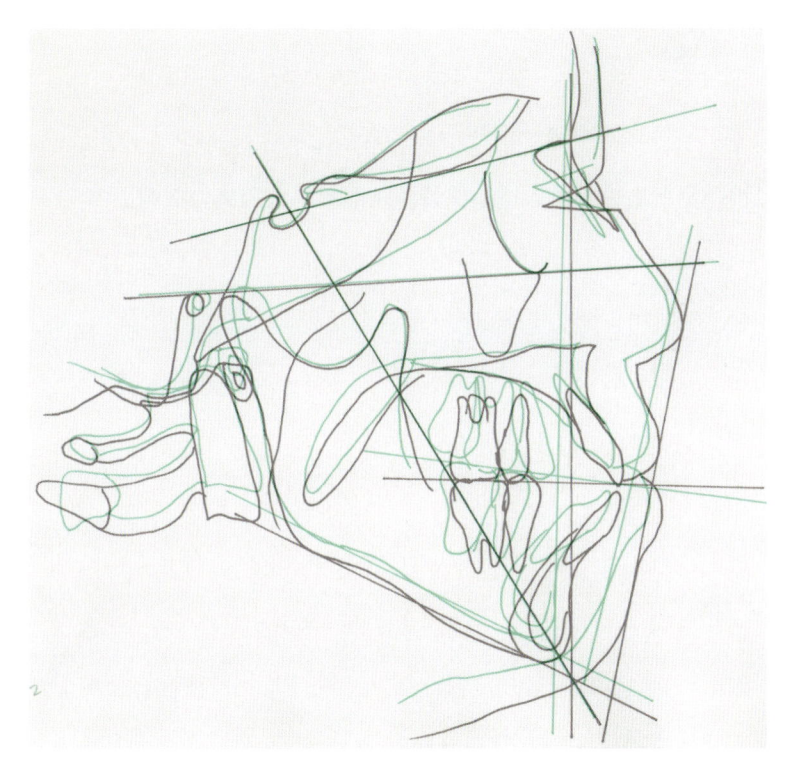

図21-15. セファロレントゲン重ね合わせ
　　　　初診時(11y11m)―緑線，動的治療前(16y3m)―黒線

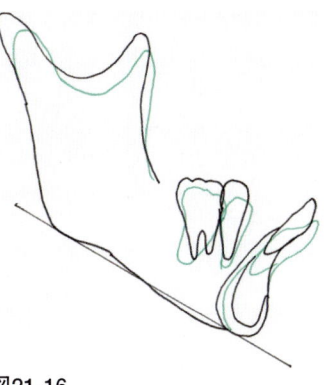

図21-16

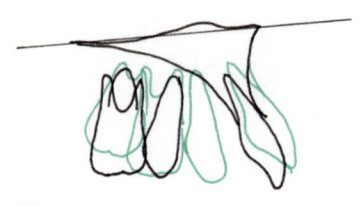

図21-17

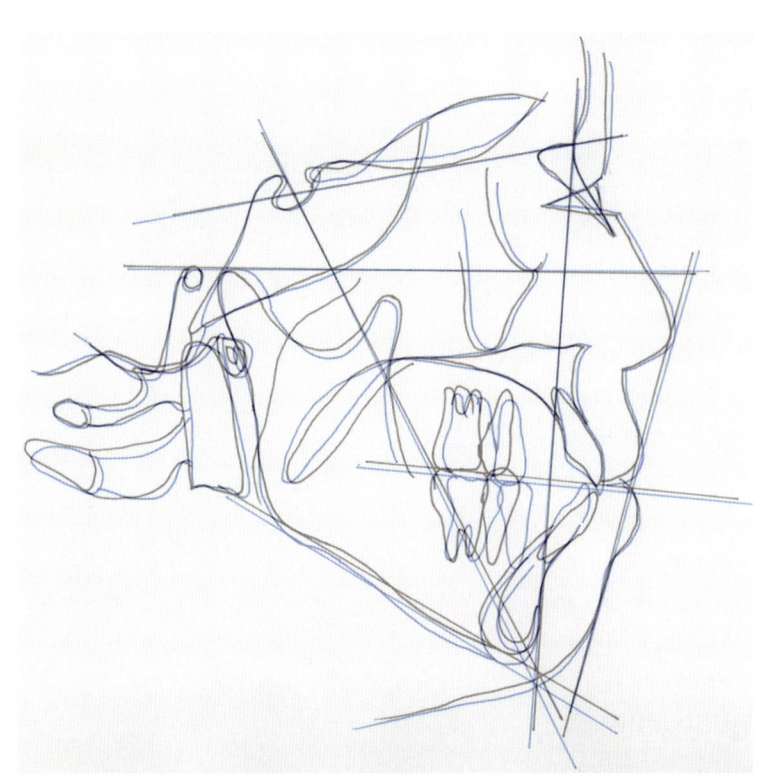

図21-18. セファロレントゲン重ね合わせ
　　　　動的治療前(16y3m)―黒線，動的治療終了時(19y3m)―青線

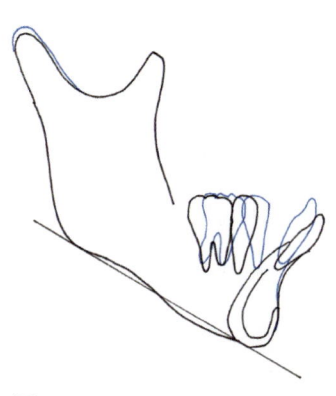

図21-19

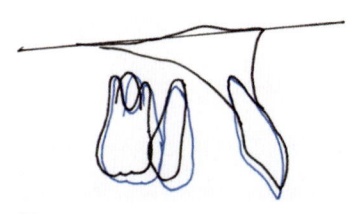

図21-20

123

Ⅲ. 矯正治療前後の比較と客観的評価──症例の難易度と正常咬合の完成度

治療経過（図21-21）

1. 資料採集，MFT，tongue crib bonding
2. 上顎第一大臼歯の抜歯
3. 上顎プレート装着，拡大，上顎第二小臼歯萌出のための空隙保持，下顎第二大臼歯の抜歯
4. 上下顎第一小臼歯の抜歯
5. 下顎ワイヤー装着
6. 上顎ワイヤー装着，head gear 装着
7. 下顎contraction archの装着
8. 上顎contraction archの装着
9. 下顎第三大臼歯のupright
10. 上顎，016*016 Co-cr. 下顎，016*022 Co-cr.
11. 保定

治療前後の評価（図21-22）

治療前の不正咬合は64.5点であり，全5症例中の3番目の不正程度に該当した．上下顎の咬頭嵌合の不全が強いにもかかわらず，辺縁移行のずれ（ridge step），捻転歯（rotation）などが軽度なために総合的には中等度の不正であった．治療後にはほとんどの項目で5点を示し，改善率99.56％は全症例中で最も高い％であった．しかしながら，第三大臼歯の咬合参加をいまだ生じてないために，この時点での評価は上顎の第二大臼歯と下顎の第一大臼歯の咬合様相についてであり，もし保定期間中に第三大臼歯の咬頭嵌合の不全を生じているようであれば，評価点数を減じることになる．保定として治療後4年6カ月を経過した，24歳3カ月時での模

Case 5

date	Upper & Lower
1985.5	資料採集, MFT Tongue crib
1986.3	Upper 66 ext.
1986.4	Lower: plate set for expasion & space maintain for 55 eruption
1988.11	Lower 77 ext
1989.12	Lower cement & bonding 016R Nit.
1990.1	U&L 44 Ext. Lower 016*022 Nit.
1990.2	Upper Cement & bonding, 014R Nit.
1990.3	Upper 016*022 Nit.
1990.5	Upper: utility arch overlay
1990.8	Upper: sectinal arch
1990.11	Head gear set
1990.12	Lower: contraction arch
1991.3	Upper: contraciton arch
1991.5	U&L 016R Nit.
1991.6	Lower: 016*016 Nit.
1991.12	Lower 88 bonding & upright
1992.10	Upper:016*016 Co-cr, Lower:016*022 Co-cr
1993.2	Finish 3yrs.

図21-21．治療経過

Case 5

評価　5.4.3.2.1 減点法
name　Case 5

		Before	After	differ.
1	Occlusal contact (buccal side)	2.0	5.0	3.0
2	Occlusal contact (lingual side)	2.0	5.0	3.0
	molar relation(Class) L,R	2,2	1,2	
	canine relation(Class) L,R	2,2	1,2	
3	Mid-line	4.5	4.8	0.3
4	Arch coordination	3.0	5.0	2.0
5	Over bite(anterior)	2.0	5.0	3.0
	Over bite(mm)	-6	3	
6	Over jet(anterior)	4.0	5.0	1.0
7	Over jet(posterior)	3.0	5.0	2.0
	Over jet(mm)	0	3	
8	Ridge step (upper)	5.0	5.0	0.0
9	ALD(upper)	1.0	5.0	4.0
	ALD(upper) mm	-24	0	
10	Rotation (upper)	4.0	5.0	1.0
11	Space (upper)	5.0	4.8	-0.2
12	Arch form,Symmetry(upper)	3.0	5.0	2.0
13	ridge step (lower)	4.0	5.0	1.0
14	ALD(lower)	4.5	5.0	0.5
	ALD(lower) mm	-3	0	
15	Rotation (lower)	4.0	5.0	1.0
16	Space (lower)	5.0	5.0	0.0
17	Arch form,Symmetry(lower)	4.5	5.0	0.5
18	Spee curve	4.0	5.0	1.0
	Others			
	Total	64.5	89.6	

Bolton[5-8]		mean	SD	grade	U:Lower=1	mean U:Lower=1
anterior ratio	L/U×100 %	78.31	77.20	1.65	0.67	1.28	1.30
over-all ratio	L/U×100 %	103.63	91.30	1.91	6.46	0.96	1.10

治療前の評価%	64.58
治療後の評価%	99.44
治療後の改善率%	99.56
治療前後の変化	1.39

Class 2	U<mean U
Class 1	U=mean U
Class 3	U>mean U

図21-22．矯正治療前後の評価，比較

型を観察すると，両側上下顎第三大臼歯の萌出不全によるいまだ不完全な咬頭嵌合を呈した。これより上下顎第三大臼歯の自然放置による咬頭嵌合の改善の程度は十分ではなかった（**図21-23**，**図21-24**は治療前。**図21-25**，**図21-26**は治療後。**図21-27**，**図21-28**は保定時）。

治療後の考察

上顎第二小臼歯の埋伏と第一大臼歯の近心転位によって生じた大きなALD値は，狭窄した上顎の歯列の拡大による改善と，上顎第一大臼歯の抜歯により解消された。また，埋伏して著しく近心傾斜した下顎第二大臼歯と，本歯牙の影響によると思われる第一大臼歯の遠心傾斜のため（**図21-05**，**図21-07**），下顎第二大臼歯の抜歯を図った。これより上顎は第二，第三大臼歯と下顎は第一，第三大臼歯の通常とは異なる臼歯の対向関係による咬合によって保持された。開咬の改善は舌の機能訓練と，舌の突出癖を改善するために下顎前歯に接着したtongue crib（**図21-29**）により上下顎前歯の挺出を促し，over biteの改善を認めた。また，大臼歯の抜歯による隣接臼歯の近心転位によって，期待した下顎の反時計方向の回転による下顔面高を改善する反応は認められず，Y-axisを保持しながらの下顎の成長を示した（**図21-15**）。動的治療に移行する以前の，12歳時から16歳時までの期間中の上顎第二小臼歯の萌出空隙の保持，歯列弓の拡大のための可徹式装置（**図21-**

Ⅲ．矯正治療前後の比較と客観的評価──症例の難易度と正常咬合の完成度

30)による好結果が得られたのは，患者の協力と努力によるものであった．動的治療時での上下顎第一小臼歯の抜歯によるtotal discrepancyの解消は，下顎前歯の舌側傾斜の治癒機転にもかかわらず，治療前と比較するとき，軟組織，顔貌の変化は十分に改善されたが，上下唇の突出感の残存，おとがいの緊張感などを呈した（図21-36〜図21-38）．さらなる顔貌の改善のためには，臼歯のAnchorage lossを防ぐ手段を考察する必要

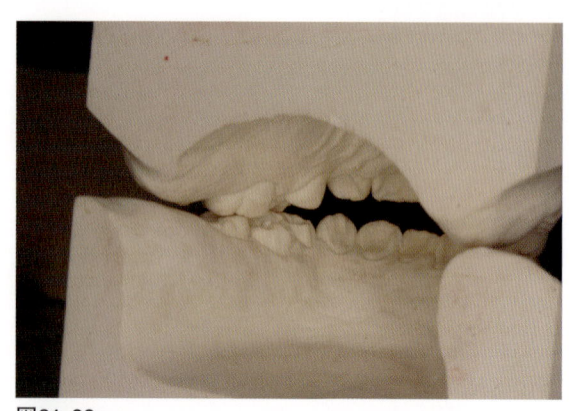

図21-23

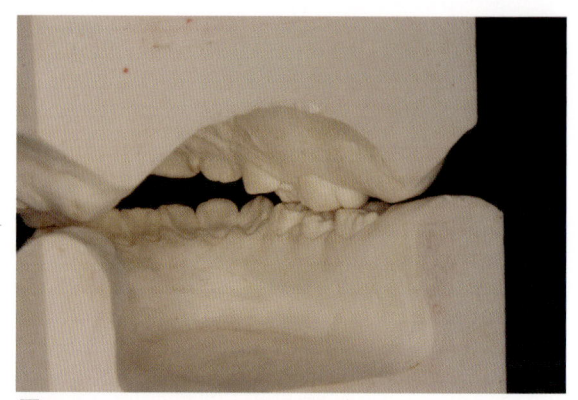

図21-24

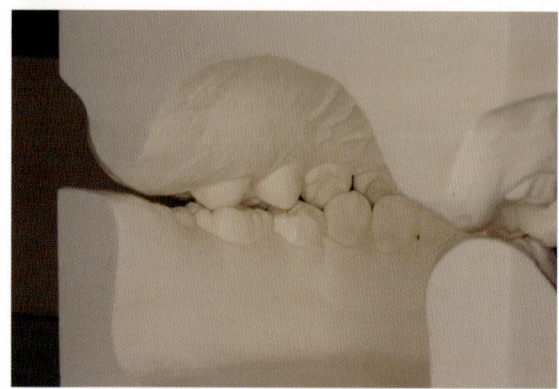

図21-25

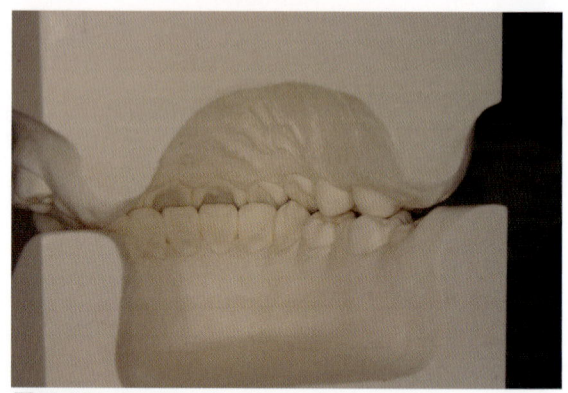

図21-26

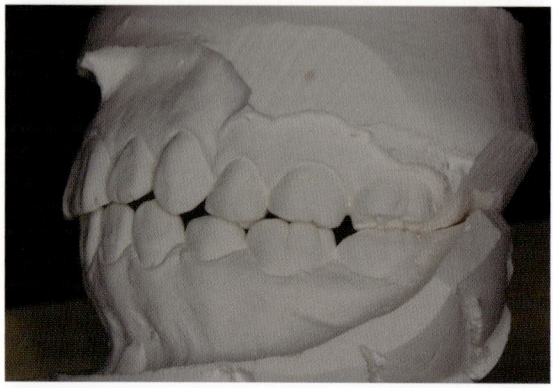

図21-27

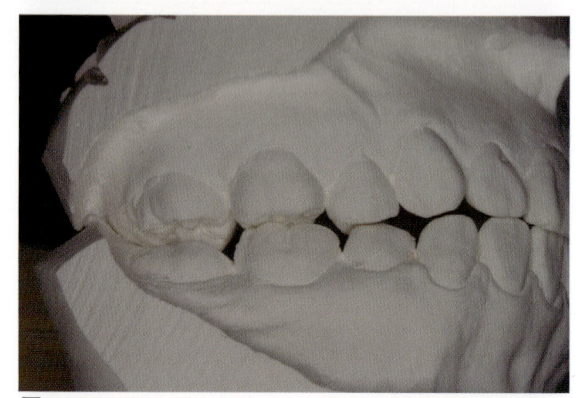

図21-28

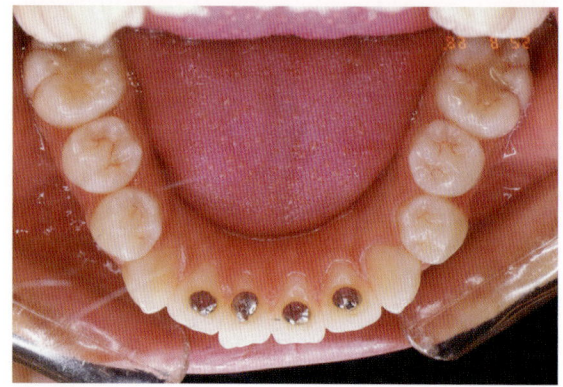

図21-29

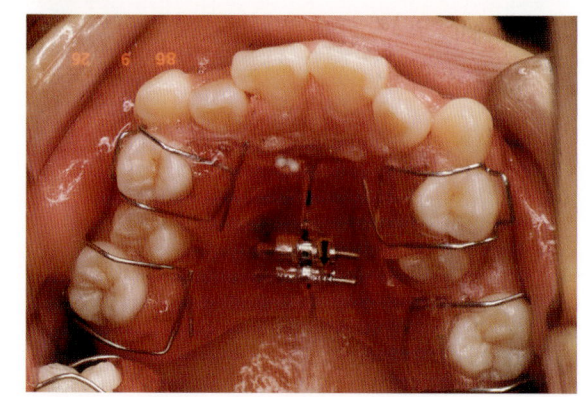

図21-30

Case 5

図21-31

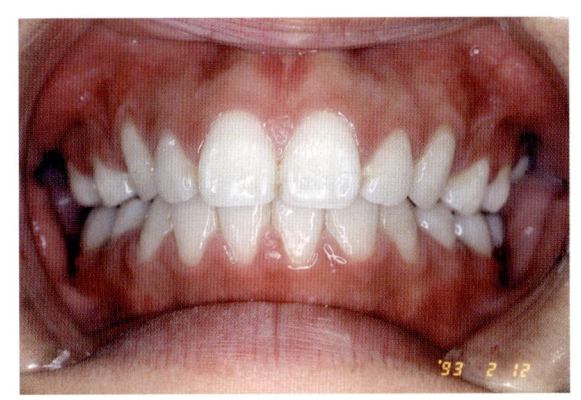

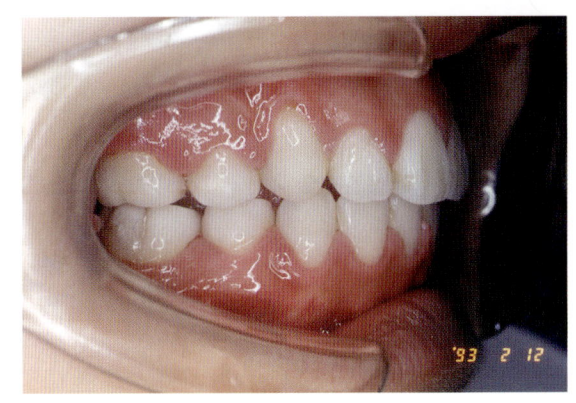

図21-32

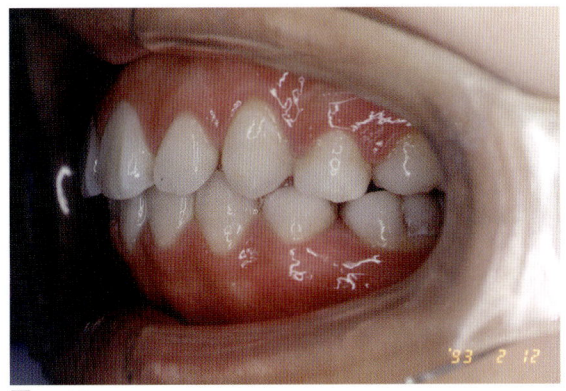

図21-33

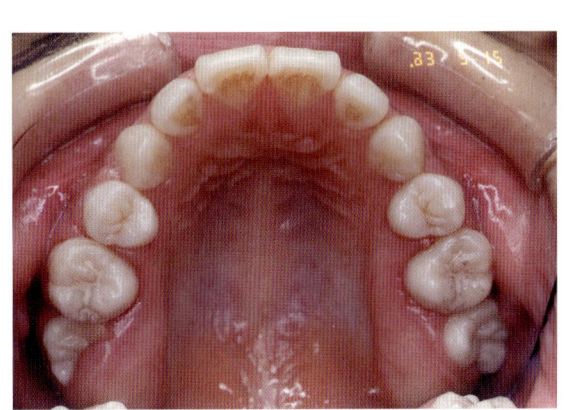

図21-34

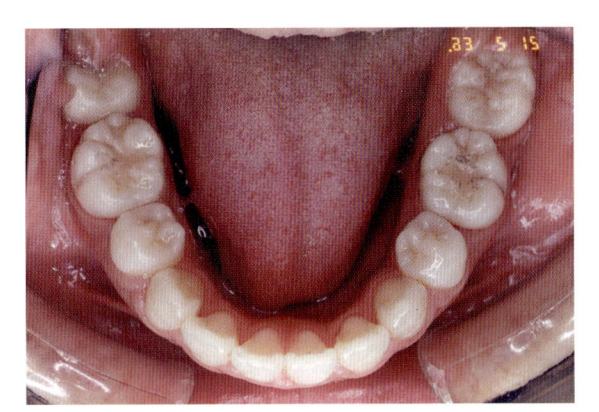

図21-35

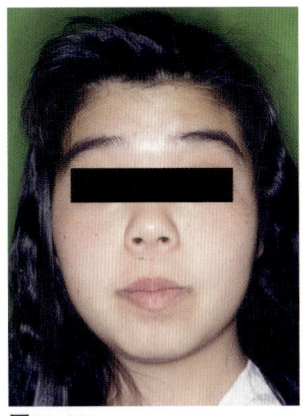

図21-36

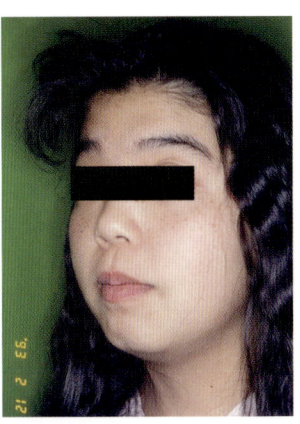

図21-37

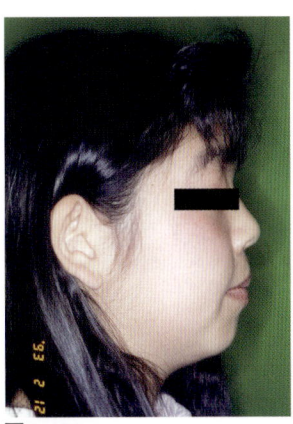

図21-38

127

III．矯正治療前後の比較と客観的評価──症例の難易度と正常咬合の完成度

があった。このAnchorage lossは埋伏した下顎第二大臼歯の抜歯後，遠心に傾斜した第一大臼歯のup-rightingによる近心lossと，これに伴う下顎の第一大臼歯との正常な臼歯関係を確立するために上顎第二大臼歯を近心lossしたことによると考えられる（図21-19，図21-20）。そのため，下顎第二大臼歯を抜歯した時点での下顎第一大臼歯の位置を維持するようなanchorageの確保を考慮する必要があった。また，動的治療までに長期間を要し患者への負担を生じたことは大きな反省点であった（図21-31～図21-35，動的治療終了時）。

おわりに

本文は1992年6月～9月までに歯学雑誌に投稿した文章を加筆し改変したものである。矯正治療後についての5症例について実際に評価を下したが，症例の評価については，この当時Gottliebの評価法[3,7]がJournal of Clinical Orthodonticsに報告されており，ようやく客観的な評価の必要性が認識された。雑誌に掲載された当時は，矯正歯科の専門医制度が確立される以前で，矯正知識を持った一般歯科医による矯正治療後の症例が歯学雑誌に散見されていた。それゆえ，本文を掲載した当時の主旨は，矯正歯科の専門知識を持つ歯科医療の現況を歯科の一般雑誌を通じて報告することであった。

当時の歯科雑誌にみられる，限局的な歯牙移動を主たる治療としたMinor tooth movements（マイナー・ツース・ムーブメント）による治療結果と本格矯正治療を比較するとき，点数評価による客観的な評価をするまでもなく，歴然とした差異を認めることができる。MTMとは，本来の目的である補綴治療の前処置としての意を踏まえたうえでの，1～2歯程度の歯牙の整直（up-righting）または空隙確保などの小範囲の矯正治療で，隣接歯または対顎歯への影響を及ぼさないものである。片顎すべてにおよぶ歯牙移動，混合歯列における姑息的な歯牙の位置不正の改善，単なる審美性追求のための上下顎前歯部の矯正などは，口腔の総合器官の健全な確立に反した矯正治療への一歩を踏み出している。

したがって，本書で述べた矯正治療後の客観的な評価法については，矯正歯科を専門として携わる歯科医師およびそれ以外の一般臨床歯科医師が，実際に遭遇した矯正治療後の症例に対して適切な評価を下す一助となるならば，また，矯正歯科専門医にとっても自らの治療後の評価をするにあたってご参考となれば幸いであり，著者にとって望外の幸せであります。

謝　辞

近似理想正常咬合のそれぞれのデータ整理，解析にご助力を頂いた石山智香子，矯正歯科認定医（東京都台東区開業），および近似理想正常咬合の整理，評価にご助力を頂いた荒川美子歯科衛生士（あらかわ矯正歯科勤務），小林ちひろ歯科技工士（前 あらかわ矯正歯科勤務）に心から謝意を表します。

本書の刊行についてご尽力を頂いた，わかば出版 三上静男氏および編集に多大なご助力を頂いたインテル 小俣重全氏に心より深謝いたします。

── 引用・参考文献 ──

【1．正常咬合とarch formに関連する参考文献】
1) Sinclair, P. M. and Little R. M. : Maturation of untreated normal occlusions. Am J Orthod, 83 : 114-123, 1983.
2) Kuntz, T. R., Staley, R. N., Bigelow, H. F., Kremenak, C. R., Kohout, F. J. and Jakobsen J. R. : Arch widths in adults with Class 1 crowded and Class 3 malocclusions compared with normal occlusion, Angle Orthod, 78 : 597-603, 2008.
3) Oda, S., Arai, K. and Nakahara R. : Commercially available archwire forms compared with normal dental forms in a Japanese population. Am J Orthod Dentofacial Orthop, 137 : 520-527, 2010.
4) Felton, J. M., Sinclair, P. M., Jones, D. L. and Alexander, R. G. : A computerized analysis of the shape and stability of mandibular arch form. Am J Orthod Dentofacial Orthop, 92 : 478-483, 1987.
5) 瀬畑悦子：日本人正常咬合者における歯牙・歯列弓形態の矯正学的研究．歯科学報，80：945-969, 1980．
6) Neff, C. W. : Tailored occlusion with the anterior coefficient. Am J Orthod , 35 : 309-313, 1949.
7) Proffit, W. R. and Fields Jr., H. W. : Contemporary Orthodntics, 2nd edit. Section V, Fixed and Removable appliance by William R. Proffit and Henry W. Fields, 12 Contemporary Fixed Appliance, St. Louis, Missouri, Mosby Year Book, 1993.
8) Tweed, C. H. : Clinical Orthodontics, London, C.V. Mosby, 41-42, 1966.
9) Newcomb, M. R. : The anatomy and physiologic factors influencing denture arch from and a discussion of the part played by each. Angle Orthod, 6 : 39-46, 1936.
10) Katz M. I. : Angle classification revisited 1: Is current use reliable? Am J Orthod Dentofacial Orthop, 102:173-179,1992.
11) Friel, S. : Occlusion. Observations on its development from infancy to old age. Int J Orthod & Oral Surg, 13 : 322-343, 1927.
12) Stuart, C. : Fixed partial dentures, Good occlusion for natural teeth. J Prosthet Dent, 14 : 716-724, 1964.
13) Cruz, A. D. L., Sampson, P., Little, R. M., Årtun J. and Shapiro, P. A. : Long-term changes in arch form after orthodontic treatment and retention. Am J Orthod Dentofacial Orthop, 107 : 518-530, 1995.
14) Katz, M. I. : Angle classification revisited 2: A modified Angle classification. Am J Orthod Dentofacial Orthop, 102 : 277-284, 1992.
15) White, L. W. : Inidividualized ideal arches. J Clin Orthod, 12 : 779-787, 1978.
16) Korioth, T. W. P. : Number and location of occlusal contacts in intercuspal position. J Prosthet Dent, 64 : 206-210, 1990.
17) Ehrlich, J. and Taicher, S. : Intercuspal contacts of the natural dentition in centric occlusion. J Prosthet Dent, 45 : 419-421, 1981.
18) Andrews, L. F. : The six keys to normal occlusion. Am J Orthod, 62 : 296-309, 1972.
19) Katz, M. I., Shinkford, J. C. and Sanders, Jr. C. F. : The 100-year dilemms: what is a normal occlusion, and how is malocclusion classified? Quintessence International, 21 : 407-414, 1990.
20) Dempster, W. T. and Duddles, R. A. : Arrangement in the jaws of the roots of the teeth. JADA, 67 : 779-797, 1963.
21) Rinchuse, D. and Sassoui, V. : An evaluation of functional occlusal interferences in orthodontically treated and untreated subjects. Angle Orthod, 53 : 122-130, 1983.
22) Wadhwa, L., Utreja, A. and Tewari, A. : A study of clinical signs and symptoms of temporomandibular dysfunction in subjects with normal occlusion, untreated, and treated malocclusion. Am J Orthod Dentofacial Orthop, 103 : 54-61, 1993.
23) Arakawa, Y. and Yamaguchi, H. : Chewing movements in near ideal occlusion with and without TM symptoms. J Craniomandib Pract, 15 : 208-220, 1997.
24) Lundeen, H.C. : Occlusal morphologic considerations for fixed restorations. Dent Clin N Amer, 15 : 649-661, 1971.
25) Pokorny, D. K. : Current procedures in fixed prosthodontics. Dent Clin N Amer, 15 : 685-710, 1971.
26) Graber, T. M. : Orthodontics-Principle and practice, Philadelphia,W. B. Saunders, 1972.
27) Angle E. H. : Treatment of malocclusion of the teeth and fractures of the maxillae, Philaderphia, S. S. White Dental Manufacturing, 1900.
28) Nanda, R. : Biomechanics and esthetic strategies in clinical orhthodontics, in Individualizedorthodontic treatment planning, St. Louis, Elsevier Saunders, 2005.

【2．模型分析に関連する参考文献】
1) 延島三男：日本人成人正常咬合者の上顎歯列弓形態についての研究．歯科学報，63：47-62, 1963．
2) 成瀬隆雄：日本人成人正常咬合者における側貌の形態学的研究．歯科学報，70：701-720, 1970．
3) Kuntz, T. R., Staley, R. N., Bigelow, H. F., Kremenak, C. R., Kohout, F. J. and Jakobsen J. R. : Arch widths in adults with Class I crowded and class III malocclusions compared with normal occlusions. Angle Orthod, 78 : 597-603, 2008.
4) Uysal, T., Sari, Z., Basciftci, F. A. and Memili, B. : Intermaxillary tooth size discrepancy and malocclusion: Is there a relation? Angle Orthod, 75 : 208-213, 2005.

【3．不正咬合および治療前後の評価に関連する参考文献】
1) American Board of Orthodontics : Why case reports do not pass the ABO Phase III clinical examination. Am J Orthod Dentofacial Orthop, 110 : 559-560, 1996.
2) Casako, J. S., Vaden, J. L., Kokich, V. G., Damone, J. R., James, D., Cangialosi, T. J., Riolo, M. L., Owens, S. E. and Bills, E. D. : American Board of Orthodontics, Objective grading system for dental casts and panoramic radiographs. Am J Orthod Dentofacial Orthop, 114 : 589-599, 1998.
3) Cangialosi, T. J., Riolo, M. L., Ed Owens, Jr., S., Dykhouse, V. J., Moffitt, A. H., Grubb, J. E. Greco, P. M., English, J. D. and James, R. D. : The ABO discrepancy index: A measures of case complexity. Am J Orthod Dentofacial Orthop, 125 : 270-278, 2004.
4) Tahir, E., Sasowsky, C. and Schneider, B. J. : An assessment of treatment outcome in American Board of Orthodontic case. Am J Orthod Dentofacial Orthop, 111 : 335-342, 1997.
5) Starnes, L. O. : Treatment outcome assessment. J Clin Orthod, 30 : 503-505, 1996.
6) Howitt, J. W., Stricker, G. and Henderson, R. : Eastman esthetic index. N. Y. State J, 33 : 215-220, 1967.
7) Gottlieb, E. : Grading your orthodontic treatment results. J Clin Orthod, 9 : 155-161, 1975.
8) 荒川幸雄：矯正治療を正しく評価するために，矯正歯科専門医から一般臨床歯科医への提言．歯科学報，79：1653-1664, 80：165-174, 80：413-426, 80：627-638, 1992.
9) Haeger, R. S., Scheneider, B. J. and Be Gole, E. A. : A static occlusal analysis based on ideal interarch and intraarch relationships. Am J Orthod Dentofacial Orthop, 101 : 459-464, 1992.

【4．Asymmetry, Midlineに関連する参考文献】
1) Lewis, P. D. : The deviated midline. Am J Orthod, 70 : 601-616, 1976.
2) Dahan, J. : A simple digital procedure to assess facial asymmetry. Am J Orthod Dentofacial Orthop, 122 : 110-116, 2002.
3) Mongini, F. and Schmid, W. : Treatment of mandibular asymmetries during growth. A longitudinal study. Eur J Orthod, 9 : 51-67, 1987.
4) Peck, S. and Kataja, M. : Skeletal asymmetry in esthetically pleasing faces. Angle Orthod, 61 : 43-48, 1991.
5) Ahn, S., Lee, S. and Nahm, D. : Relationship between temporomandibular joint internal derangement and facial asymmetry in women. Am J Orthod Dentofacial Orthop, 128 : 583-591, 2005.
6) Masuoka, N., Momoi, Y., Ariji, Y., Nawa, H., Muramatsu, A., Goto, S. and Ariji, E. : Can cephalometric and subjective evaluation be consistent for facila asymmetry? Angle Orthod, 75 : 651-655, 2005.
7) 中後忠男，石沢命久，作田　守，岩崎重信，細見一仁，河田照茂：頭部X線規格写真分析法に関する正中線の決定について．日矯歯誌，20：151-157, 1951.
8) Kambylafkas, P., Kyrkanides, S. and Tallents, R. H. : Mandibular asymmetry in adults patients with unilateral degenerative joint disease. Angle Orthod, 75 : 305-310, 2005.
9) Uysal, T., Sisman, Y., Kurt, G. and Ramoglu, S. I. : Codylar and ramal vertical asymmetry in unilateral and bilateral posterior crossbite patients and a normal occlusion sample. Am J Orthod Dentofacial Orthop, 136 : 37-43, 2009.
10) Lee, M., Chung, D. H., Lee, J. and Cha, K. : Assessing soft-tissue characteristics of facial asymmetry with photographs. Am J Orthod Dentofacial Orthop, 138 : 23-31, 2010.
11) Grummons, D. C. and Van De Coppello, M. A. K. : A Frontal asymmetry analysis. J. Clin Orthod, 21 : 448-465, 1987.
12) Arnett, G. W. and Berman, R. T. : Facial keys to orthodontic diagnosis and treatment planning? part 2. Am J Orthod Dentofacial Orthop, 103 : 395-411, 1993.
13) Steenbergen, E. and Nanda, R. : Biomechanics of orthodontic correction of dental asymmetry. Am J Orthod Dentofacial Orthop, 107 : 618-624, 1995.

【5．Tooth size ratioに関連する参考文献】
1) 螺良友康：調和の取れた上下顎歯冠幅径の比率に関する研究．歯学，59：143-153, 1972.
2) 松本光生，黒田康子，吉田建美，平田隆則，作田　守：上下顎歯冠幅径の調和．日矯歯誌，30：52-55, 1971.
3) 谷田部賢一，伊藤れい，山口秀晴：上下顎歯冠幅径の調和に関する検討．日矯歯誌，31：22-31, 1972.
4) 大坪淳造：日本人成人正常咬合者の歯冠幅径と歯列弓およびBasal Archとの関係について．日矯歯誌，16：36-46, 1957.
5) 本橋康助，曽根静男，亀田　晃，近藤悦子，梶　悦子，大石徳子：Tooth size ratiosの臨床応用について．日矯歯誌，30：270-282, 1971.
6) Johe, R. S., Steinhart, T., Sado, N., Greenberg, B. and Jing, S. : Intermaxillary tooth-size discrepancies in different sexes, malocclusion groups, and ethnicities. Am J Orthod Dentofacial Orthop, 138 : 599-607, 2010.
7) Crosby, D. R. : The occurrence of tooth size discrepancies among different malocclusion groups. Am J Orthod Dentofacial Orthop, 95 : 457-461, 1989.
8) Bolton, W. A. : Disharmony in tooth size and its relation to the analysis and treatment of malocclusion. Angle Orthod, 28 : 113-130,

1958.
9) Bolton, W. A. : The clinical application of a tooth-size analysis. Am J Orthod, 48 : 504-529, 1962.
10) Crosby, D. R. : The occurrence of tooth size discrepancies among different malocclusion groups. Am J Orthod Dentofacial Orthop, 95 : 457-461, 1989.
11) Endo, T., Ishida, K., Sakaeda, K. and Shimooka S. : Effects of premolar extraction on Bolton overall ratios and tooth-size discrepancies in a Japanese orthodontic population. Am J Orthod Dentofacial Orthop, 137 : 508-514, 2010.
12) Basaran, G., Selek, M., Hamamci and Akkus, Z. : Intermaxillary Bolton tooth size discrepancies among different malocclusion groups. Angle Orthod, 76 : 26-30, 2006.

【6. 咀嚼運動に関連する参考文献】

1) Gibbs, C. H., Wickwire, N. A., A. Jacobson, P., Lundeen, H. C., Mahan, P. E., and Lupkiewicz S. M. : Comparison of typical chewing patterns in normal children and adults. JADA, 105 : 33-42, 1982.
2) Alexander, T. A., Gibbs, C. H., and Thompson, W. J. : Investigation of patterns in deep-bite malocclusion before and after orthodontic treatment. Am J Orthod, 85 : 21-27, 1984.
3) Suit, S. R., Gibbs, C. H., and Benz, S. T. : Study of gliding tooth contacts during mastication. J Periodontol, 47 : 331-334, 1976.
4) Gibbs, C. H., Lundeen, H. C., Mahan, P. E., and Fujimoto, J.: Chewing movements in relation to border movements at the first molar. J Prosthet Dent, 46 : 308-322, 1981.
5) Colaizzi, F.A., Michael, C. G., Javid, N.S., and Gibbs, C.H.: Condylar and incisal border movements: A comparative study of complete denture wears and natural dentition subjects. J Prosthet Dent, 59 : 453-459, 1988.
6) Bates, J.F., Stafford, G.D. and Harrison, A. : Masticatory function-a review of the literature 1. The form of the masticatory cycle. J Oral Rehabil, 2 : 281-301, 1975.
7) Bates, J.F., Stafford, G.D. and Harrison, A. : Masticatory function-a review of the literature (II) Speed of movement of the mandible, rate of chewing and forces developed in chewing. J Oral Rehabil, 2 : 349-361, 1975.
8) Gibbs, C. H., Lundeen, H. C. : Jaw movements and forces during chewing and swallowing and their clinical significance. In Advances in Occlusion, postgraduate dental handbook series 14, 2-32, Boston, John Wright Co, 1982.
9) Arakawa, Y. and Yamaguchi, H. : Recordings of chewing and border movements in typical malocclusion, J. Clin Orthod, 34 : 300-312, 1995.
10) Arakawa, Y. and Yamaguchi, H. : Jaw movements recordings in cases of open bite with tongue thrust, J. Clin Orthod, 39 : 354-359, 2005.
11) Lundeen, H. C : Occlusal morphologic considerations for fixed restorations. Dent Clin N Amer, 15 : 649-661, 1971.
12) Robert, L. L. : Anterior guidance. In Advances in Occlusion, postgraduate dental handbook series 14, 51-80, Boston, John Wright Co, 1982.
13) Ahlgren, J. : Pattern of chewing and malocclusion of teeth: A clinical study, Acta Odont Scand, 25 : 3-13, 1967.
14) Reinhardt, R., Tremel, T., Wehrbein, H. and Reinhardt, W. : The unilateral chewing phenomenon, occlusion and TMD, J Craniomandib Pract, 24 : 166-170, 2006.

【7. Bracket placementに関連する参考文献】

1) McLaughlin, R. P. and Bennett, J. C. : Bracket placement with the preadjusted appliance. J. Clin Orthod, 29 : 302-311, 1995.
2) Sondhi, A. : The implication of bracket selection and bracket placement on finishing details. Seminars Orthod, 9 : 155-164, 2003.
3) Sondhi, A. : The implication of bracket selection and bracket placement on expressed tooth movement and finishing details, in Current therapy in Orthodontics, Mosby Elsevier, St. Louis, Missouri, 2010.
4) 千足真樹子, 新井一仁, 中原リザ子：Crown inclinationの三次元的計測方法—ブラケットベースの大きさの差異がcrown inclinationの分析に与える影響—. Orthod Wave, 63：186-192, 2004.
5) Alexander, R. G. : The vari-simplex, Part 1. Concept and appliance design. J. Clin Orthod, 17 : 380-392, 1983.
6) Miethke, R. and Melsen, B. : Effect of variation in tooth morphology and bracket position on first and third order correction with preadjusted appliances. Am J Orthod Dentofacial Orthop, 116 : 329-335, 1999.

【8. 歯牙形態に関連する参考文献】

1) 菊池　進, 河上直人：咬合素材としての日本人歯牙形態の研究　その1シャベル型歯牙について　その2　上顎側切歯について. 歯学, 42：51-56, 1954.
2) 上條雍彦：日本人永久歯の解剖学. 東京, アナトーム社, 1962.
3) Kraus, B. S., Jordan, R. E. and Abrams, L. : 咬合と歯の解剖. 医歯薬出版, 東京, 1973.

【9．Spee curveに関連する参考文献】

1) Proffit, W. R., Field, H. W., Ackerman, J. L., Sinclair, P. M., Thomas, P. M. and Tulloch, J. F. C. : Contemporary orthodontics 2nd edit. in Orthodontic treatment planning: From problem list to specific plan by Proffit, W. R. and Henry, W. F., St. Louis, Missouri, Mosby Year Book, 1993. Sherwood, R.: Predetermining the Overbite and Overjet. Angle Orthod, 19 :101-105,1949.
2) Graber, T. M. : Orthodontics: Current Principles & Techniques 4th edit. Chpater 11, Interceptive Guidance of Occlusion with Emphasis on Diagnosis by Jack Dale, Hali C. Dale, St. Louis, Missouri, Elsevier Mosby, 2005.
3) 岩沢忠正，納村晋吉：正常咬合者におけるCueve of Speeと咬合平面について．日矯歯誌，23：13-21，1964．
4) Steadman, S. R. : Overbite. Angle Orthod, 10 : 148-154, 1940.
5) Marshall, S. D., Caspersen, M., Hardinger, R. R., Franciscus, R. G., Aquilino, S. A. and Southard, T. E. : Development of the curve of Spee. Am J Orthod Dentofacial Orthop, 134 : 344-352, 2008.
6) 小林美也子，新井一仁，石川晴夫：日本人正常咬合者におけるSpeeの彎曲の三次元的分析．日矯歯誌，57：258-267，1998．
7) McLaughlin, R. P. and Bennett, J. C. : Finishing with the preadjusted orthodontic appliance. Seminars Orthod, 9 : 165-183, 2003.

【10．辞書】

1) van der Linden, F. P. G., Miethke, R. R., McNamara Jr., J. A., Proffit, W. R., Drescher, D., Radlanski, R. J., Sergl, H. G., Bolender, Ch., Duran von Arx, J., Miotti, F. A. and Faltin, K. : Glossary of Orthodontic Terms. Germany, Quintessence Publishing, 2000.

【11．口腔衛生に関連する参考文献】

1) Guzman-Armstrong, S., Chalmers, J. and Warren, J. J. : Readers' Forum, Ask Us, White spot lesions: Prevention and treatment. Am J Orthod Dentofacial Orthop, 138 : 690-696, 2010.
2) Nanda, R. : Biomechanics in clinical orthodontics, Philadelphia, W. B. Saunders, 1997.

【12．正常咬合者のセファロレントゲン分析と側貌、軟組織に関連する参考文献】

1) Chang, Hong-Po : Assessment of anteroposterior jaw relationship. Am J Orthod Dentofacial Orthop, 92 : 117-122, 1987.
2) Pancherz, H.. and Gökbuget, K. : The reliability of the Frankfort Horizontal in roentgengraphic cephalometry, European J. Orthod, 18 : 367-372, 1996.
3) Ricketts, R. M. : Planning of treatment on the basis of the facial pattern and an estimate of its growth. Angle Orthod, 27 : 14-37, 1957.
4) Ricketts, R. M. : A foundation for cephalometric communication. Am J Orthod, 46 : 330-357, 1960.
5) 瀬端正之：矯正治療と側貌の調和．歯科学報，73：617-628，1973．
6) Clements, B. S. : Nasal imbalance and orthodontic patient. Am J Orthod, 55 : 244-264, 1969.
7) 薦田　茂，広田恭彦，山本資晴，松本光生：頭部X線規格写真法による軟組織側貌の研究—成人女子軟組織側貌の標準値および近接する硬組織との関連について—．西日矯歯誌，32：6-11，1987．
8) Alcalde, R. E., Jinno, T., Orsini, M. G., Sasaki, A., Sugiyama, R. M. and Matsumoto, T. : Soft tissue cephalometric norms in Japanese adults. Am J Orthod Dentofacial Orthop, 118 : 84-89, 2000.
9) Merrifield, L. L. : The profile line as an aid in critically evaluating facial esthetic. Am J Orthod, 52 : 804-822, 1966.
10) Park, Y. and Burstone, C. J. : Soft-tissue profile-Fallacies of hard-tissue standards in treatment planning. Am J Orthod Dentofacial Orthop, 90 : 52-62, 1986.
11) Yehezkel, S. and Turley, P. K. : Changes in the African American female profile as depicted in fashion magazine during the 20th century. Am J Orthod Dentofacial Orthop, 125 : 407-417, 2004.
12) Nbuyen D. D. and Turley, P. K. : Changes in the Caucasian male profile as depicted in fashion magazine during the twentieth century. Am J Orthod Dentofacial Orthop, 114 : 208-217, 1998.
13) 瀬端正之，菊地　誠，野上宏一，原崎守弘，市村賢二：調和の取れた日本人側貌基準に関する研究．日矯歯誌，29：159-167，1970．
14) 山内和夫，松本光生：日本人青年女性の所謂「美しい顔」に関する研究 第1編　頭部X線規格写真法による分析　第2報．日矯歯誌，20：7-12，1961．
15) Riedel R. A. : Esthetic and its relation to orthodontic therapy. Angle Orthod, 20 : 168-178, 1950.
16) 山内和夫：日本人青年女性の所謂「美しい顔」に関する研究 Ⅰ頭部X線規格写真法による分析　第3報．阪大歯誌，6：177-193，1961．
17) 小西晴美：日本人正常咬合者および不正咬合者における側貌の調和に関する研究．歯科学報，94：1007-1038，1994．
18) 野村真弓：側貌の美的調和に関する研究．歯科学報，88：1557-1601，1988．
19) Alcalde, R. E., Jinno, T., Ornishi, M. G., Sasaki, A., Sugiyama, R. M. and Matsumoto, T. : Soft tissue cephalometric norms in Japanese adults. Am J Orthod Dentofacial Orthop, 118 : 84-89, 2000.

20) Hopkins, B. J., and Murphy, J. : Variations in good occlusion. Angle Orthod, 41 : 55-65, 1971.
21) Kim, J., Lee, S., Kim, T., Nahm, D. and Chang, Y. : Classification of the skeletal variation in normal occlusion. Angle Orthod, 75 : 311-319, 2005.
22) 長岡一美, 桑原洋助：現代日本人正常咬合者の頭部X線規格写真および模型計測による基準値について(第1報). 日矯歯誌, 52：467-480, 1993.
23) 山内 積, 石原勝利, 白戸祥樹, 佐藤亨至, 三谷英夫：最近の日本人正常咬合者の顎顔面形態について. 日矯歯誌, 54：93-101, 1995.
24) 河村訓陸, 大道貞祥, 前田忠利, 峰田雅章, 大迫 淳, 山田 元, 遠藤 誠, 田中 努, 丹羽金一郎, 岸本 正：成年男女のDownsおよびNorthwestern分析の標準値について. 岐歯学誌, 17：1-6, 1990.

【13. 正常咬合者および成長発育のセファロレントゲン分析に関連する参考文献】

1) 飯塚哲夫：頭部X線規格写真法による日本人小児の顔の成長に関する研究. 口病誌, 25：260-272, 1958.
2) 飯塚哲夫, 石川富士郎：頭部X線規格写真による症例分析の基準値について—日本人成人男女正常咬合群—. 日矯歯誌, 16：4-12, 1957.
3) Christie, T. E. : Cephalometric patterns of adults with normal occlusion. Angle Orthod, 47 : 128-135, 1977.
4) McNamara, J. A. and Ellis III, E. : Cepahlometric analysis of untreated adults with ideal facial and occlusal relationships. Int J Adult Orthod & Ortho Surg, 3 : 221-231, 1988.
5) 姜 威, 鈴木 陽, 中島昭彦：日本人成人正常咬合者の頭部X線規格写真における顔面側貌軟組織と硬組織との関係. 西日矯歯誌, 47：14-24, 2002.
6) Scheideman, G. B., Legan, H. L. and Reisch, J. S. : Cephalometric analysis of dentofacial normals. Am J Orthod, 78 : 404-420, 1980.
7) Bosch, C. and Athanasiou A. E. : Landmarks, variables and norms of various numerical cephalometric analysis-Cephalometric morphologic and growth data references, in Orthodontic cephalometry. edited by Athanasiou A. E., :241-292. Mosby-Wolfe, London, 1995.
8) McNamara, Jr. J. A. : A method of cephalometric evaluation. Am J Orthod, 86 : 449-469, 1984.
9) 粥川 浩：レントゲン, セファログラムにおける日本人の顎態研究. 日矯歯誌, 13：6-17, 1954.
10) 桑原未代子：頭部X線規格写真法による日本人学童の顎顔面頭蓋の成長の累年的研究. 日矯歯誌, 20：170-191, 1961.
11) 宍倉浩介：頭部X線規格写真法による硬組織と軟組織側貌とについての計測学的研究, 日本人青年の正常咬合およびAngle Class Ⅰのものについて. 日矯歯誌, 28：263-273, 1969.
12) 浅井保彦：日本人顎・顔面頭蓋の成長—頭部X線規格写真法による12歳から20歳までの縦断的研究—. 日矯歯誌, 32：61-98, 1973.
13) 坂本敏彦：日本人顔面頭蓋の成長に関する研究—SELLA TURCIAを基準として—. 日矯歯誌, 18：1-17, 1959.
14) Scheideman, G. B., Legan, H. L., Finn, R. A. and Reisch, J. S. : Cephalometric analysis dentofacial normals. Am J Orthod, 78 : 404-4620, 1980.

【14. TMD(temporomanidibular disorders), 咬合と矯正治療に関連する参考文献】

1) Greene, C. S. : Managing patients with temporomandibular disorders: A new "standard of care". Am J Orthod Dentofacial Orthop, 138: 3-4, 2010.
2) Kurita, K., Westesson, P.-L., Yuasa, H., Toyama, M., Machida, J. and Ogi, N. : Natural course of untreated symptomatic temporomandibular joint disc displacement without reduction. J Dent Res, 77 : 361-365, 1998.
3) Sondhi, A. : Anterior interferences: Their impact on anterior inclination and orthodontic finishing procedures. Seminars Orthod, 9 : 204-215, 2003.
4) McNamara, J. A., Seligman, D. A. and Okeson J. P. : Orthodontic treatment, occlusal factors and temporomandibular disorders. In Craniofacial Growth series, Orthodontic treatment: Management of unfavorable sequelae, Center for Human Growth and Development, Univierisity of Michigan, 31 : 293-332, 1995.
5) Matsumoto, M. A. N., Matsumoto, W. and Bolognese, A. A. : Study of the signs and symptoms of temporomandibular dysfunction in individuals with normal occlusion and malocclusion. J Craniomandib Pract, 20 : 274-281, 2002.
6) Kimos, P. K., Nebbe, B., Heo, G., Packota, G. and Major, P. W. : Changes in temporomandibular joint sagittal disc position over time in adolescents: A longitudinal retorospective study. Am J Orthod Dentofacial Orthop, 136 : 185-191, 2009.
7) Turpin, . L. : TMJ disoreders complicate treatment planning, Angle Orthod, 69 : 195, 1999.
8) Mathews, J. R. : Functional consideration of the temporo, mandibular articulation and orthodontic implication. Angle Orthod, 37 : 81-93, 1967.
9) Keeling, S. D., Gibbs, C., Hall, M. B., and Lupkiewics, S. : Internal derangement of the TMJ: Changes associated with mandibular repositioning and orthodontic therapy. Am J Orthod Dentofacial Orthop, 96 : 363-374, 1989.
10) Rinchuse, D. J. and Kandasamy, S. : Articulators in orthodontics: An evidence-based perspective. Am J Orthod Dentofacial Orthop, 129 : 299-308, 2006.

11) Rinchuse, D. J., Rinchuse, D. J. and Kandasamy, S. : Evidence-based versus experience-based views on occlusion and TMD. Am J Orthod Dentofacial Orthop, 127 : 249-254, 2005.
12) Mohlin, B. and Kopp, S. : A clinical study on the relationship between malocclusion, occlusal interferences and mandibular pain and dysfunction. Swed Dent J, 2 : 105-112, 1978.
13) Nebbe, B. and Major, P. W. : Prevalence of TMJ disc displacement in a pre-orthodontic adolescent sample, Angle Orthod, 70 : 454-463, 2000.
14) Seligman, D. A. and Pullinger, A. G. : Assocination of occlusal variables among refined TM patient diagnostic groups, J Craniomandib Pract, 3 : 227-236, 1989.
15) Tipton, T. and Rinchuse D. J. : The relationship between static occlusion and functional occlusion in a dental school population, Angle Orthod, 61 : 57-66, 1991.
16) Hirata, R. H., Heft, M. W., Hernadez, B. and King, G. J. : Longitudinal study of signs of temporomandibular disorders (TMD) in orthodontically treated and nontreated group. Am J Orthod Dentofacial Orthop, 101 : 35-40, 1992.
17) Pellizoni, S. E. P., Salioni, M. A. C., Juliano, Y., Guimaraes, A. S. and Alonso, L. G. : Temporomandibular joint disc position and configuration in children with functional unilateral posterior crossbite: A magnetic resonance imaging evaluation, Am J Orthod Dentofacial Orthop, 129 : 785-793, 2006.
18) Keim R. G. : Centric Shangri-la in The editor's corner. J Clin Orthod, 37 : 349-350, 2003.
19) Pullinger, A. G. and Seligman, D. A. : Overbite and overjet characteristics of refined diagnosis groups of temporomandibular disorder patients. Am J Orthod Dentofacial Orthop, 100 : 401-415, 1991.
20) Rendell, J. K., Norton, L. A. and Gay, T. : Orthodontic treatment and temporomandibula joint disorders, Am J Orthod Dentofacial Orthop, 101 : 84-87, 1992.
21) Egerman-Erikson, I., Ingervall, B. and Carlsson, G. E. : The dependence of mandibular dysfunction in children on functional and morphologic malocclusion. Am J Orthod, 83 : 187-194, 1983.
22) Katzberg, R. W., Westesson, P., Tallents, R. H. and Drake, C. M. : Orthodontics and temporomandibular joint internal derangement. Am J Orthod Dentofacial Orthop, 109 : 515-520, 1996.
23) Leeuw, R., de Boering, G., Stegenga, B., and de Bont, L.G.M. : Symptoms of temporomandibular joint osteoarthrosis and internal derangement 30years after non-surgidal treatment. J Cranio Mandibular, 13 : 81-88, 1995.
24) Slavicek R. and Greene, C. S. : Relationship between occlusion and temporomandibular disorders: Implications for the gnathologist. Am J Orthod Dentofacial Orthop, 139 : 10-16, 2011.
25) Crowley, C. C., Wilkinnson, T., Piehslingher, E., Wilson, D. and Czerny, C. : Correlations between anatomic and MRI sections of human cadaver temporomandibular joints in the coronal and sagittal planes. J Orofacial Pain, 10 : 199-216,1996.

【15. 筋機能不正咬合に関連する参考文献】
1) 山口秀晴：口腔筋機能療法(MFT)の臨床．東京，わかば出版，1998.
2) 榎　恵，本橋康助，中村祐蔵：舌の形態と機能の異常の矯正学的意義について．日矯歯誌，14：13-20，1955.
3) 榎　恵，本橋康助：異常嚥下癖について．日矯歯誌，14：35-41，1955.
4) 小椋　正：機能的筋訓練法．国際歯科ジャーナル，3：437-444，1976.
5) 井出吉信，上松博子：摂食・嚥下を理解するための解剖．日歯会誌，53：19-30，2000.
6) 大西暢子：開咬を持つ小児の嚥下時の舌運動と口腔内圧に関する研究．小児歯誌，31：850-858，1993.
7) 大野粛英，与五沢文夫，中村勝彦，上條未哉子，星野直美，葛西富子，渕上かおる：舌癖を有する開咬症例へのアプローチ—矯正歯科医の立場から舌除去装置と筋機能訓練療法を考える—(その2)．日歯評論，448：121-139，1980.
8) 作田　守：嚥下に関する矯正学的考察．国際歯科ジャーナル，1：429-436，1974.
9) キャロル・マッジオ：フェイササイズ—自分でできるフェイシャル・エクササイズ—．東京，ＫＫベストセラーズ，2002.
10) Fröhlich k., Ingervall B. and Thüer U. : Further studies of the pressure from the tongue on the teeth in young adults. European J. Orthod, 14 : 229-239, 1992.
11) Tulley W. J. : A critical approach of tongue-thrusting. Am J Orthod, 55 : 640-650, 1969.
12) Wasson, J. : Corrction of tongue-thrust swllowing habits. J. Clin Orthod, 23 : 27-29, 1989.
13) Speider, T. M., Issacson, R. J. and Worms, F. W. : Tongue-thrust therapy and anterior dental open-bite—A review of new facial growth data—. Am J Orthod, 62 : 287-295, 1972.
14) Andrianopoulos, M. V. and Hanson, M. L. : Tongue-thrust and stability of overjet correction. Angle Orthod, 57 : 121-135, 1987.
15) Melsen, B., Attina, L., Santuari, M. and Attina A. : Relationships between swallowing pattern, mode of respiration, and development of malocclusion. Angle Orthod, 57 : 113-120, 1987.
16) Zickefoose, W. E. : Oral myofunctional therapy within the dental oddice in Orhtopedic Gnathology, Chicago, Quintessense, 1983.
17) Cottingham L. : Myofunctinal therapy. Am J Orthod, 69 : 679-687, 1976.
18) Gottlieb, E. L. : The editor's corner. J. Clin Orthod, 11 : 83-85, 1977.

【16. Green, C. S. : Managing patients with temporomandibular disorders: A new "standard of cars"の参考文献(supporting refernces)】

1) de Leeuw R, Klasser GD, Albuquerque RJ. : Are female patients with orofacial pain medically compromised? J Am Dent Assoc, 136 : 459-468, 2005.
2) Diatchenko L., Nackley A. G., Tchivileva I. E. Shabalina, S. A. and Maixner, W. : Genetic architecture of human pain perception. Trends Genet, 23 : 605-613, 2007.
3) Sessle B. J. : Sensory and motor neurophysiology of the TMJ. In: Laskin, D. M. Greene, C. S. and Hylander, W.L. editors. Temporomandibular disorders: an evidenced-based approach to diagnosis and treatment. Chicago, Quintessence, 69-88, 2006.
4) Reissmann, D. R., John, M. T. Schierz, O. and Wassell R. W. : Functional and psychosocial impact related to specific temporomandibular disorder digagnosis. J Dent, 35 : 643-650, 2007.
5) Klasser, G. D. and Okeson J. P. : The clinical usefulness of surface electromyography in the diagnosis and treatment of temporomandibular disorders, J Am Dent Assoc, 137 : 763-771, 2006.
6) Suvinen, T. I. and Kemppainen, P. : Review of clinical EMG studies related to muscle and occlusal factors in healthy and TMD subjects, J Oral Rehabil, 34 : 631-644, 2007.
7) Greene C. S. : The role of technology in TMD diagnosis. In: Laskin, D. M., Greene, C. S. and Hylander, W. L. editors, Temporomandibular disorders: an evidence-based approach to diagnosis and treatment, Chicago, Quintessence, 2006.
8) Greene C. S. and Laskin, D. M. : Temporomandibular disorders: moving form a dentally based to a medically based model, J Dent Res, 79 : 1736-1739, 2000.
9) Truelove, E. : Role of oralmedicine in the teaching of temporomandibular disorders and orofacial pain, J Orofac Pain, 16 : 185-190, 1994.
10) Dworkin, S. F. and Massoth, D. L. : Temporomandibular disorders and chronic pain: disease or illness? J Prosthet Dent, 72 : 29-38, 1994.
11) Carlson, C. R. : Psychological considerations for chronic orofacial pain, Oral Maxillofac Surg Clin North Am, 20 : 185-195, 2008.
12) Lindroth, J. E., Schmidt, J. E. and Carlson, C. R. : A comparison between masticatory muscle pain patients and intracapsular pain patients on behavioral and psychosocial domains, J Orofac Pain, 16 : 277-283, 2002.
13) American Academy of Orofacial Pain. Temporomandibular disorders. In de Leeuw, R., editor. Orofacial pain: guidelines for assessment, diagnosis and management, Chicago, Quintessence, 2008.
14) Stohler, C. S. and Zarb, G. A. : On the management of temporomandibuar disorders: a plea for a low-tech, high-prudence therapeutic approach, J Orofac Pain, 13 : 255-261, 1999.
15) Fricton, J. : Myogenous temporomandibular disorders: diagnostic and management considerations, Dent Clin North Am, 51 : 61-83, 2007.
16) Okeson, J. P. : Joint intracapuslar disorders : diagnosis and nonsurgical management considerations, Dent Clin North Am, 51 : 85-103, 2007.
17) Carlson, C. R., Bertrand, P. M., Ehrlich, A. D., Maxwell A. W. and Burton R. G. : Physical self-regulation treining for the management of tempromandibular disorders, J Orofac Pain, 15 : 47-55, 2001.
18) Dworkin, S. F. Huggins, K. H. Wilson, L., Mancl, L., Turner, J., Massoth, D. and et al, : A randomized clinical trial using research diagnostic criteria for temporomandibular disorder-axis II to target clinic cases for a tailored self-care TMD treatment program, J Orofac Pain, 16 : 48-63, 2002.

付　図──個性正常咬合者──

個性正常咬合

　被験者は，都内歯科衛生士専門学校および歯科技工専門学校の学生を主に対象として，これ以外は一般の成人を含めた。これら被験者について，最初に口腔模型で歯列ならびに咬合の様相を観察し，個性正常咬合のうち不正をほとんど認めない模型を抽出した。これらの中から，被験者の了解を得て，口腔写真，顔面写真，口腔模型，セファロレントゲン，オルソパノラマレントゲンの資料を採集した。対象の女性は主に歯科衛生士専門学校の学生であり，男性は歯科技工士専門学校の学生であった。1990年から2005年までに及び，調査した被験者の総数は概数として，歯科衛生士専門学校の学生数約1400名，歯科技工専門学校の学生数約610名である。これらの学生および一般の成人を含む被験者から，前記に記した方法で抽出した質の高い個性正常咬合者は，女性で成人の個性正常咬合は19名，男性で成人の個性正常咬合は13名であった。これらの被験者について側貌感の評価をするため，著者，矯正歯科認定医，歯科衛生士，歯科技工士の4名で，それぞれの被験者について4点法での客観的な方法で行った。この評価によりさらに点数上位の対象を抽出し，内訳は女性は19名のうち15名，平均年齢19.2歳，profile scoreの平均は3.87，男性は13名のうち11名，平均年齢19.18歳，profile scoreの平均は3.91の結果であった。これらの被験者の資料に基づいて，男性および女性の正常咬合者についてのセファロ分析のための平均値と標準偏差(SD)を求め，これを基準値としてセファロ分析表を作成した。男女それぞれの分析表は，本文中で記載した各不正咬合者の症例診断に利用した。セファロ分析表のそれぞれの数値は，このような個性正常咬合を具備する正常咬合者を被験者とした研究論文[2:2, 12:8, 16〜19, 22〜24, 13:2, 5, 9〜14]と比較検討する必要がある。

付　図

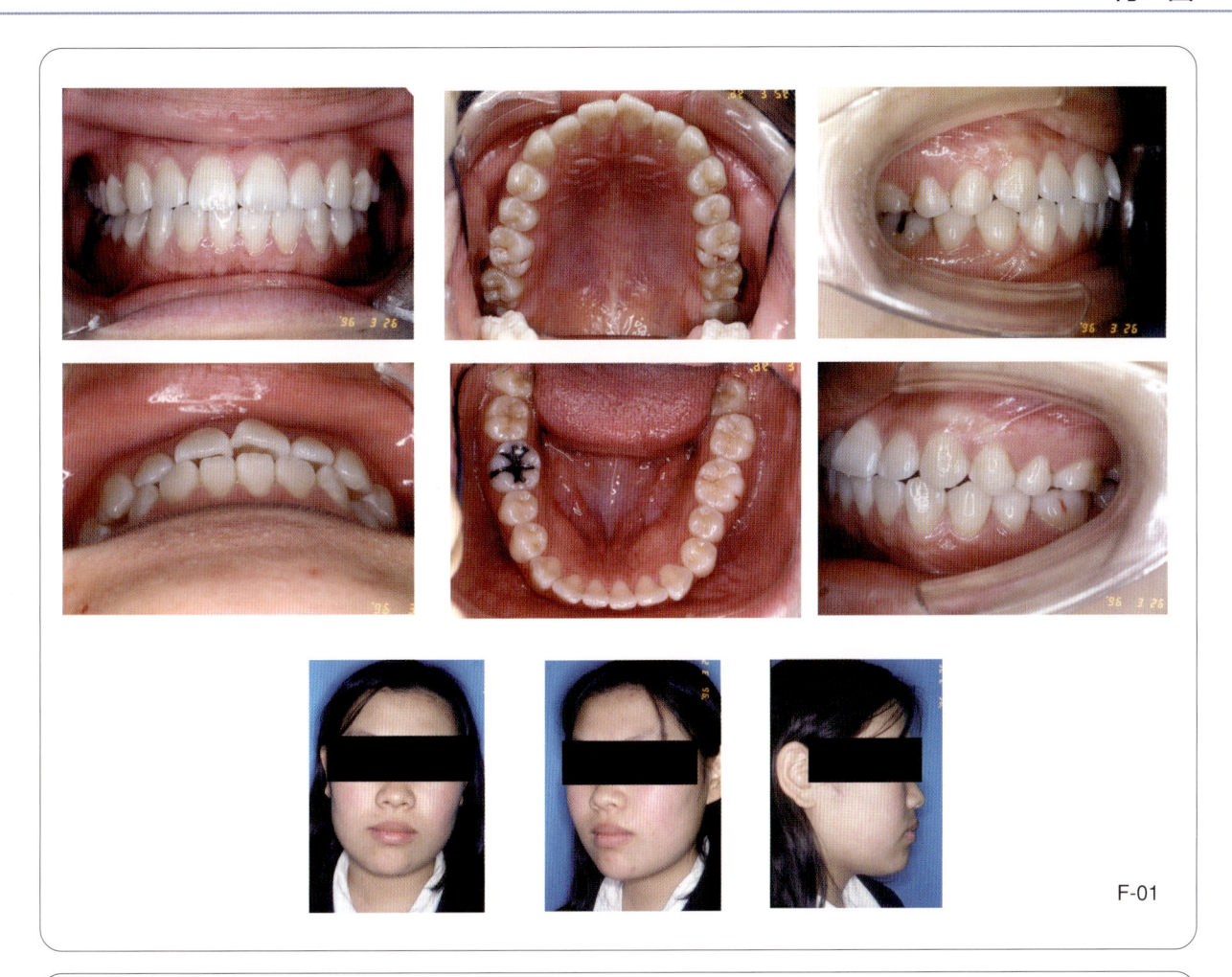

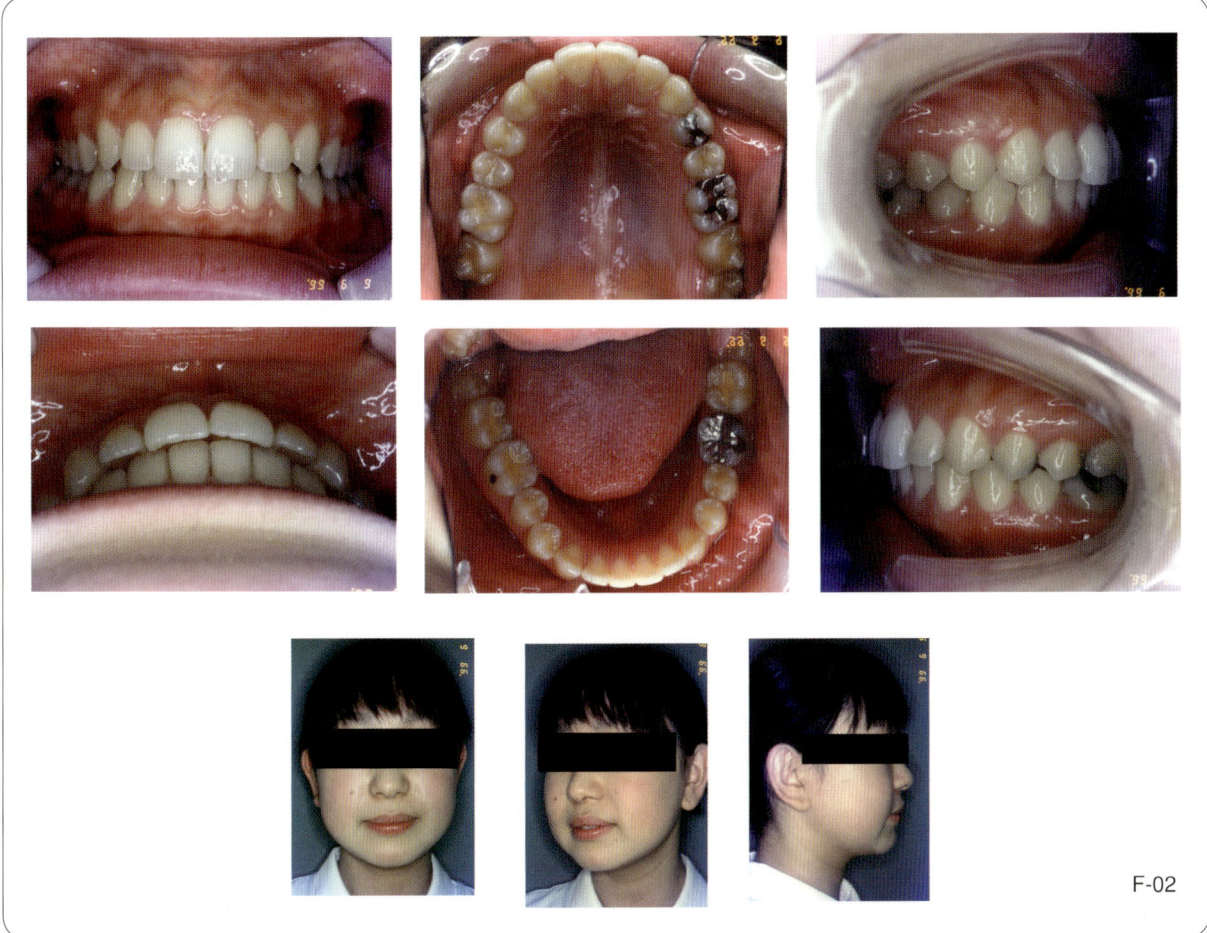

F-01

F-02

F-03

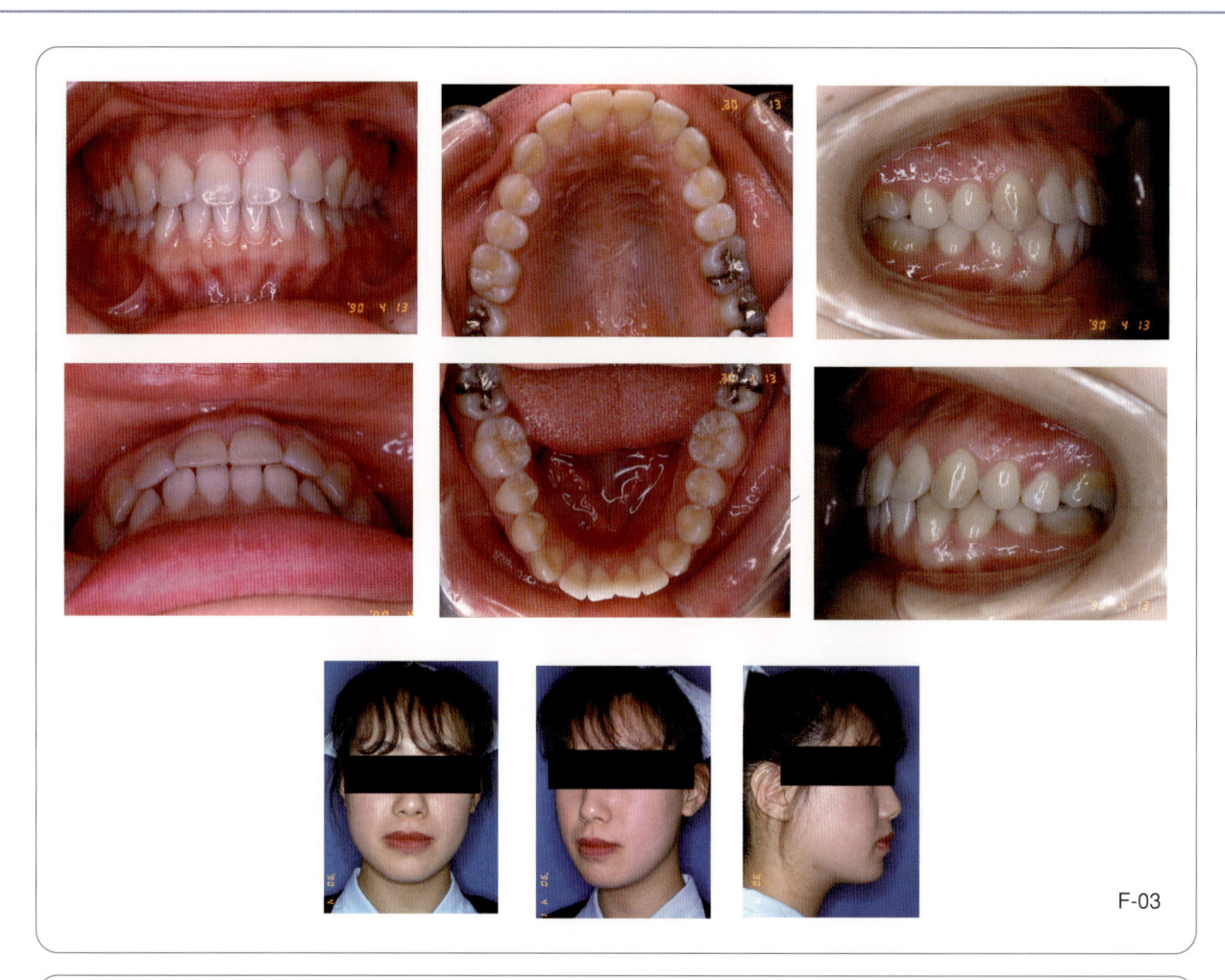

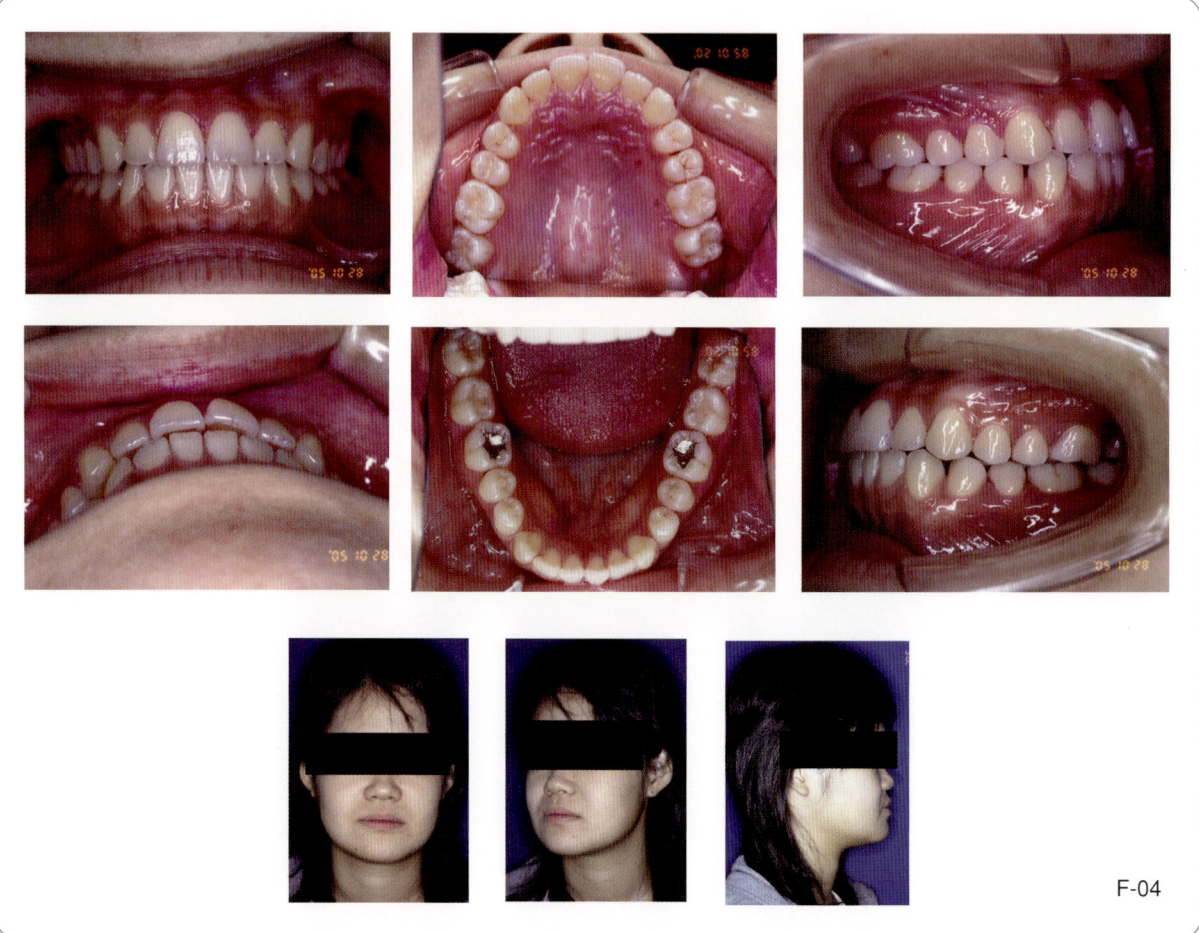

F-04

付　図

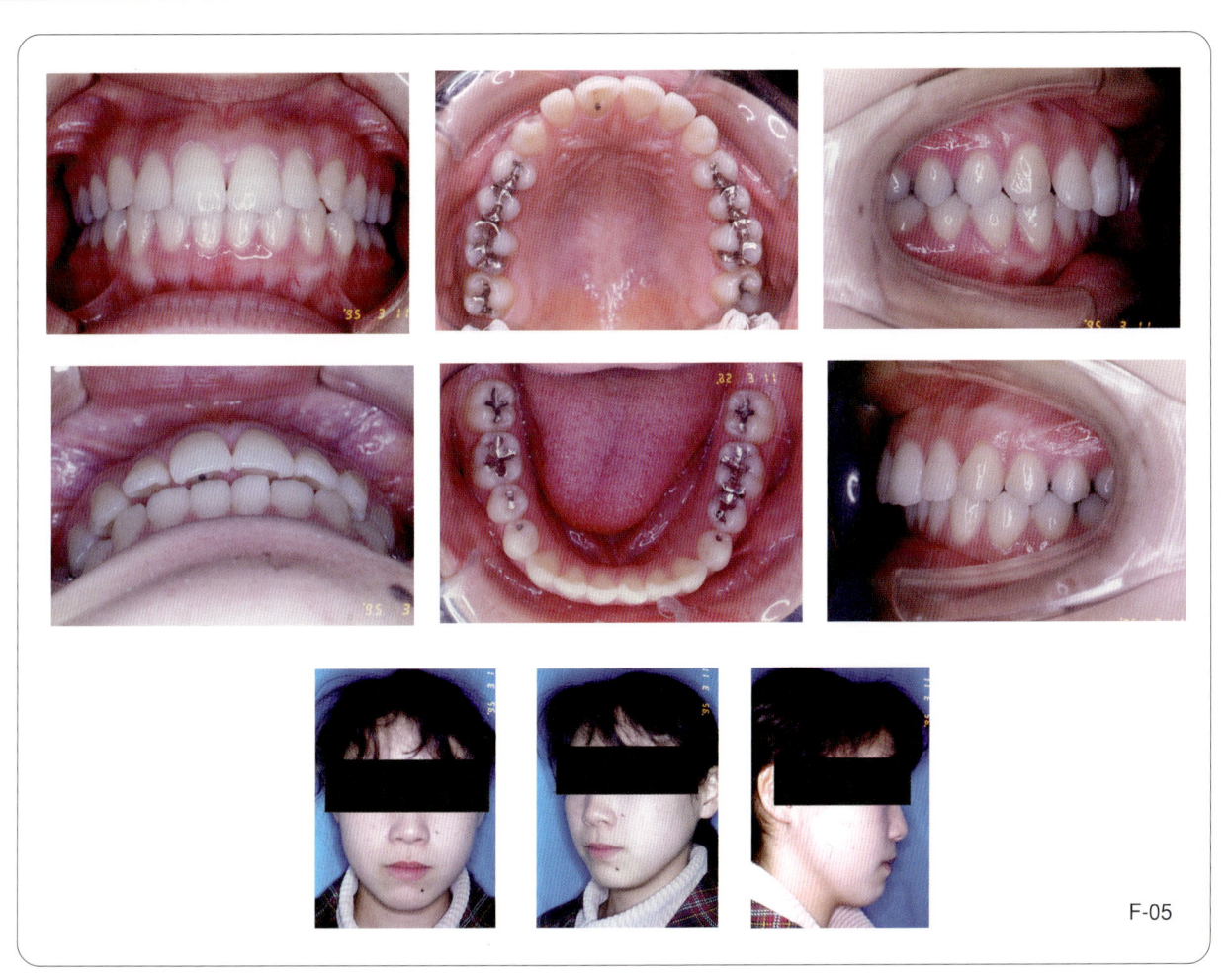

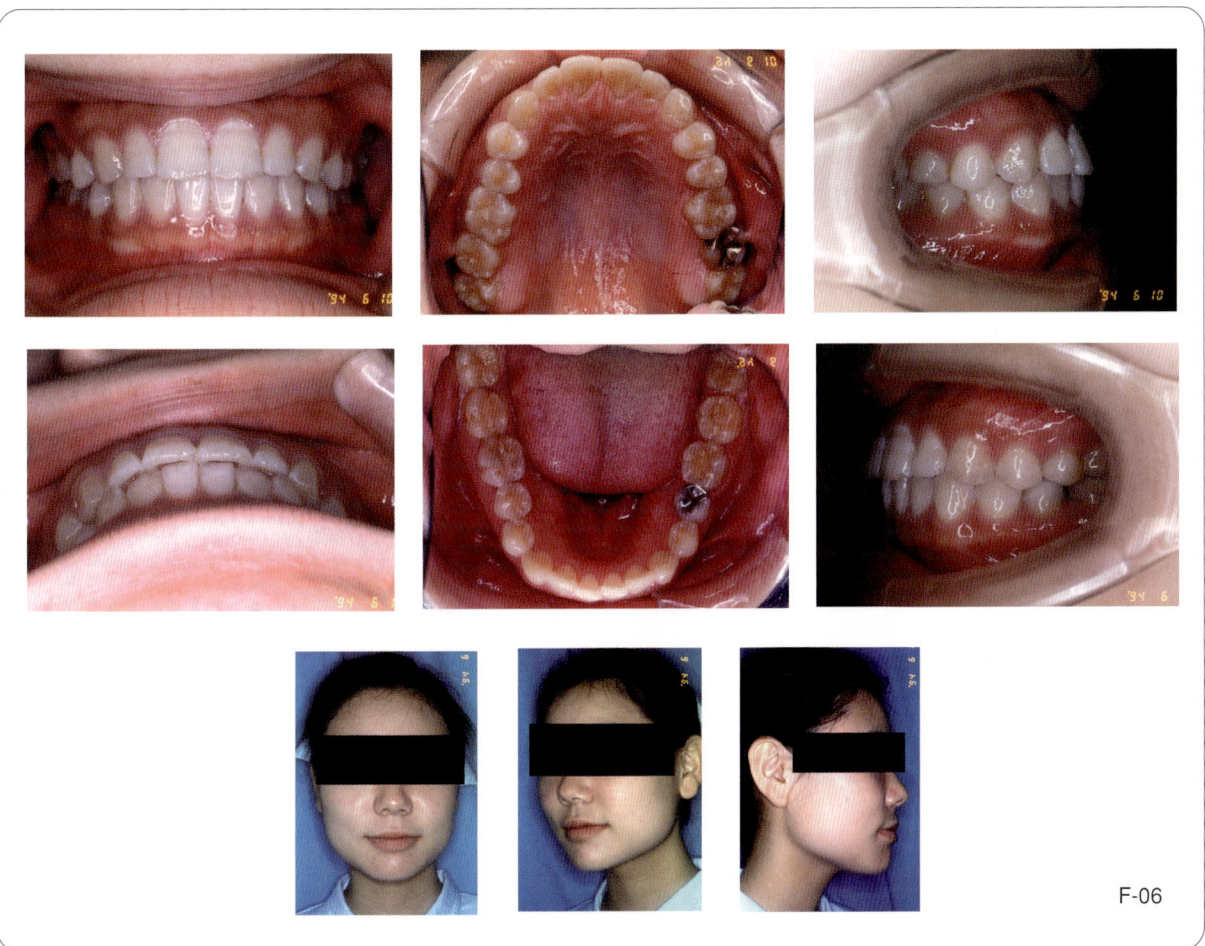

F-05

F-06

141

F-07

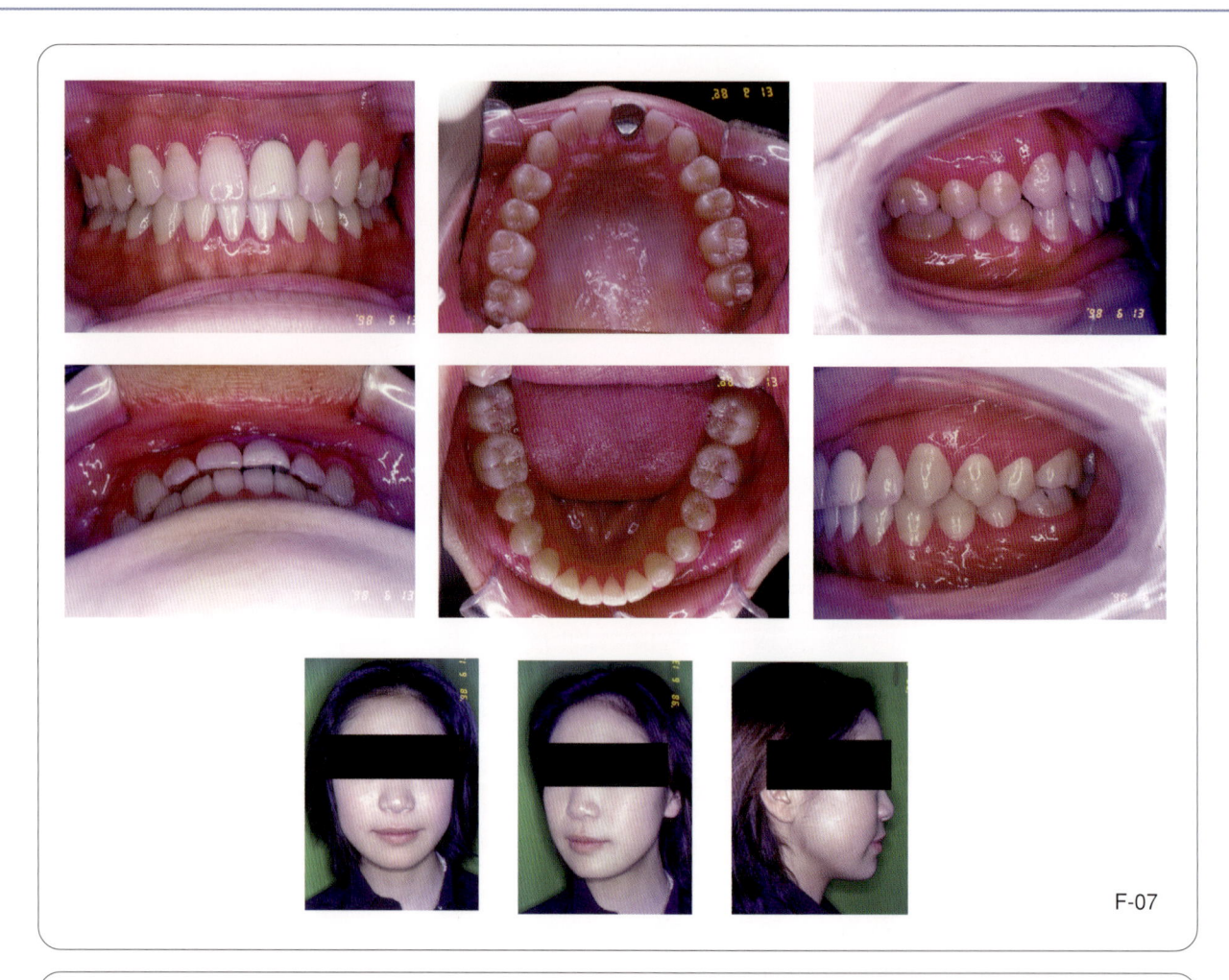

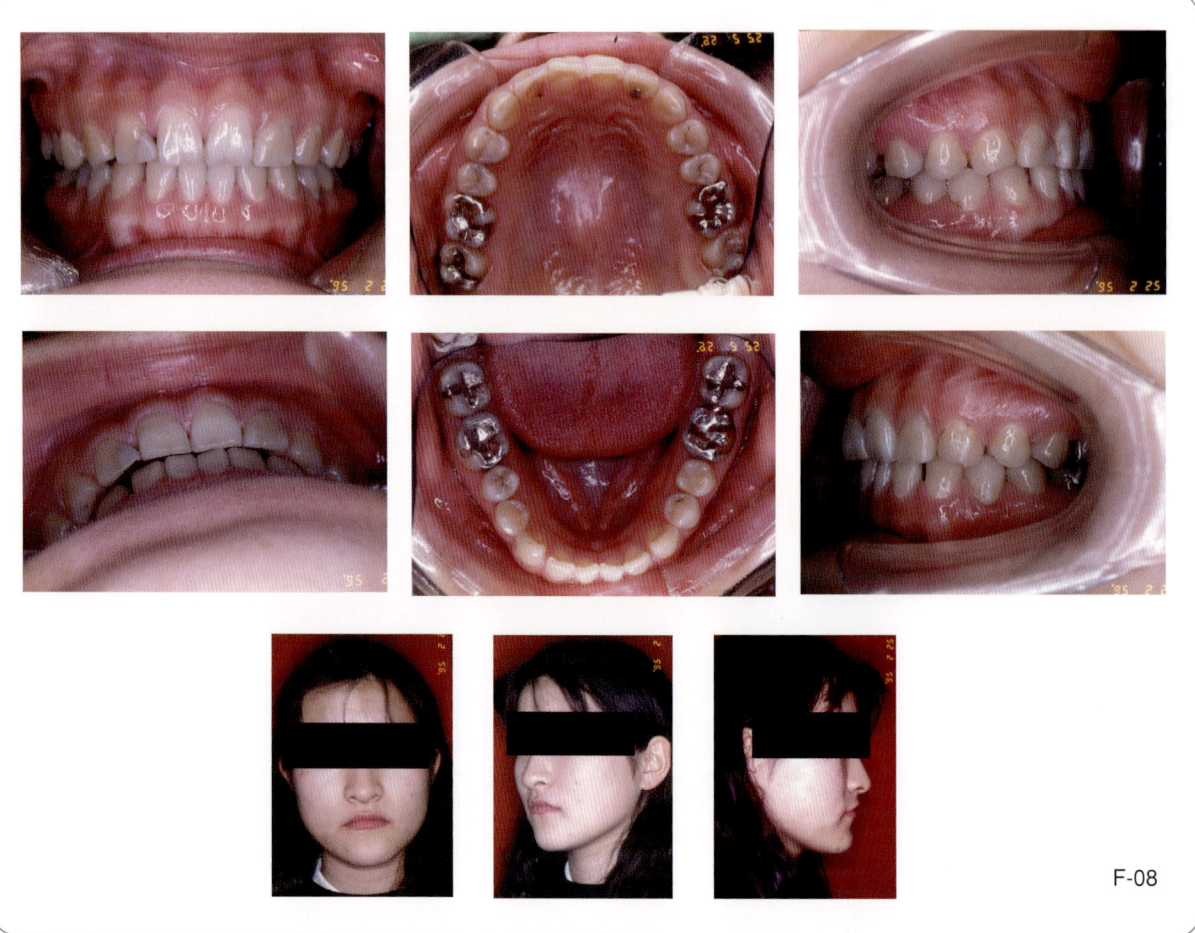

F-08

142

付 図

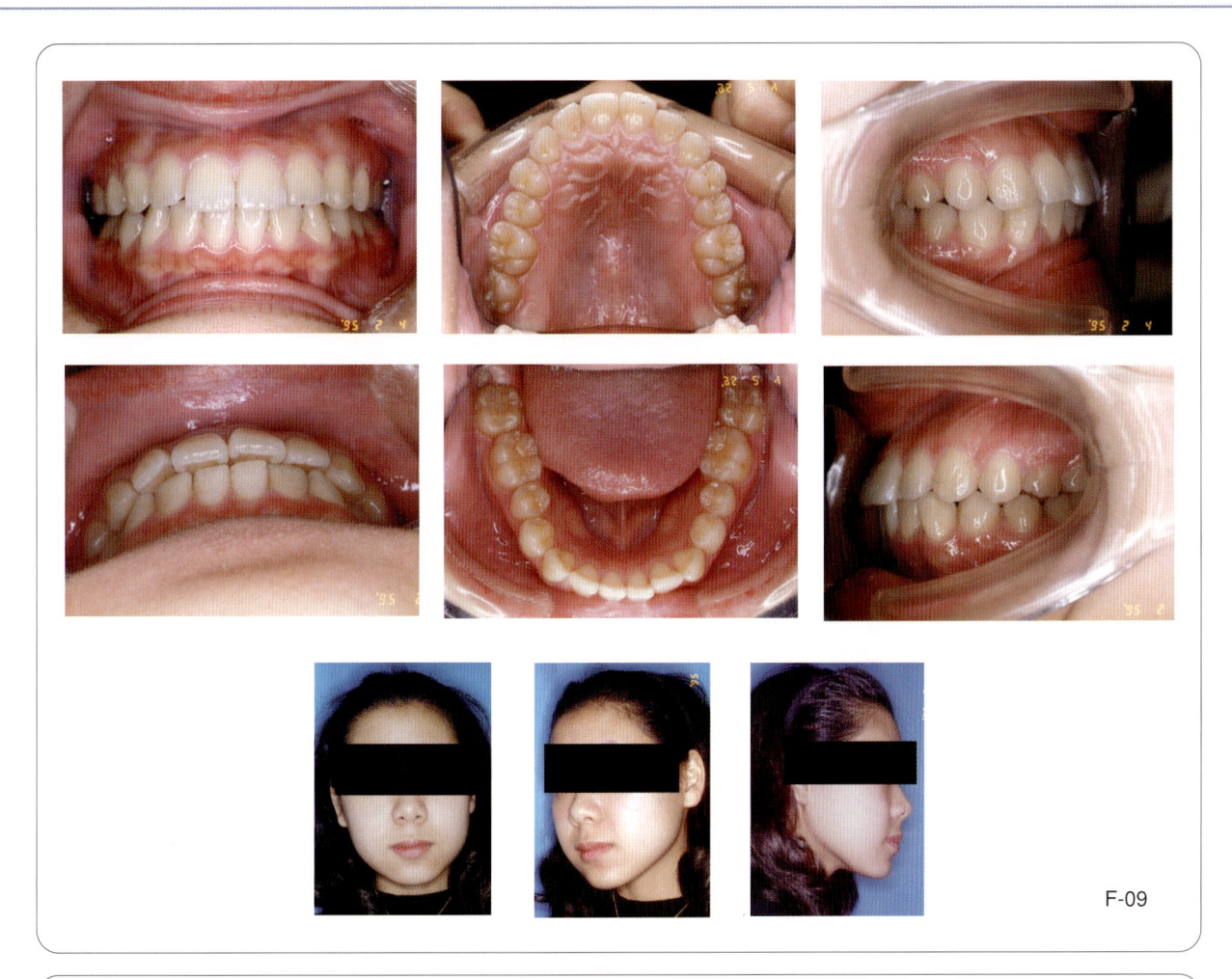

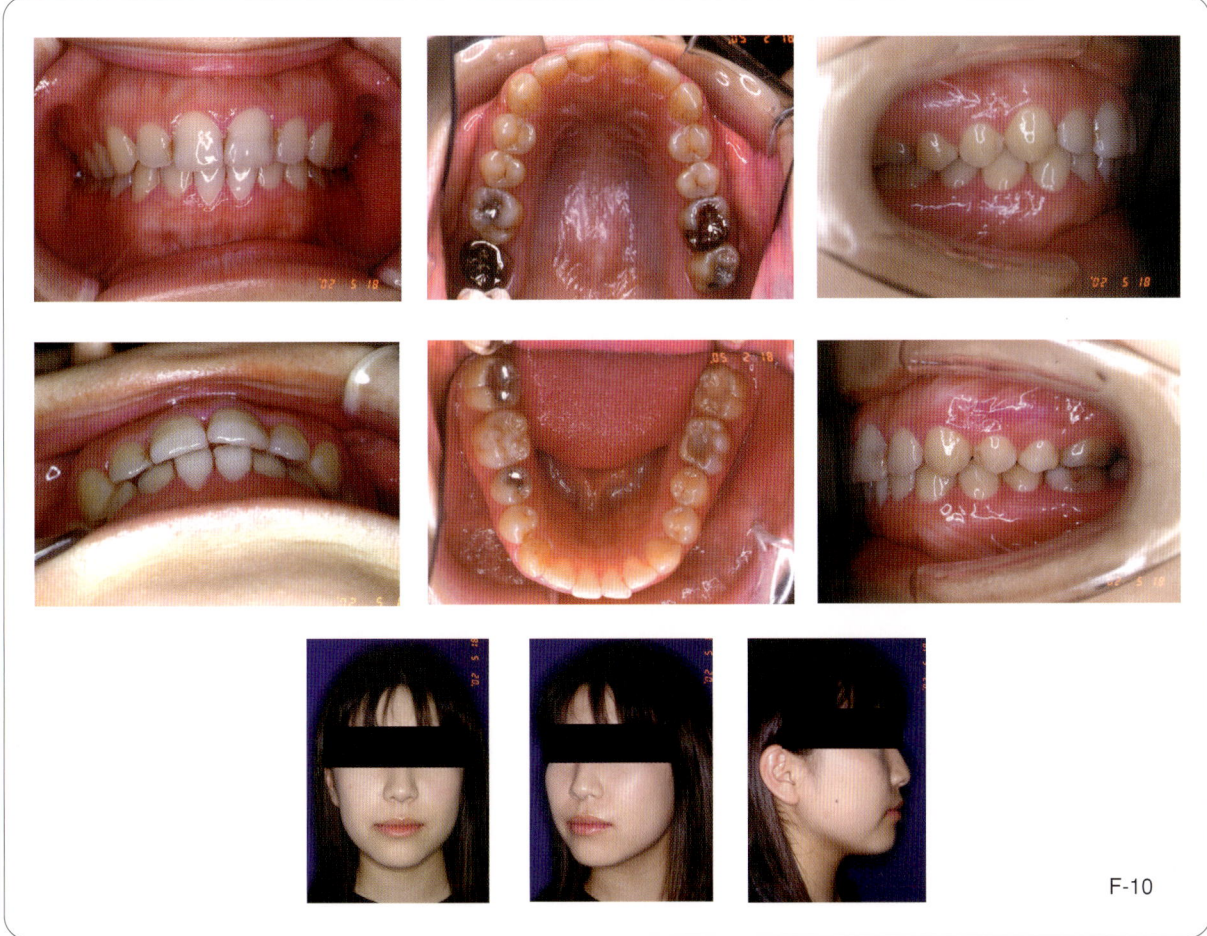

F-09

F-10

143

F-11

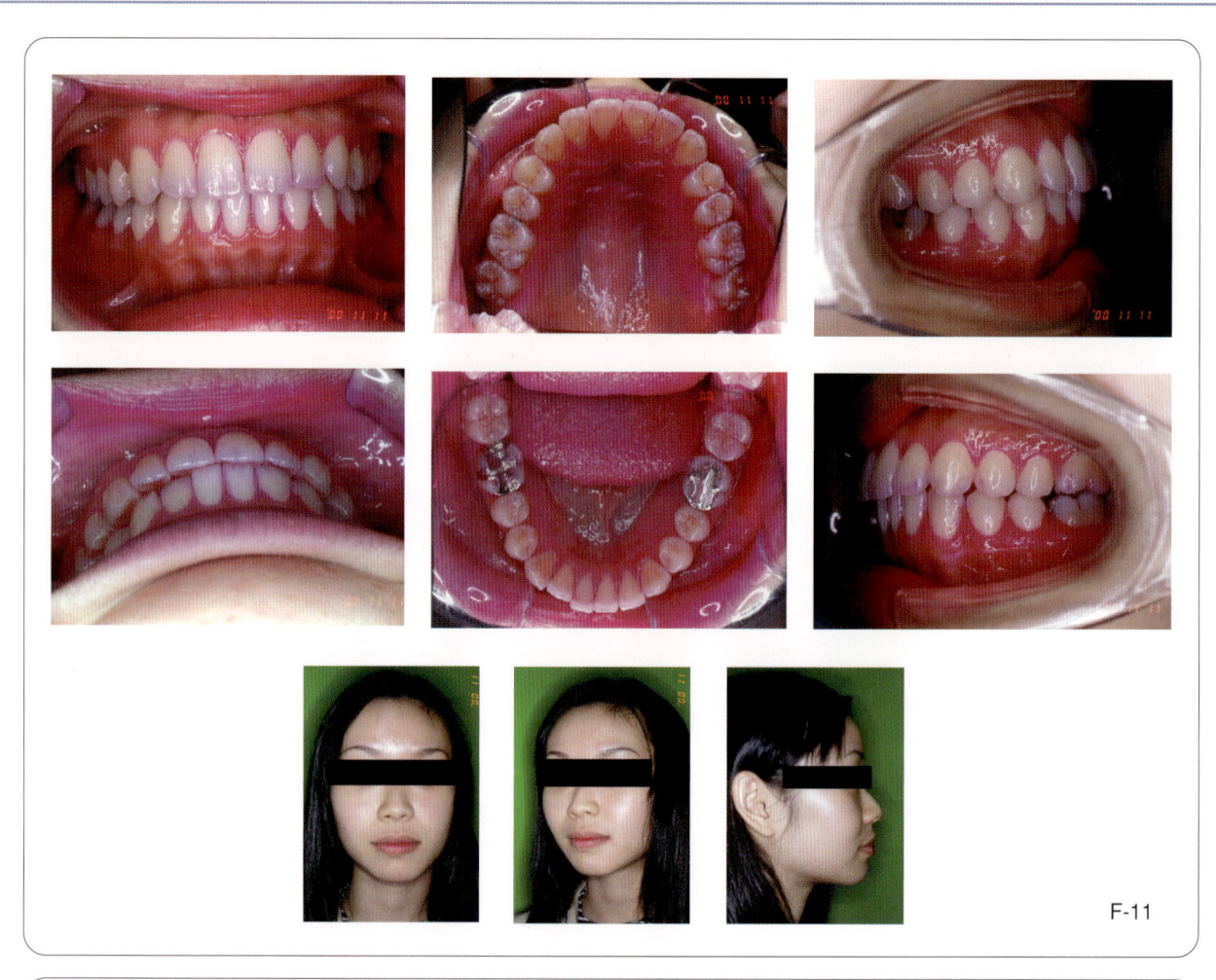

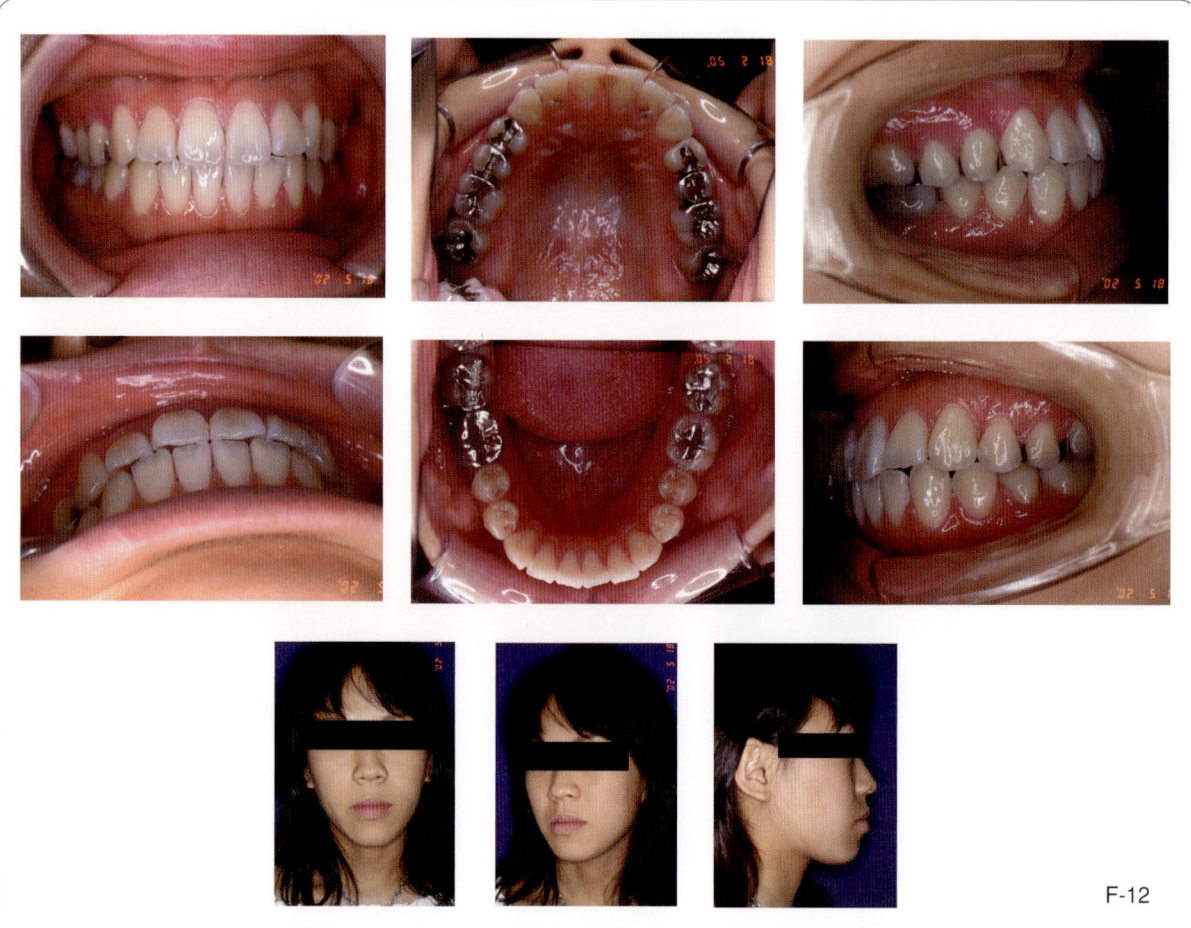

F-12

付 図

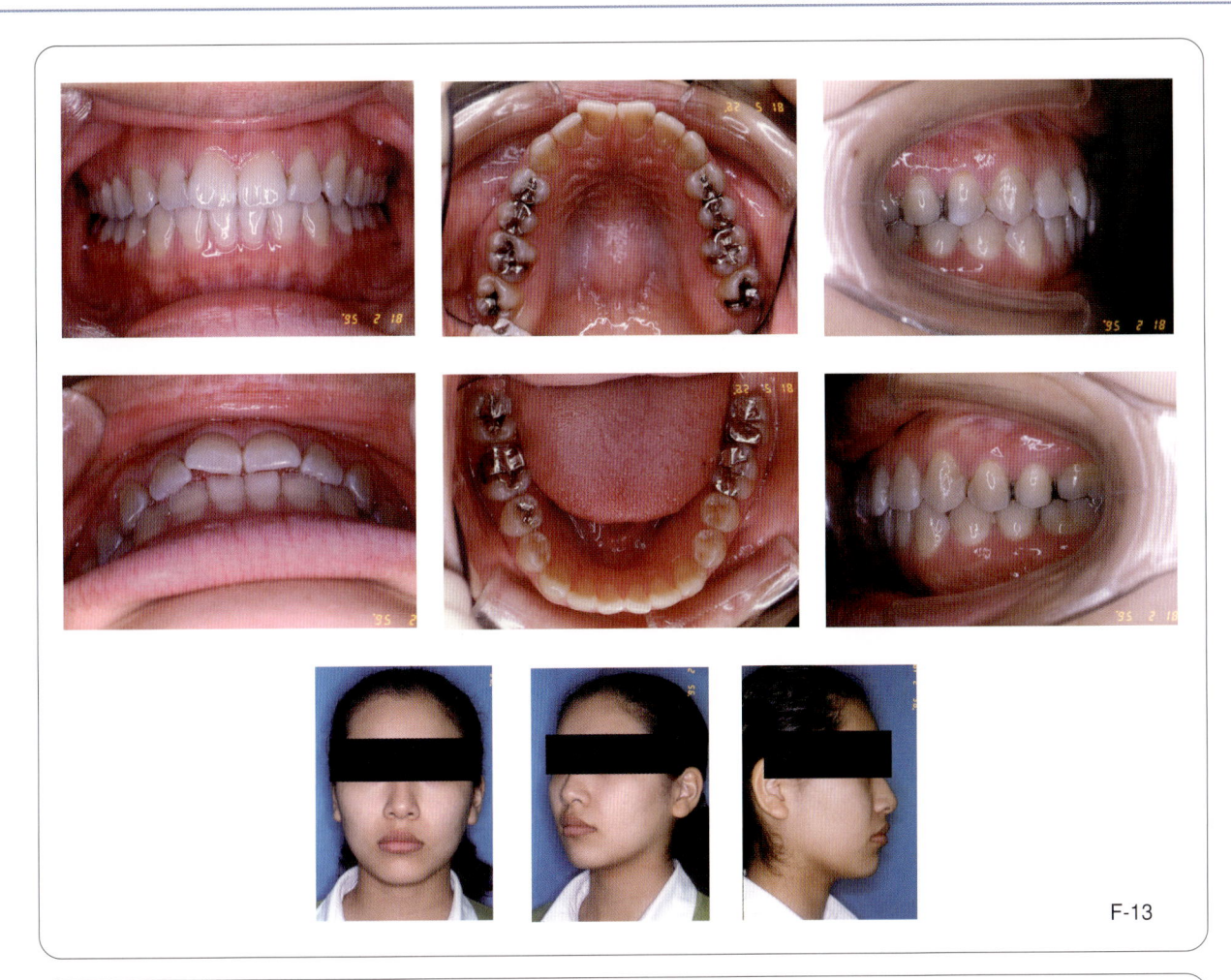

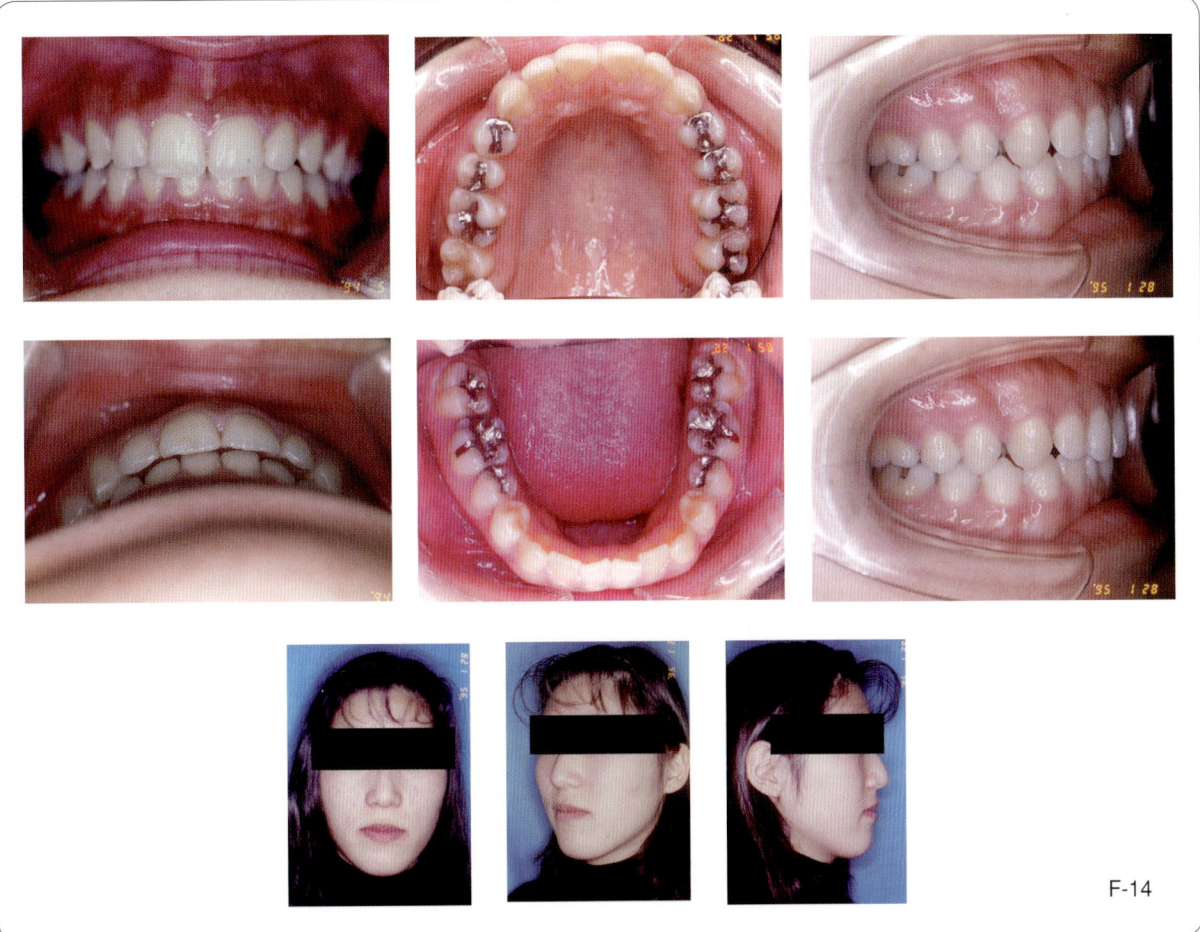

F-13

F-14

145

F-15

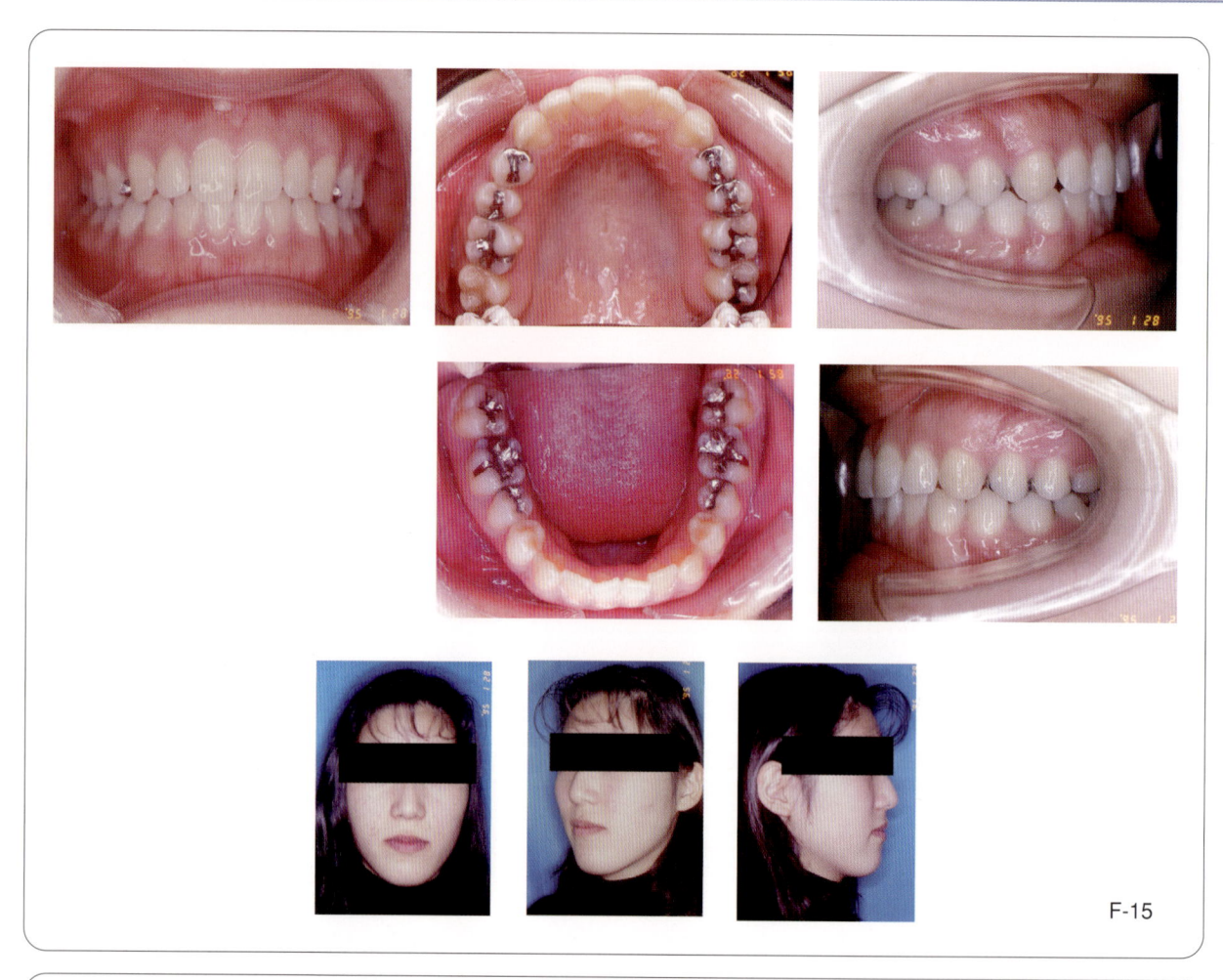

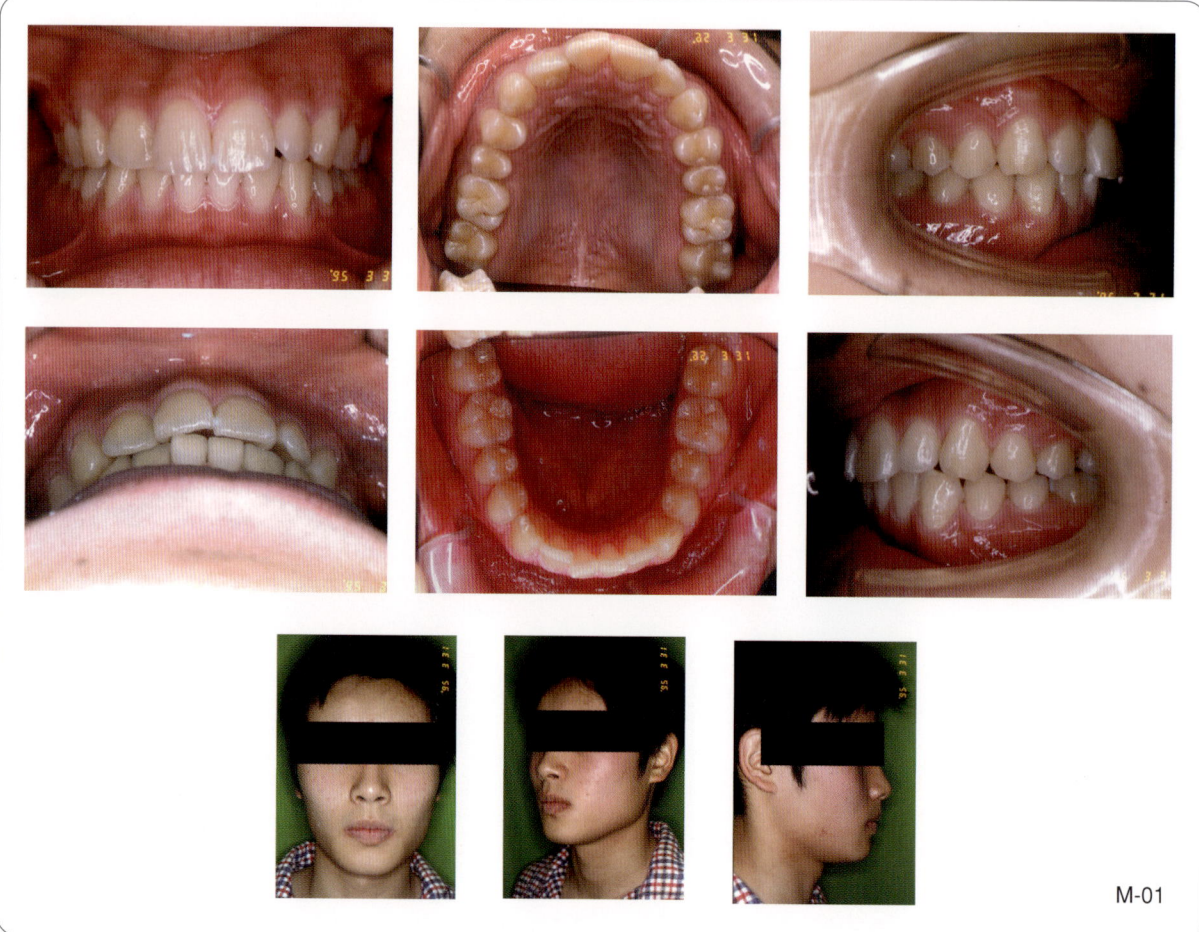

M-01

146

付　図

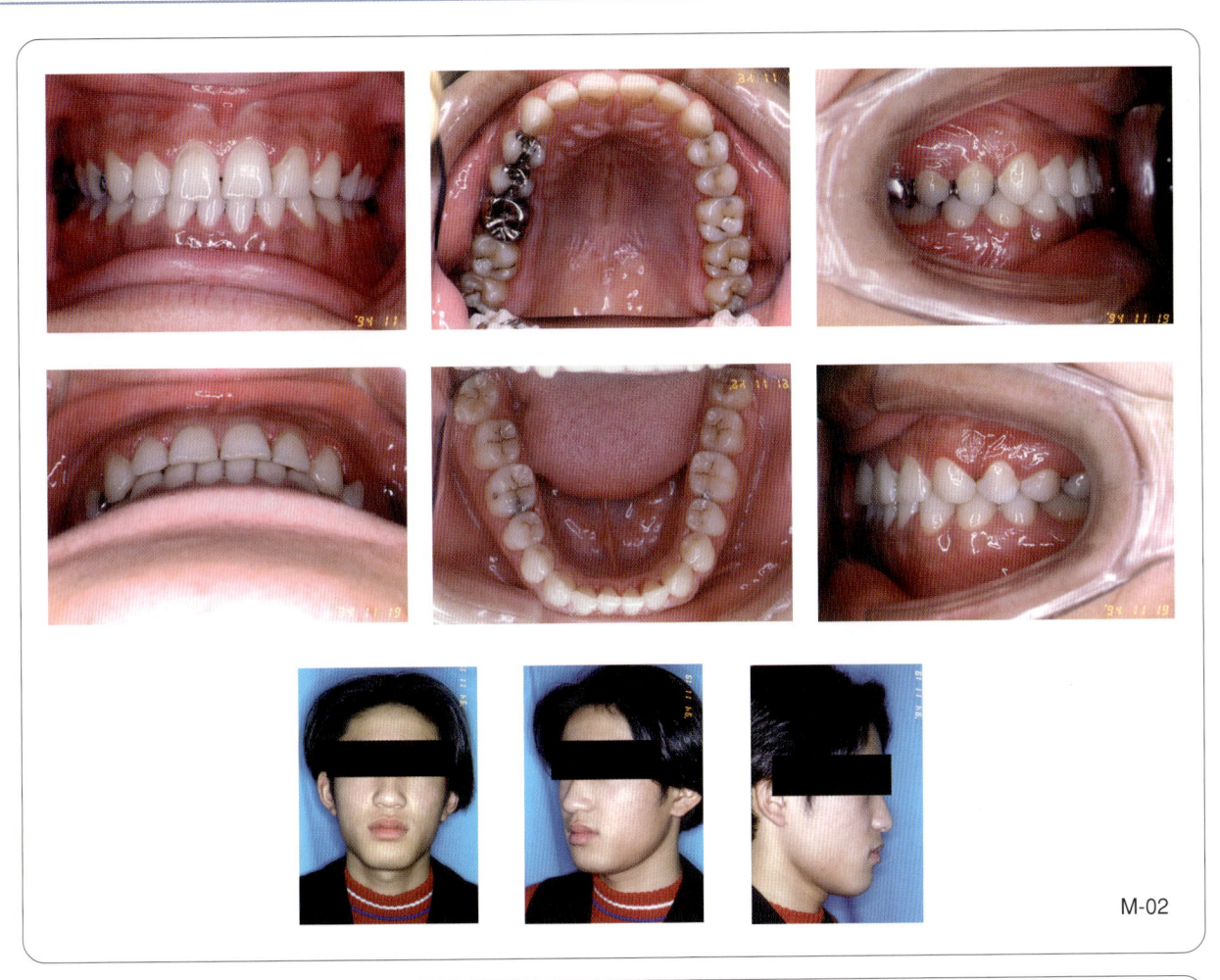

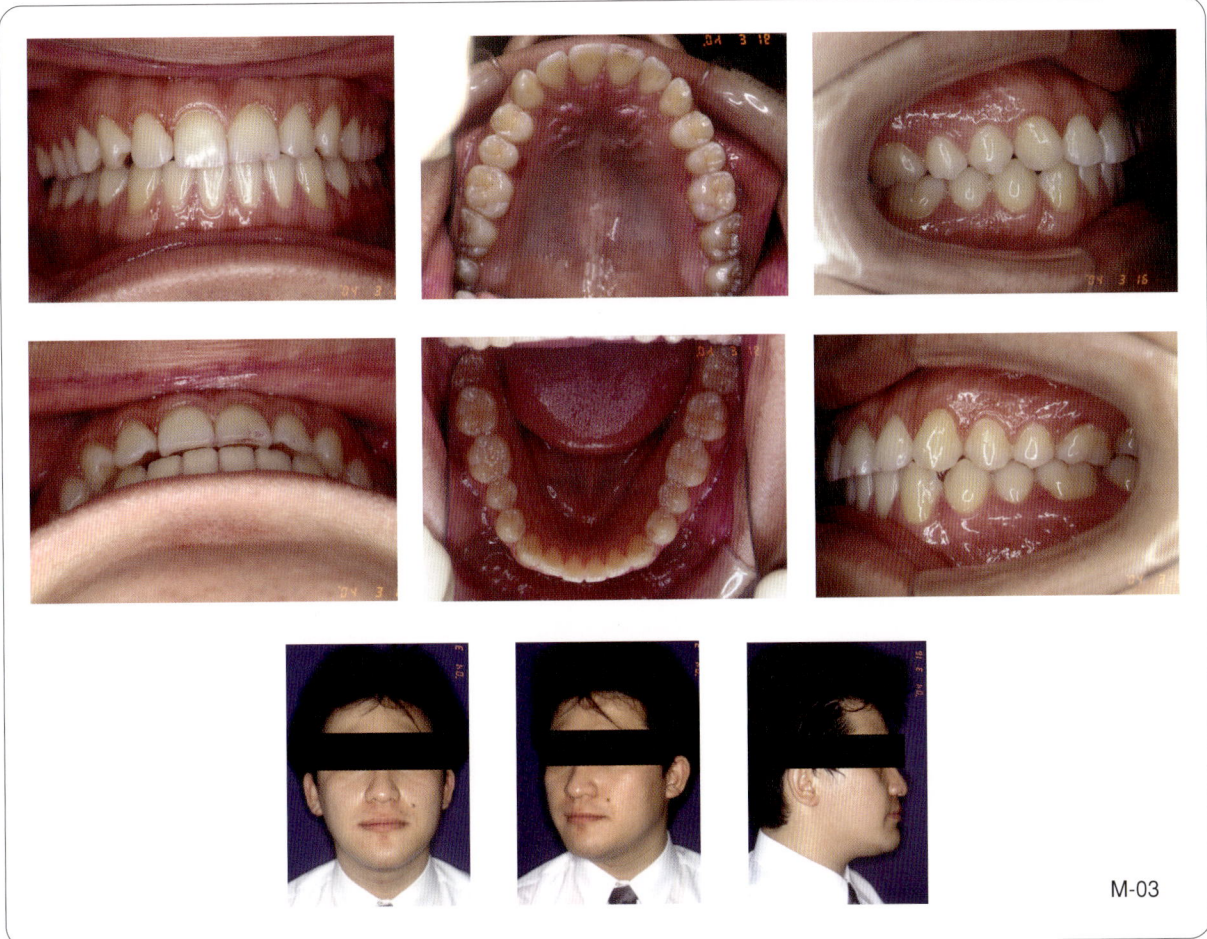

M-02

M-03

147

M-04

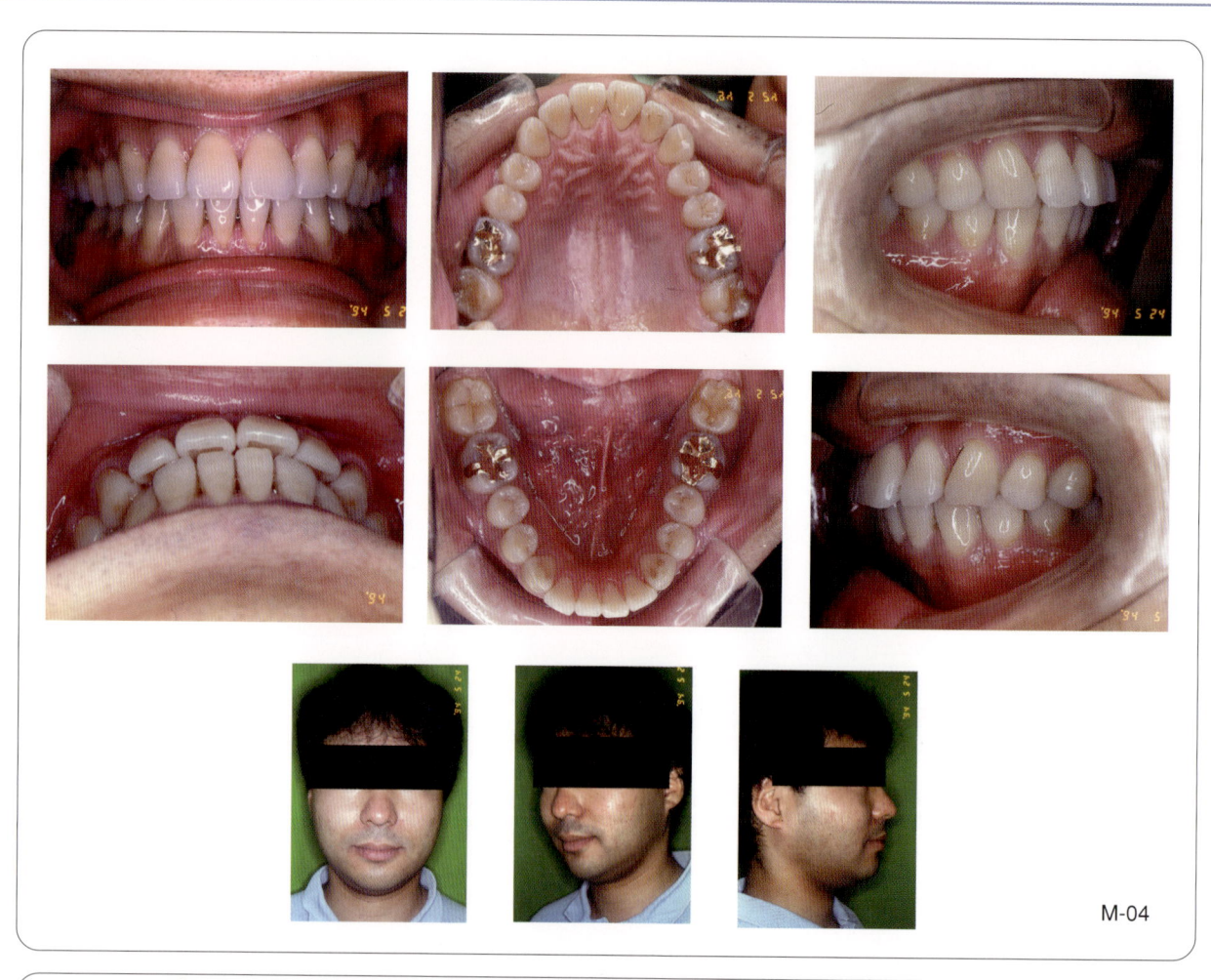

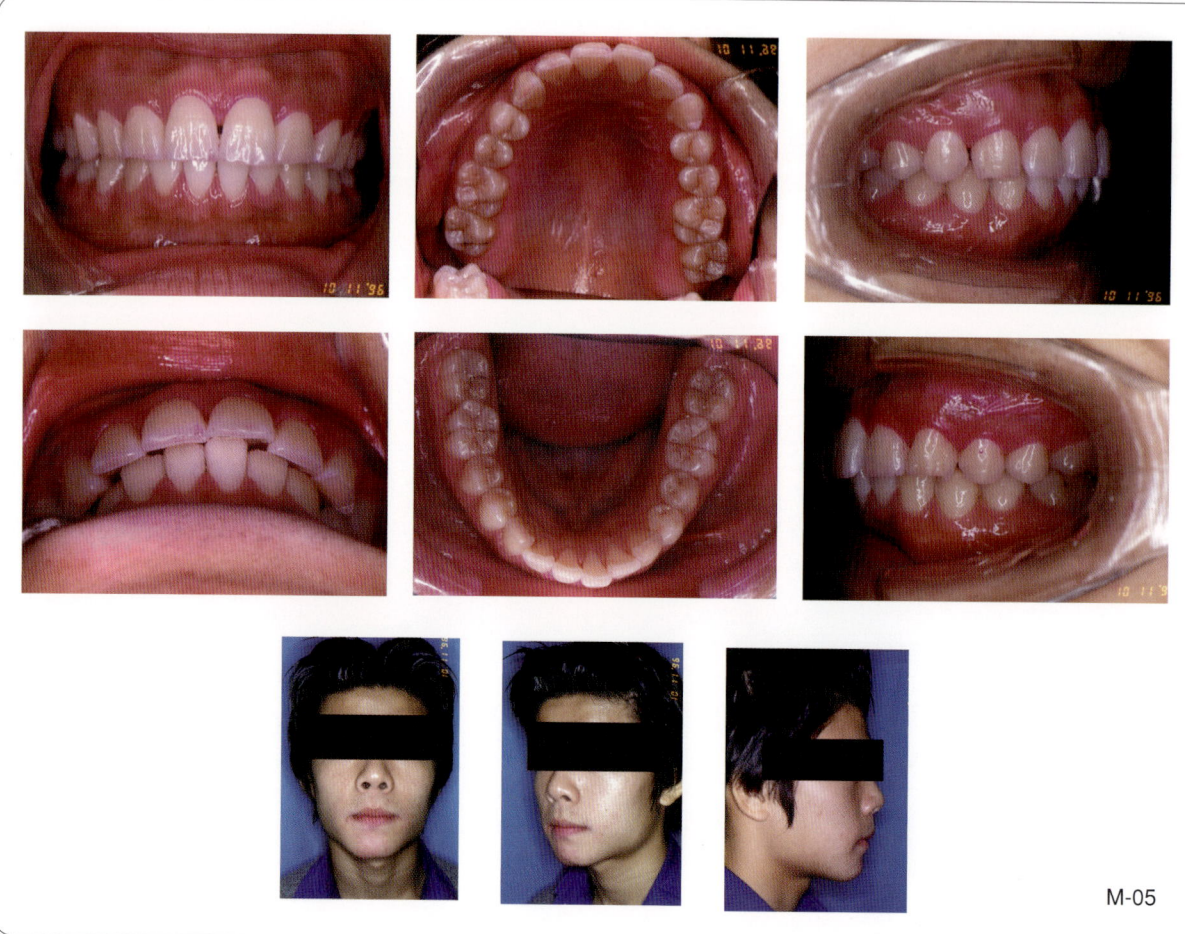

M-05

付 図

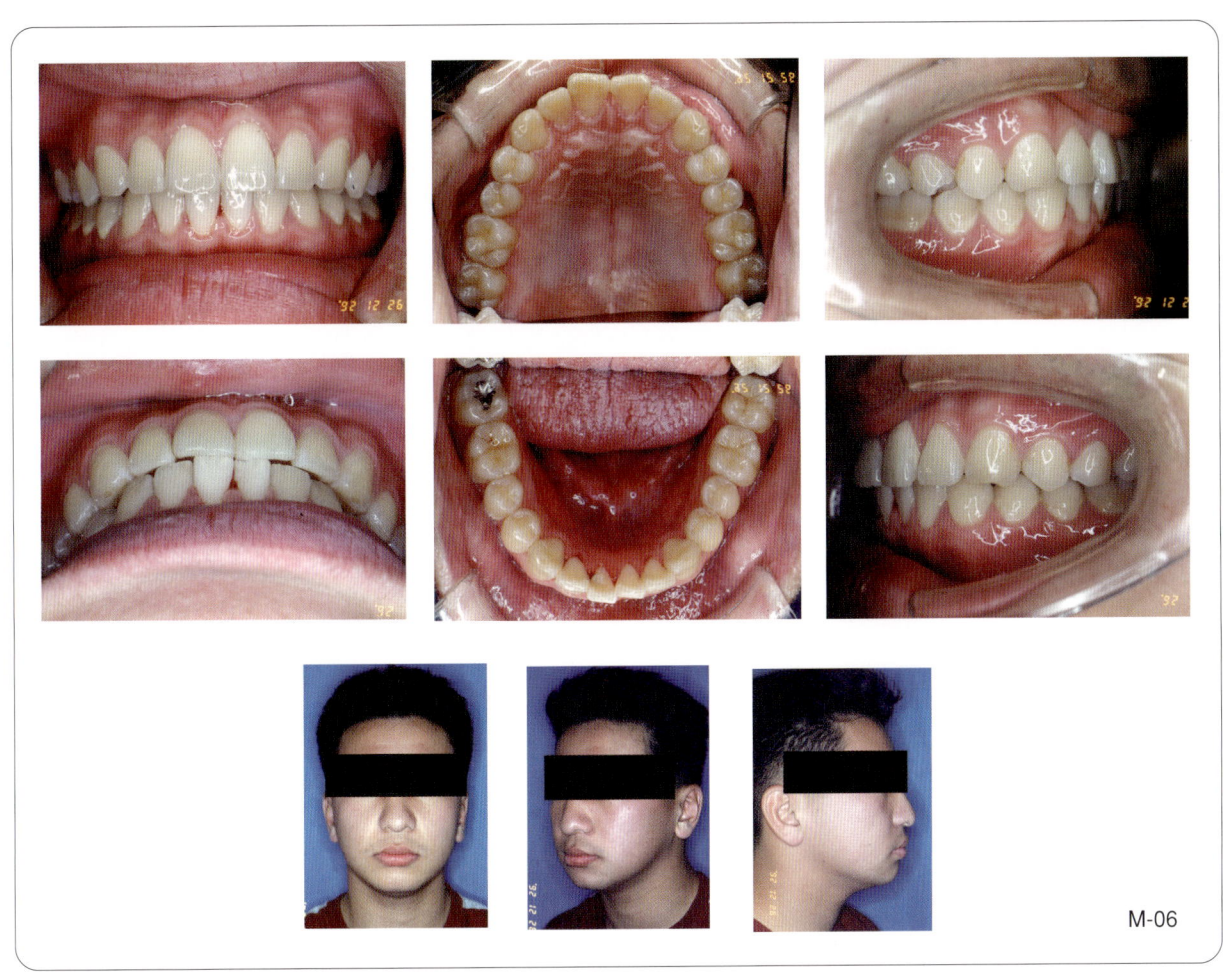

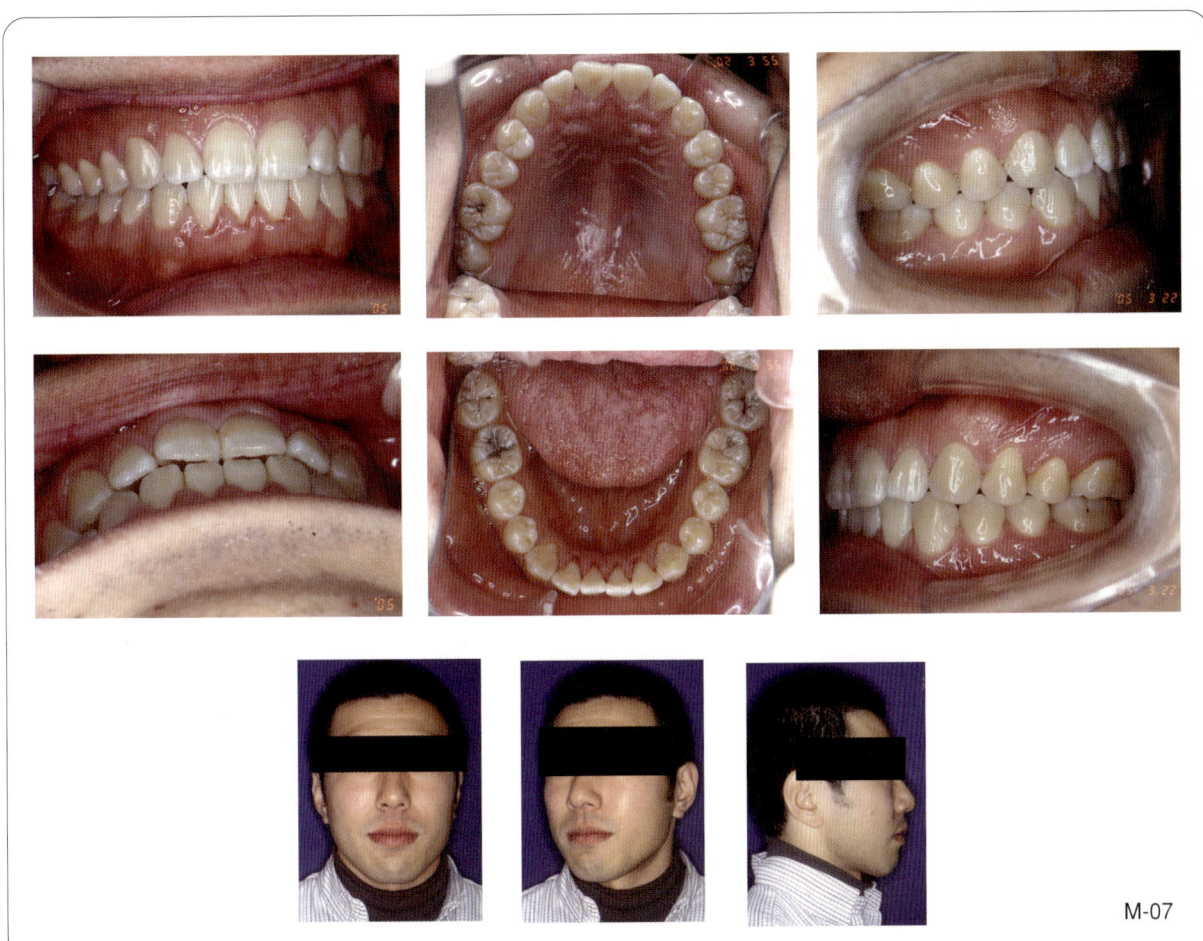

M-06

M-07

M-08

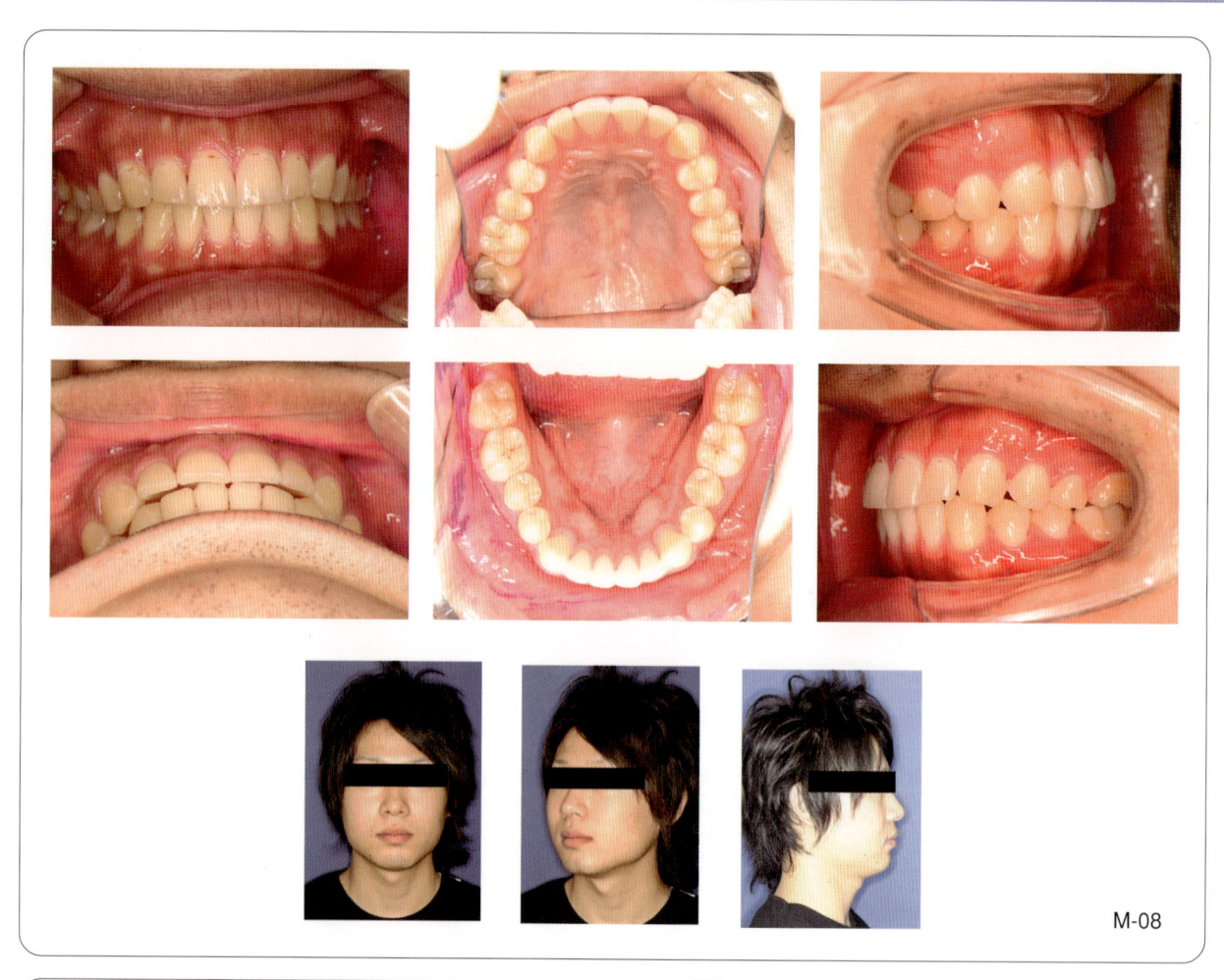

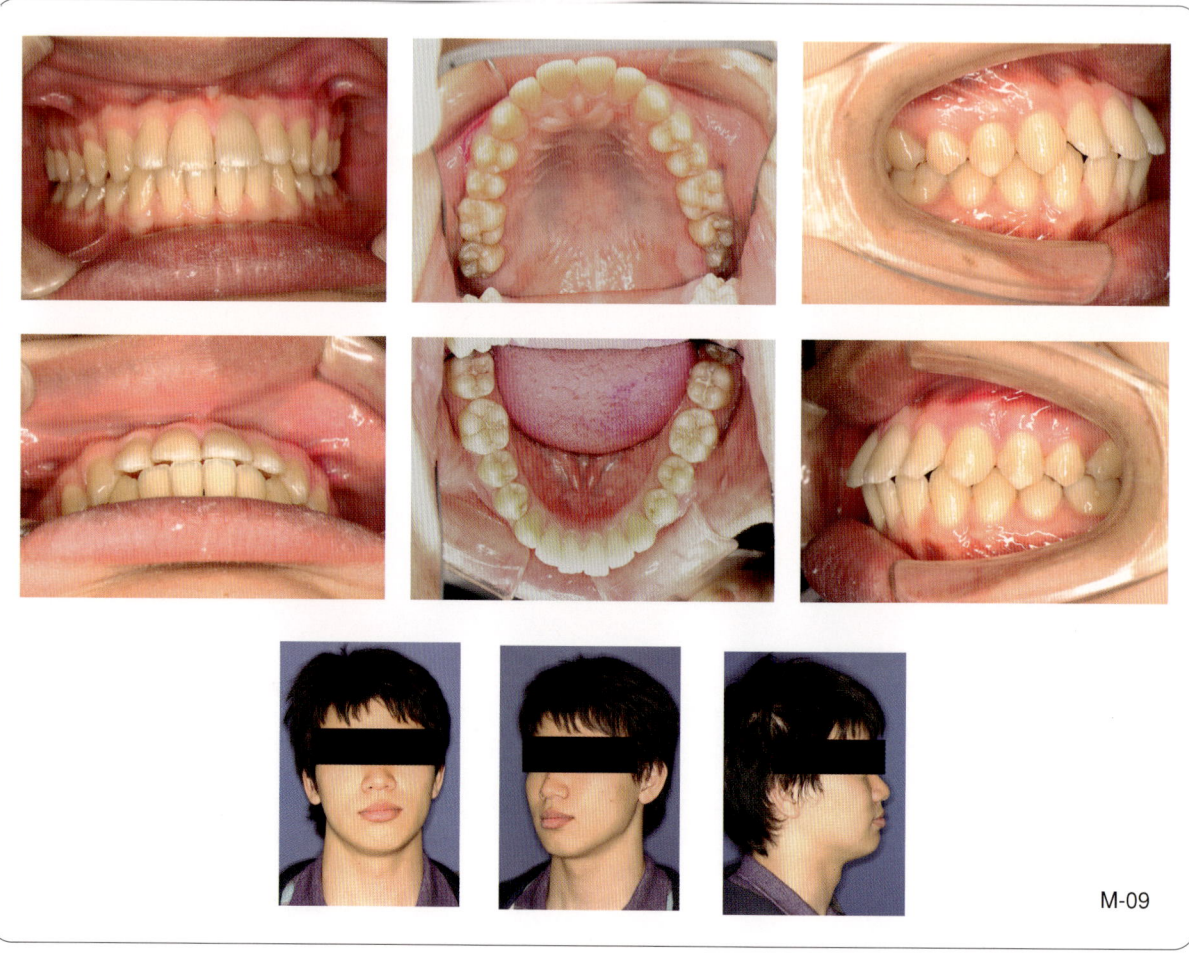

M-09

付　図

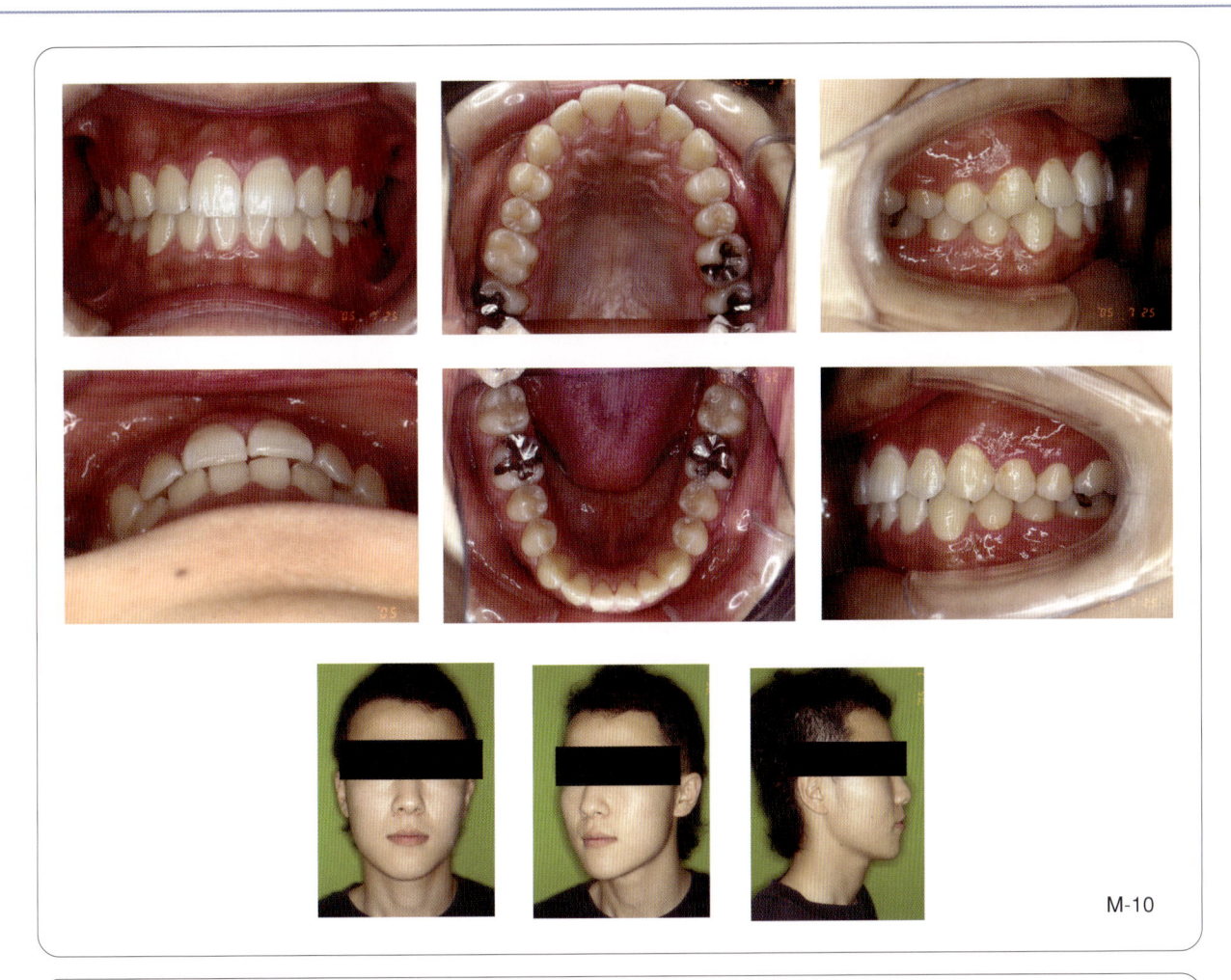

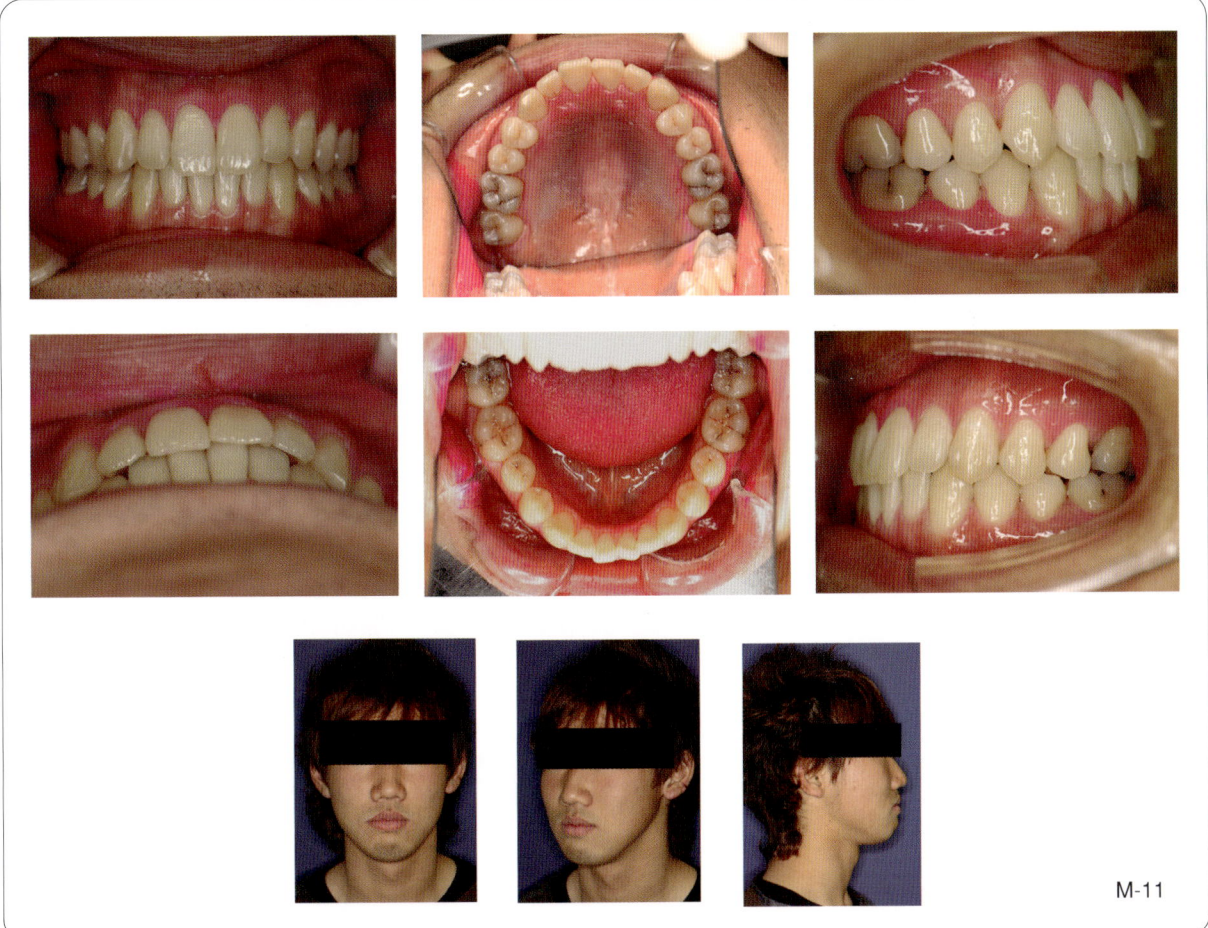

M-10

M-11

151

[著者紹介]

荒川　幸雄（あらかわ　ゆきお）

歯学博士，あらかわ矯正歯科，東京都墨田区．
東京歯科大学歯科矯正学講座，非常勤講師．
アポロ歯科衛生士専門学校，非常勤講師．
日本矯正歯科学会認定医，指導医，専門医．

Yukio Arakawa, DDS, Ph.D., Arakawa Orthodontic Office, Sumidaku, Tokyo.
Part-time Lecturer in Department of Orthodontics, Tokyo Dental College.
Part-time Lecturer, Apolo Dental Hygienist School in Tokyo.
Orthodontic specialty of Japan Orthodontic Association.

矯正歯科臨床の考察とテクニック
――近似理想正常咬合の評価と意義――　　　　　定価（本体 7,500円＋税）

平成23年10月28日　第1版第1刷発行	著　者	荒川　幸雄
	発行者	百瀬　卓雄
	印刷・製本	蓼科印刷株式会社
	DTP・表紙	有限会社インテル

発行　わかば出版株式会社　　　　発売　株式会社シエン社 デンタルブックセンター

〒112-0004 東京都文京区後楽1-1-10　TEL 03(3816)7818　FAX 03(3818)0837　URL http://www.shien.co.jp

©Wakaba Publishing, Inc. 2011, Printed in Japan〔検印廃止〕ISBN 978-4-89824-061-8 C3047
本書を無断で複写複製（コピー）することは，特定の場合を除き，著作権及び出版社の権利侵害となります．